ALL ABOUT HISTORY

萤火虫 021

History of Medicine

[英]艾米·贝斯特 编著
王晔 译

人类健康史

中国画报出版社·北京

图书在版编目（CIP）数据

人类健康史 / (英) 艾米·贝斯特编著；王晔译. -- 北京：中国画报出版社, 2021.4（2024.7重印）
（萤火虫书系）
书名原文：All About History: History of Medicine
ISBN 978-7-5146-1995-9

Ⅰ. ①人… Ⅱ. ①艾… ②王… Ⅲ. ①医学史-世界 Ⅳ. ①R-091

中国版本图书馆CIP数据核字(2021)第045316号

Articles in this issue are translated or reproduced from All About History: History of Medicine , First Edition and are the copyright of or licensed to Future Publishing Limited, a Future plc group company, UK 2018. Used under licence. All rights reserved. All About History is the trademark of or licensed to Future Publishing Limited. Used under licence.

著作权合同登记号：图字01-2020-7493

人类健康史

[英] 艾米·贝斯特 编著　王晔 译

出 版 人：于九涛
责任编辑：赵世明　曹　婷
责任印制：焦　洋

出版发行：中国画报出版社
地　　址：中国北京市海淀区车公庄西路33号 邮编：100048
发 行 部：010-88417418　010-68414683（传真）
总编室兼传真：010-88417359　版权部：010-88417359

开　本：16开（787mm×1092mm）
印　张：14.25
字　数：170千字
版　次：2021年4月第1版　2024年7月第5次印刷
印　刷：三河市金兆印刷装订有限公司
书　号：ISBN 978-7-5146-1995-9
定　价：68.00元

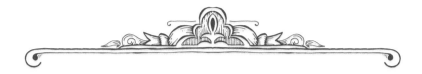

欢迎走进人类健康史

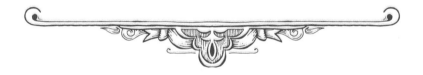

在整个人类历史上,我们一直在对疾病进行诊断、治疗和预防。可以很有把握地说,如果没有医学的进步,人类绝不会有今天的成就。这本《人类健康史》将带我们了解医学领域最伟大、最才华横溢的革新者及其发明——从希波克拉底和他的誓言到亚历山大·弗莱明和他发明的"神奇药物"青霉素;还将详述迄今为止最重要的医学发明和发现,比如体温计、显微镜、X射线机、麻醉、阿司匹林,等等;最后,书中回顾了医疗实践演变的漫长过程,由此显示出医学对我们的生活产生了多么巨大的影响。

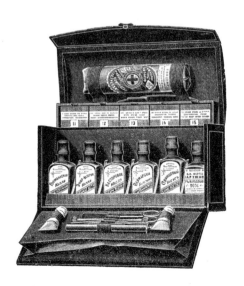

目 录

医学的演化

- 8　纵观医学史
- 10　魔法与医学
- 20　最早的医生们
- 22　古希腊医学
- 30　从希腊医学到罗马医学
- 34　怎样成为一名罗马医生
- 38　一位药剂师的一天
- 43　中世纪的医学
- 48　瘟疫医生的一天
- 52　怎样治疗黑死病
- 56　都铎医学的传说
- 68　欢迎来到神奇的维多利亚医学大市场
- 84　铁路快速救援
- 90　战地医学
- 95　国民医疗服务体系
- 101　一家飞行医院
- 104　一名陆军外科医院医生的一天
- 108　千禧年以来的医学

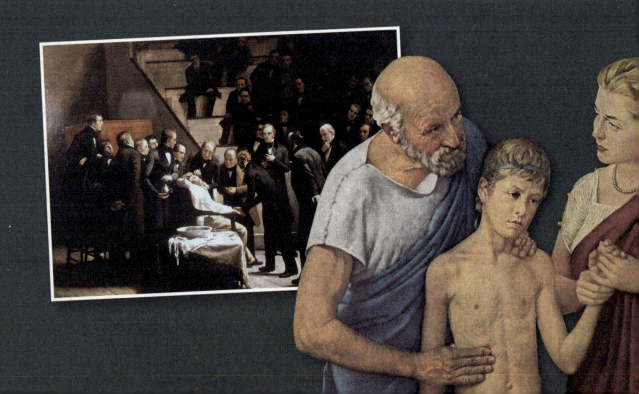

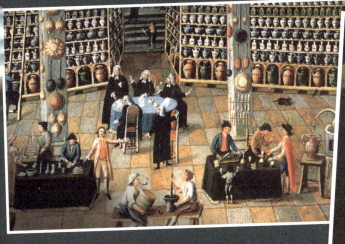
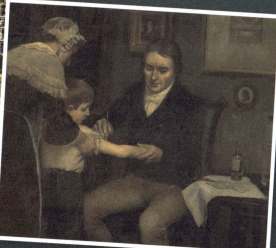

医学先驱

- 120　十位医学先驱
- 124　希波克拉底：神话背后的人
- 131　克劳狄乌斯·盖伦：希腊罗马医生
- 136　莱昂纳多·达·芬奇：解剖艺术家
- 143　安布鲁瓦兹·帕雷：现代外科之父
- 150　爱德华·詹纳：免疫学之父
- 156　路易斯·巴斯德：微生物学大师
- 162　弗罗伦斯·南丁格尔：现代护理学之母
- 173　玛丽·居里：放射学开拓者
- 178　亚历山大·弗莱明：神奇药物的发明者

重大发现

- 190　医疗设备
- 194　历史上最伟大的医学发明
- 208　有史以来最伟大的药物
- 220　医学史上的先河

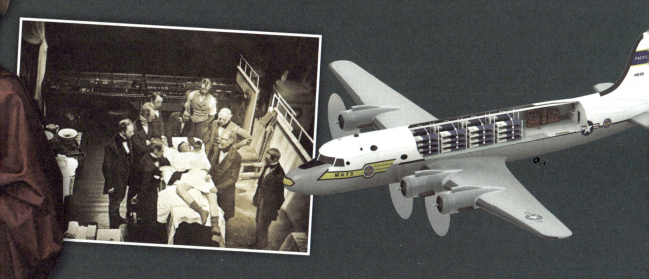

医学的演化

探究疾病诊断、治疗与预防的历史,
以及我们完善治疗技艺与科学的过程。

8	纵观医学史	52	怎样治疗黑死病
10	魔法与医学	56	都铎医学的传说
20	最早的医生们	68	欢迎来到神奇的维多利亚医学大市场
22	古希腊医学	84	铁路快速救援
30	从希腊医学到罗马医学	90	战地医学
34	怎样成为一名罗马医生	95	国民医疗服务体系
38	一位药剂师的一天	101	一家飞行医院
43	中世纪的医学	104	一名陆军外科医院医生的一天
48	瘟疫医生的一天	108	千禧年以来的医学

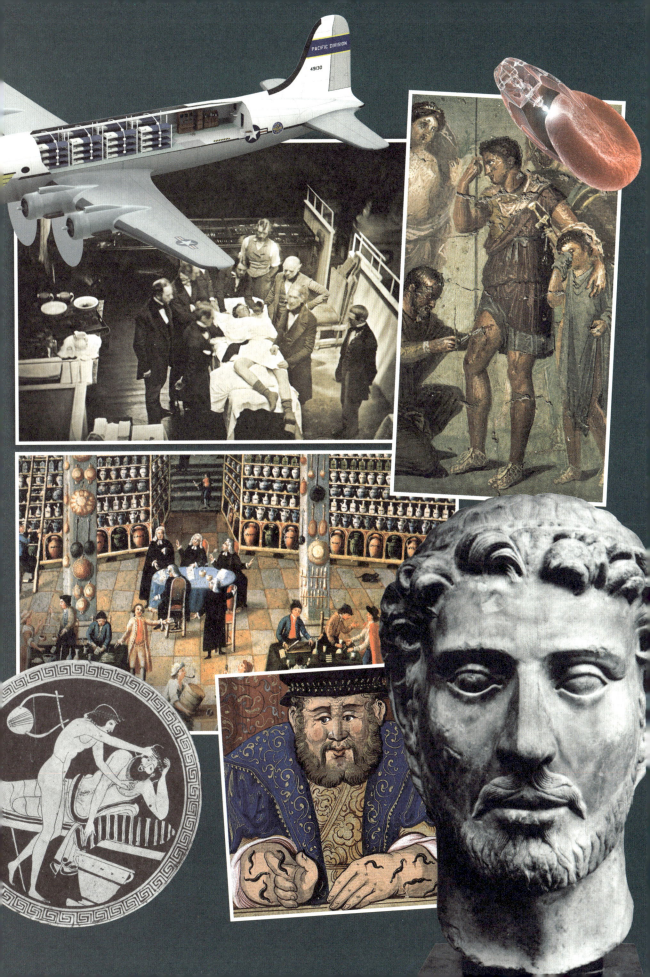

纵观医学史

医学之父
希腊 公元前460年

希波克拉底是古希腊乃至整个西方医学之父,他可能是这一领域历史上最重要的人物。他不仅制定了医学研究的规范,定义了医生的职责——留下了每个医生都要宣誓遵守的希波克拉底誓言——他还是应用阿司匹林的先驱,并对最早的疾病分类做出了巨大的贡献。他并不是一个光说不做的学院派,而是亲自将自己的理论付诸实践,成了有史以来第一个胸外科医生。有趣的是,尽管希波克拉底的教导在古希腊被广为接受,可在他死后,医学领域的发展却陷入了停滞,陈旧的疗法死灰复燃。直到500多年后盖伦(Galen)的时代,医学才重新开始进步。

许多现代医学的观念都源自希波克拉底

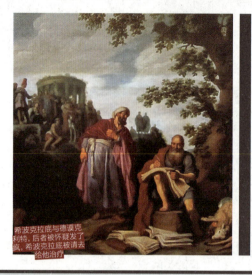

希波克拉底与德谟克利特,后者被怀疑发了疯,希波克拉底被请去给他治疗

盖伦出生
罗马 公元129年

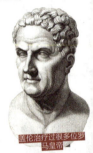

杰出的罗马内科医生和哲学家盖伦出生。他日后成为世界上最重要的医学权威,是几任罗马皇帝的私人医生。

盖伦治疗过很多位罗马皇帝

医学时间线

- **印何阗(Imhotep)诊断**
这位著名的埃及建筑师和祭司诊断过200多种疾病,并描述了每一种疾病的治疗方法。
约公元前2600年

- **《药物论》**
希腊内科医生佩达努思·迪奥斯科里德斯(Pedanius Dioscorides)完成了他的巨著《药物论》(Materia Medica),这是一本全面讲述药物的教科书。
约公元50—70年

- **《治疗论》**
著名的波斯内科医生阿维森纳(伊本·西那)写作了《治疗论》,之后又完成了《医典》,这是两本权威的医学教科书。
1027年

阿维森纳

- **安德雷亚斯·维萨里**
布拉班特解剖学家安德雷亚斯·维萨里发表了他的医学巨著《人体的构造》。
1543年

- **输血**
英国建筑师克里斯托弗·雷恩爵士是历史上第一位把输血的想法付诸试验的人。
1657年

克里斯托弗·雷恩爵士

- **天花在威尼斯**
威尼斯内科医生雅布·佩拉里尼(Giacomo Pylarini)在英国驻君士坦丁堡大使的孩子身上接种了天花,这是第一次在儿童身上接种天花的案例。
1701年

- **克罗顿(Croton)的阿尔克迈翁(Alcmaeon)**
克罗顿的阿尔克迈翁是大名鼎鼎的毕达哥拉斯的学生。他发现了咽鼓管,还提倡使用解剖的研究方法。
约公元前500年

毕达哥拉斯

- **好好吃饭**
著名的希腊内科医生卡鲁斯图斯的迪奥克勒斯写了世界上第一本系统描述动物解剖的教科书,并把它和麻疹区别开来。
约公元前300年

- **发现天花**
波斯的博学家拉齐(Rhazes)首先发现了致死的病原体天花,并把它和麻疹区别开来。
910年

拉齐

- **全神贯注的培根**
英国的哲学家和科学家罗吉尔·培根最先研究了人类眼球的解剖,发明了现代眼镜的粗糙原型。
1249年

- **血细胞**
安东尼·范·列文虎克被称为"微生物学之父",他首先发现了血细胞。
1673年

安东尼·范·列文虎克

- **发明疫苗**
英国内科医生爱德华·詹纳发明了使用牛痘接种来预防天花的一致死性疾病的方法。
1796年

一氧化二氮(笑气)的应用
英国 1800年

英国化学家汉弗里·戴维爵士有许多被人铭记的发明和发现,不过有一项却经常被人遗忘,那就是一氧化二氮气体具有麻醉的功效。如今一氧化二氮被广泛用于医学领域,然而当时戴维并没有意识到它的潜在用途,在他死后,这一药物才开始广泛应用。

汉弗里·戴维爵士有许多发明

战胜腺鼠疫(黑死病)
俄国 1897年

在所有可怕的疾病当中,黑死病是最可怕的一种,历史上有成千上万的人死于黑死病,死前痛苦不堪,容貌恐怖。这一切都因俄国细菌学家沃德玛·哈夫金(Waldemar Haffkine)而改变,他发现了针对这一致死性疾病的疫苗,在进行人体试验之后——第一例是在他自己身上完成的——开始将疫苗分发出去。

瘟疫医生是黑死病流行的标志

发现血型
奥地利 1901年

如今我们把血型的知识视为理所当然,每个人都知道自己的血型。这使得任何需要输血的操作都变得安全了许多,根据患者的医疗记录,医生可以选择正确的血型。然而,主要的人类血型分类系统直到1901年才被奥地利生物学家和内科医生卡尔·兰德施泰纳发现。几年之后,基于这一发现,人们完成了第一例成功的人体输血。

卡尔·兰德施泰纳的医学发现拯救了无数人的生命

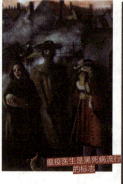

循环系统的发现
英格兰 1628年

1628年，英国内科医生威廉·哈维（Willian Harvey）在德国法兰克福市出版了《心脏与血液的运动》（On the Motion of the Heart and Blood）一书。尽管这本书饱受争议，但却在人类历史上第一次提出了循环系统，描述了血液在人体各个器官间循环的过程以及心脏的泵血作用。这为此后在血液、动脉和器官领域的相关发现奠定了基础。

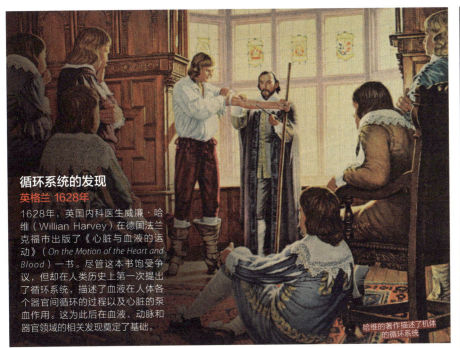

哈维的著作描述了机体的循环系统

治愈坏血病
苏格兰 1747年

在18世纪中叶以前，坏血病——一种缺乏维生素C所致的疾病——是水手们面临的主要问题，他们经年累月地漂泊在大海上，无法获得平衡的膳食。不过到了1747年，苏格兰海军外科医生詹姆斯·林德（James Lind）发现，通过食用富含维生素C的柑橘类水果，可以大大减少坏血病的发生。1753年，他在论著《论坏血病》中发表了这一研究结果。可惜的是，直到40多年后，英国海军才规定每艘船上都必须提供柠檬汁。

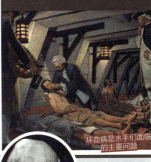

坏血病是水手们面临的主要问题

- **医学先驱**
  伊丽莎白·布莱克威尔就读于美国的日内瓦医学院，是第一位获得医学学位的女性，也是第一位在英国登记注册的女性医生。
  1849年

- **病原微生物理论**
  罗伯特·科赫和路易斯·巴斯德在历史上首次提出了病原微生物理论。
  1870年

  罗伯特·科赫

- **发现青霉素**
  苏格兰科学家亚历山大·弗莱明爵士偶然在废弃的培养皿中发现了青霉素。
  1928年

  亚历山大·弗莱明爵士

- **与麻疹斗争**
  第一株麻疹疫苗在美国出售，随后在全世界销售。
  1963年

- **挽救生命的疫苗**
  世界上第一株乙型肝炎疫苗发明，乙肝是一种在世界范围内流行的疾病。
  1981年

  威廉·J.克福

- **推进透析的应用**
  荷兰科学家威廉·J.克福的工作为人造器官和透析的应用奠定了基础。
  1985年

- **器官3D打印**
  包括心脏瓣膜在内的人造器官开始通过3D打印生产。
  2012年

1860 — 1880 — 1900 — 1920 — 1940 — 1960 — 1980 — 2000 — 2013

- **治疗狂犬病**
  路易斯·巴斯德制造了世界上第一株狂犬病疫苗。
  1882年

  路易斯·巴斯德

- **缓解疼痛**
  德国化学家费利克斯·霍夫曼第一次合成了可以应用于临床的海洛因和阿司匹林。
  1897年

- **击败佝偻病**
  爱德华·梅兰比发现佝偻病是由于饮食中缺乏维生素D所致。
  1921年

- **重新跳动**
  加拿大发明家和生物医学工程之父约翰·霍普斯发明了世界上第一台心脏起搏器。
  1950年

- **CT扫描**
  生物物理学和放射学教授罗伯特·S.莱德利发明了计算机断层扫描。
  1974年

  罗伯特·S.莱德利

- **发现HIV**
  首次发现了可以导致艾滋病（获得性免疫缺陷综合征，AIDS）的病毒。
  1983年

- **克隆羊多莉**
  多莉是第一只通过人类技术成功克隆的动物。
  1996年

  克隆羊多莉

发现DNA
美国 1953年

詹姆斯·沃森（James Watson）和弗朗西斯·克里克（Francis Crick）在1953年发现了DNA的结构，这一发现彻底改变了科学的进程。由于这对搭档的发现具有划时代的意义，他们一起获得了诺贝尔生理学或医学奖。后来沃森把这一发现的过程写成了著名的传记《双螺旋》（The Double Helix），他还被任命为人类基因组计划的首席科学家。

DNA的发现是最具有划时代意义的发现之一

促进生育力
英格兰 1978年

体外受精技术最早由英国科学家帕特里克·斯特普托（Patrick Steptoe）和罗伯特·爱德华兹（Robert Edwards）在20世纪70年代开发，这一技术使得低生育力的人群重新获得生育的能力。截至2013年，已经有超过500万的婴儿通过体外受精诞生，而这一切都始于1978年第一例试管婴儿在科学家的照顾下诞生。

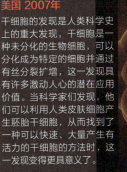

超过500万的婴儿通过体外受精诞生

干细胞科学
美国 2007年

干细胞的发现是人类科学史上的重大发现，干细胞是一种未分化的生物细胞，可分化成为特定的细胞并通过有丝分裂扩增，这一发现具有许多激动人心的潜在应用价值。当科学家们发现，他们可以利用人类皮肤细胞产生胚胎干细胞，从而找到了一种可以快速、大量产生有活力的干细胞的方法时，这一发现变得更具意义了。

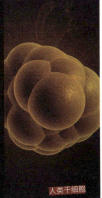

人类干细胞

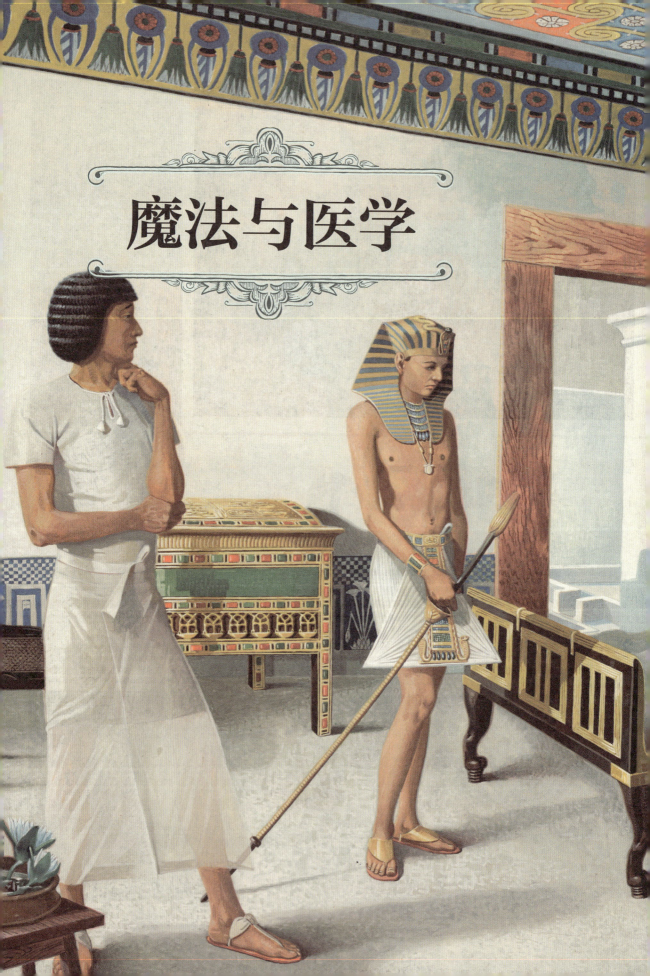

魔法与医学

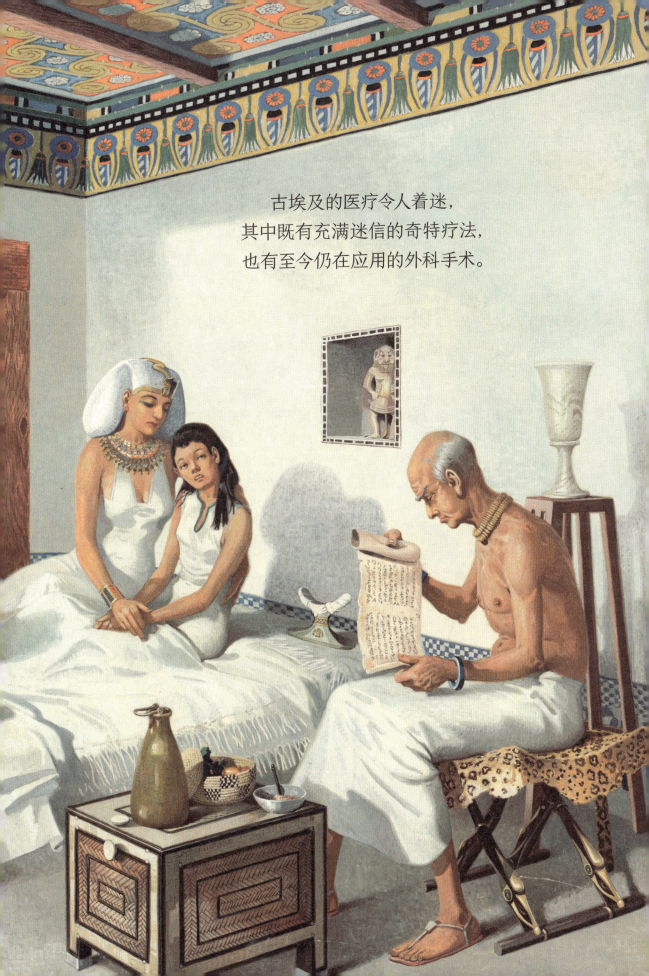

古埃及的医疗令人着迷,
其中既有充满迷信的奇特疗法,
也有至今仍在应用的外科手术。

翻一翻历史书，你一定会发现在过去的年代里医学是如此的古怪而恐怖。古埃及王朝也不例外。在3000多年的时间里，古埃及是文化、艺术、建筑和工程学的中心。根据现存的记录，比如在艾德温·史密斯纸草卷（Edwin Smith Papyrus）中，我们发现在法老的年代里，人们对各种疾病也进行着极其广泛的探索。那是个科学、魔法和信仰混为一谈的年代，贤者、医师和治疗者背后都是根深蒂固的迷信思想，所有这些混在一起构成了古代的"医药箱"。

当然，所有这些疗法听起来都不错，不过前提是你活得足够久，真的能够接受那些治疗。法老们也许征服了广阔的土地，建起了直耸天际的纪念碑，不过对于那些没有幸运到可以每天在牛奶里泡澡、用油沐浴的普通埃及人来说，古埃及是一个危险而又残酷的地方。城市里疾病横行，致命的寄生虫潜伏在号称生命之河的尼罗河里。埃及是个野心勃勃、锐意创新的地方，但同时也是死亡之地。简而言之，那里的生活堪称悲惨。记录显示，婴儿的死亡率是灾难性的。而那些侥幸活到成年的人，他们的寿命也很短。女性的寿命一般在20—25岁，男性的情况稍好，一般也不会超过30岁。而在古埃及的"黑暗时代"（也被称为第一、第二和第三中间期）这种情况还会变得更糟，文明的政府崩溃，加之大量外来人口拥入，也带来了外界的病原体，让这种悲惨的境况更加恶化。

我们对这个时代的了解大部分来自于那些

> 治疗者不仅仅给富人和穷人看病——一幅古代的浮雕显示一名医生正在给皇后接生。

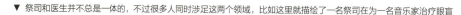
▼ 祭司和医生并不总是一体的，不过很多人同时涉足这两个领域，比如这里就描绘了一名祭司在为一名音乐家治疗眼盲

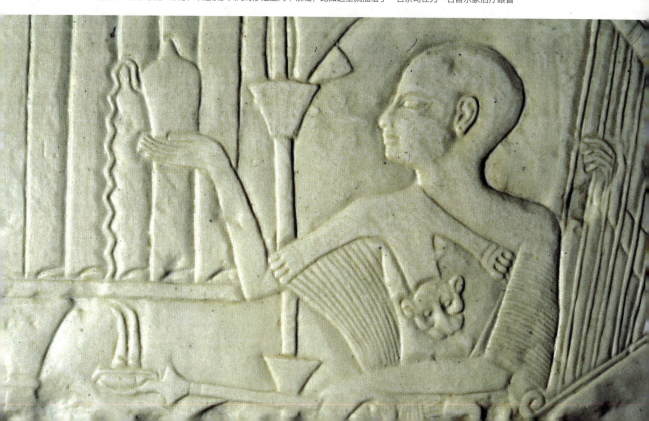

保存至今的古埃及市民和贵族的遗体。利用这些历经岁月的尸体，我们可以推断出一些细节，了解这些侥幸活到成年的人当时所面临的疾病和健康风险。对于在漫天黄沙中生活的北非人来说，眼睛的感染很常见。中毒看起来也十分普遍，更多的是由于治疗而不是其他原因所致——蝎子和毒蛇有时会带来困扰，会导致人失明、瘫痪甚至死亡。

有很多结核——确切地说是脊柱结核的病例，还有一些尸体上发现了肾结石的痕迹（如果没有接受治疗这可能是致命的）。也有证据显示在古埃及的不同区域暴发过脊髓灰质炎、流感和天花。鼠疫也是个严重的问题，这和一千年后的中世纪以及早期现代欧洲时一样。一条关于"瘟疫之年"的记录提到的可能是一场鼠疫的暴发，不过和大多数年代久远的记录一样，这只是推测。

接着我们要谈到尼罗河，这条源远流长的河流是古埃及的生命线。正是由于它的存在，古埃及最早的法老们才能在撒哈拉沙漠严酷的环境里种下健康的作物，把尼罗河三角洲的沼泽地（一系列流入地中海的小河与支流）变成了世界上最富饶的农田之一。不过，尼罗河既给埃及人带来了生命的宝藏，也给他们带来了同样多的危险。

尼罗河里充满了寄生虫，在河里洗澡或是饮用河水的人们有很大的概率染上疾病。那些涉过冰冷的河水、特别是沿着灌溉渠道行走的人，很可能会遇到血吸虫之类的寄生虫。这种邪恶的小东西会钻进你的脚或腿，在你的血液里产卵。幼虫会在体内孵化出来，穿过身体，造成各种可怕的损害，如使宿主生病，变得虚弱不堪。那些敢于从尼罗河岸开掘的水井中饮水的人，可能会吞下几内亚线虫。雌性的几内亚线虫会在身体里穿行，找到适合栖息的地方，通常是在下肢，这会使宿主陷入虚弱病痛的状态。

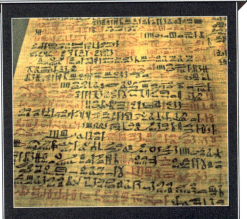

埃伯斯纸草卷

最近几百年出土的纸草卷从根本上改变了我们对古埃及医学的认识。古埃及的医生详细记录了不可胜数的疾病和手术方法，对于那个时代里一个治疗者该怎样诊断和治疗每一种疾病——从炎症到抑郁症——他们都有独到的见解。

1873—1874年的冬天在卢克索被德国埃及学家格奥尔格·埃伯斯（Georg Ebers）购买的埃伯斯纸草卷就是这样一部文献。这份100页的卷轴大约有20米长，来自大约公元前1550年，是迄今发现的最古老的医学纸草卷之一。另一份早期的医学文献布鲁格施纸草卷（Brugsch Papyrus）（公元前1300—1200年）提供了类似的信息。

埃伯斯纸草卷涵盖了各种各样的疾病，还有超过700种疗法。其中既有驱逐引起疾病的恶魔的咒语和法术，也有对心脏十分细致而精确的描述。埃及人正确地认识到心脏是血液供应的核心。纸草卷还宣称心脏负责把四种不同的液体泵到身体各处，这四种液体是血液、尿液、泪液和精液，这和中世纪医生所相信的躯体健康基于体液平衡的理论很相似。

那么埃及人又是如何摆脱死神欧西里斯（Osiris）的阴影呢？尽管古埃及年代久远，但在诊断各种疾病（有些为人熟知，有些早已被遗忘）方面却十分先进。他们所采用的疗法几乎全都取于自然，所以很多存留至今作现代草药之用和替代疗法。

几乎所有关于这些疾病的知识都来自于艾德温·史密斯纸草卷（约公元前1600年）、柏林医学纸草卷（约公元前1250年）、卡洪纸草卷（约公元前1900年）、伦敦医学纸草卷（约公元前1250年）和埃伯斯纸草卷（约公元前1600年）中详尽的记录，每一部文献都详细描述了关于疾病、解剖和治疗的知识。从这些文本中，我们可以看出埃及人对人体解剖有着非常精确的理解——这得益于他们在木乃伊制作过程中所获得的关于人体结构和自然平衡的深入的第一手资料。考虑到很多医师同时也是祭司，他们很可能是先从神圣的木乃伊制作过程中获得了经验，然后才着手处理活人的问题。而这些知识使得古埃及的治疗者几乎有能力处理任何疾病。

> 有些处方非常接近现代医学的标准，而另一些则非常离奇——比如使用充满细菌的动物粪便。

"当你发现患者身体的任何一个部位有个软组织肿块的时候，如果患者的皮肤是正常的，而那个肿块在你的手指下面滑动"，埃伯斯纸草卷在讨论肿块和潜在的肿瘤时写道："那么你必须对患者说：'这是个肉瘤，我可以治疗这个疾病，我可以试着用火来治疗它，因为烧灼可以使之痊愈。'当你遇到一个侵犯到脉管的肿块时，它已经在体内形成了肿瘤。当你用手指检查它的时候，会觉得它像石头一样硬，这时你应该说：'这是一个侵犯到脉管的肿瘤，我将用刀来治疗它。'"

虽然无论对于哪种肿块，使用火疗都让人心惊肉跳，不过古埃及医疗中最引人注目的地方是其对待患者的态度，这正是其他古文化的医疗中所缺失的一面，这种对患者的人文关怀使得贤者、治疗者和医师在古埃及社会中占有重要的地位。在那个时代，患者的精神健康和他所患的躯体疾病同样重要。

外科是古埃及日常医疗实践中另一个重要的方面。更值得注意的是，它并不像如今一样是个专科，而是每个医生都必须掌握的，在需要时可以随时随地应用的技术。根据我们前面列出的文献，当时进行的大多数手术都旨在处理外伤，没有一种手术深入到身体内部。有趣的是，许多我们今天常见的外科手术——眼科手术、牙科手术和接生手术——在当时都没有开展或找不到存在的证据。更奇怪的是，没有任何贵族甚至是法老本人接受眼科手术的的记录——考虑到眼睛在埃及符号学中的重要地位，这一点就更令人好奇了。除了对眼部疾病进行局部药物治疗之外，再找不到其他相关的记录了。

在古埃及的医疗实践中，外科是领先于世界的，因为和其他同时期的文明不同，古埃及已经发展出了完备的书面语言。因此医师和治疗者可以把诊断和治疗方法记录在案，注明哪些疗法是有效的，哪些是无效的。可惜这一时期的医学教科书没有流传至今，不过我们相信类似艾德温·史密斯纸草卷这样的文献就是基于这些经验整理而成的，因此它们对于我们理解那时的医疗具有重要的意义。

埃及人将可能需要进行外科手术的病例分为三类：可以治疗的、有争议的和无法治疗的。可治疗的病例是一个医生可以立刻解决的，而在有争议的病例中，患者有可能从当前的疾病中康复。如果患者显示出康复的迹象，那么治疗者就会根据情况选择恰当的外科手术。

所有的手术都在浅表的部位进行。没有深入到人体内部的操作，因为除了酒精以外，当时没有任何其他形式的麻醉手段。我们知道埃及人会用夹板来接骨，也会缝合较大的伤口、处理皮肤并发症。当然，众所周知，他们也非常善于使用绷带。

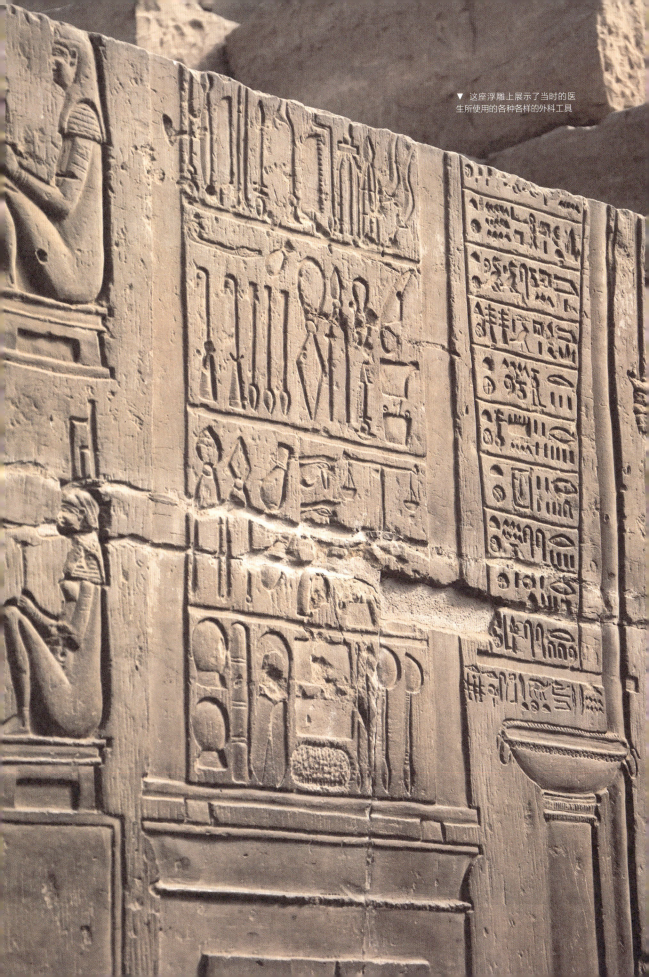

▼ 这座浮雕上展示了当时的医生所使用的各种各样的外科工具

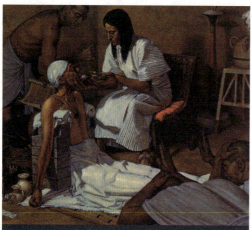

▲ 古埃及治疗者对患者无微不至的照顾令人吃惊

治疗者生活中的一天

06:00 am
在古埃及社会中,医疗与宗教信仰密不可分,因此治疗者很可能是在神庙中开始他们的一天。他们很可能会颂古埃及的医疗女神塞赫麦特(Sekhmet),也可能还有一些低级的神祇,比如赫卡(Heka)或塞尔凯特(Serket)。

08:00 am
这时医生可能在给一位社会精英看病,虽然医生不会嫌贫爱富,但在一天当中,精英很可能会有优先权。如果发生了紧急事件,我们不难想象治疗者会在半夜被叫到贵族的府上甚至皇宫之中。

10:00 am
这时医生可能正在特殊(专门用于医疗操作和外科手术)的建筑里进行手术,不过他们可能经常会被请去城里的家庭中出诊。就像你预料的那样,治疗者会随身带着很多预先准备好的方剂和工具。

12:00 pm
治疗者可能也会花些时间去市场上见见当地和国外的商人。一名医生要想成功地执业,就要尽可能地掌握更多的资源。他们很可能需要从这些商人手里获得罕见的物品。

15:00 pm
如果是战争时期,这时医生可能正在给一名士兵做手术,或者在处理那些修建金字塔时受伤的病患。由于那个时代没有麻醉技术,所以医生们用酒精来减轻疼痛。外科手术可能很血腥,但那时的医生非常善于处理创伤和进行截肢手术。

19:00 pm
这时医生已经看完了大部分严重的病例,处理完了主要的工作,他可能会回到神庙中向高阶祭司请教,或者陷入沉思,享受与诸神共处的片刻宁静时光。一个治疗者在神庙中也有自己的职责。

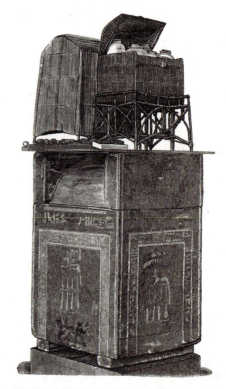

▲ 古埃及的医生去家访的时候会把药品和软膏装在这样的旅行箱里

不过这并不意味着他们不敢把手术刀作为治疗的一部分。医生们会施行包皮环切术。虽然我们不知道这是一种文化传统还是出于宗教信仰的需要,不过发掘出来的纸草卷中经常提到医生们遇到外国人是不进行包皮环切的。

很多从古埃及时代发掘出来的工具被认为和木乃伊制作的过程有关,这一过程需要深入人体内部的外科手术。这些工具——包括手术刀的原型——很可能会被用在包皮环切、截肢和其他一些手术当中。

除了切除囊肿和肿瘤,文献中还记载了进行截肢手术的病例。经历这种可怕手术的患者有很高的存活率,古埃及的医生有着丰富的知识,身边还有大量可用于医疗的自然资源,这意味着古代的全科医生有能力治疗非常严重的疾病。举例来说,被截肢的患者可能会服用柳树萃取物来止痛，有些还会接受创面的烧灼治疗来杀菌消毒。

应用草药的知识远比外科技术传播广泛，这些知识已经融入到了当地治疗者的日常实践之中。薄荷和葛缕子被用于治疗胸痛；芥末籽、芦荟和杜松被用于治疗头痛；罂粟籽被用于治疗失眠和烧伤；樟脑被用来控制呕吐发作，芥末籽被用作催吐剂。随着埃及在古、中、新王国时期不断扩张疆域，来自利比亚、迦南、努比亚，甚至远至亚洲的商人陆续带来了新的草药配方。

然而，所有这些解剖学知识和实用方剂似乎都与深深扎根于古埃及社会的宗教信仰背道而驰。在古埃及人的宇宙观中，魔法和科学占有同等重要的地位，所以他们的医疗实践中充满了神学观点也就毫不奇怪了。他们认为魔鬼或恶灵是某些疾病的病因。古埃及的医生倾向于采用一元论的观点来看待疾病，他们不认为精神疾病和躯体疾病有什么差别。这并不意味着这些古代的治疗者不重视患者的精神健康——文献译本中特别提到要让患者保存放松的心态并和他们一起探讨病情，这就说明了这一点——不过，我们可以推测，他们把精神疾患当成是躯体病的一种表现而不是另有其他确切的病因。这使得我们不禁想知道古埃及人究竟是怎么处理精

> 治疗的技艺是被严密保护起来的，许多医生的知识都由父子相传。

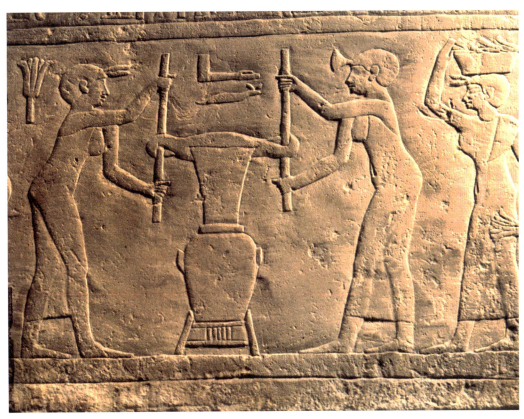

▲ 古埃及治疗者所用的药物大部分取之于自然——比如经过压榨和研磨的花朵

> 在古埃及人的宇宙观中，魔法和科学占有同等重要的地位。

神疾病的，由于医生们都与当时最有影响力的神庙关系密切，所以他们很可能会咨询高阶祭司，到神庙里祈祷寻求神灵的帮助。

有些诊疗过程是基于"交感巫术"的。和其他许多文明一样，古埃及人对动物世界怀有深深的敬意和崇拜，他们相信通过吃动物的肉可以获得某些动物具备的优秀特质（勇气、韧性、强壮的体魄）。举例来说，他们把猪眼睛看作治疗失明的手段之一，并希望以此能够把动物的视力转移到患者身上。

所有这些疗法，从背诵咒语到使用药膏和药剂，都是基于医生对患者的基本观点：通道理论。这一概念和佛教的查克拉或中世纪的"体液平衡"理论有异曲同工之妙。躯体、意识和灵魂被认为是一体的，有46个躯体通道遍布全身并和心脏相连，换句话说，这些通道就是静脉、动脉和肠道。通常认为魔鬼或其他外力会阻塞这些通道，导致内部的失衡。

> 看起来古埃及人对任何疾病都有相应的疗法，包括用芦荟来治疗癫痫发作。

当然，把内部精神冲突作为诊断，可能是古埃及医生很容易采取的一种化繁为简的方法，因为一方面他们缺乏对复杂医学现象的理解，另一方面又需要满足自己深入骨髓的宗教观念。他们可能就是通过这种方式来平衡两者的。

无论出于什么理由，古埃及的治疗者都是当时社会中最引人注目的成员之一。所以印何阗——这位知识渊博的医生（他经常被称为第一个真正的医学先驱）——在死后的一千多年被奉为治疗与护理之神也就顺理成章了。一个典型的埃及医生的形象是这样的：多才多艺，横跨多个领域，同时又能给王国的人民带来健康。

● 关键时刻
裴瑟珊掌权
公元前 2500 年
生活在第四王朝时期的裴瑟珊（Peseshet）是有记载的第一位参与医学活动的女性。有人认为她是一名医生，不过在官方的记录里她是"女医生的督导者"。这一条记录本身就令人震惊——不仅是因为裴瑟珊参与了那个时代医学飞速发展的奇迹，还因为这说明当时有一群执业的女性医生。我们知道她的存在是因为她的儿子阿赫索特普（Akhethotep）是一位显赫的贵族，他在自己位于吉萨的马斯塔巴[②]（Mastaba）中为她立了一座石碑。

时间线

● **印何阗出生**
博学的印何阗、古埃及第一座金字塔的建筑师大约是在这个年代出生的，传言他还是艾德温·史密斯纸草卷的作者。
公元前 2650 年

● **第一例记录在案的外科手术**
根据艾德温·史密斯纸草卷和其他资料的记载，埃及医生进行了第一例局部外科手术。
公元前 2750 年

● **印何阗成为治疗领域的半神**
在他死后大约1个世纪[①]，这位古埃及的医学先驱成为治疗和医学领域的半神。
公元前 2700 年

● **卡洪纸草卷著成**
阿蒙涅姆赫特三世（Amenemhat III）统治时期的一些文稿被集结成册，这其中包括了一些圣歌和医学记录。
公元前 1825 年

● **卡洪妇产科纸草卷著成**
有人认为这只是卡洪纸草卷的一部分，但它本身也是一份十分迷人的文献。卡洪妇产科纸草卷专门讨论古埃及妇女健康的问题。
公元前 1800 年

[①] 原文如此，但如果印何阗出生于公元前2650年，则此处的公元前2700年并非他死后100年，而是他生前，疑有误。——译者注（如无特殊说明，全书脚注皆为译者注。）
[②] 马斯塔巴是古埃及贵族所用的墓室，是平顶、长方形和外部呈斜坡面的建筑。

专业工具

看一看古埃及治疗者的工具箱

假肢
由于治疗者们经常施行截肢术，所以假肢就成了康复过程的重要组成部分。这些假肢有些是用木头和蜡制成的，也有很多是用皮革和兽皮制成的，比如这个人造脚趾。

解剖刀与手术刀
切割工具常用于木乃伊的制作，它们也是治疗者医疗包中重要的组成部分。类似这样的手术刀会用于刺破水泡、切除脓肿等操作。

杵和研钵
杵和研钵是治疗者每天必不可少的制药工具——很多药剂都是自然药剂。

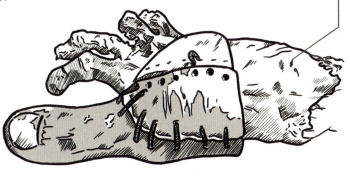

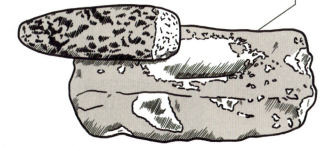

● 关键时刻
艾德温·史密斯纸草卷著成
公元前 1600 年
这份纸草卷是法老时代最详尽、最富于启发性的医学文献。它详细地描述了 48 个病例的病史，这些病例涵盖了各种临床情况——从感染到严重创伤。文献中列出了评估患者所进行的一系列操作，记录了观察到的线索、在伤口闻到的气味和感知到的脉搏。有趣的是，正是在艾德温·史密斯纸草卷中，首次出现了"大脑"这个词。

● 关键时刻
希罗多德（Herodotus）访问埃及
公元前 440 年
古希腊的历史学家希罗多德在冈比西斯二世（Cambyses II，这位波斯君主成功入侵并征服了埃及）统治时期访问了埃及，他把大部分时间都花在了尼罗河三角洲地区。他记录了木乃伊制作的详细过程和波斯统治初期的医疗实践。然而，他的一些记录和考古学的发现是矛盾的。

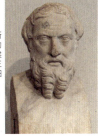

● **埃伯斯纸草卷著成**
这是最古老、最有影响力的医疗纸草卷之一，后来这份文稿被一位商人于 1873 年在卢克索（底比斯）购得。
公元前 1600 年

● **柏林医学纸草卷著成**
柏林医学纸草卷又叫布鲁格施（Brugsch）纸草卷，它和埃伯斯纸草卷有很多相似之处，其中包括了生殖和避孕的信息。
公元前 1250 年

● **伦敦医学纸草卷著成**
这份特别的文献主要记录了各种药物和疗法，总共列出了 61 种处方。25 种被归为"医学"，而剩下的则被归为魔法。
公元前 800 年

● **荷马（Homer）提到了埃及**
荷马是一位诗人而不是传统意义上的历史学家，不过他在史诗《奥德赛》里提到了埃及的治疗者，他认为"埃及人比其他任何地方的人民都更精通医学"。
公元前 800 年

● **罗塞塔石碑（Rosetta Stone）被破译**
罗塞塔石碑终于被破译，这成了解读和翻译圣书文（hieroglyphics，圣书文是古埃及的象形文字书写体系）的无价的密码表。有了这一发现，我们就能发掘出那些著名的医学纸草卷所蕴含的秘密。
1882 年

· 19 ·

最早的医生们

古埃及医学,大约公元前1550年。

02 器械
随着人们在木乃伊制作过程中获得越来越多的解剖学知识,外科器械也不断改进得越来越精细。

03 专家
医生是古埃及社会中最受尊敬的人士。在临床实践中,他们用医疗器械、药物和向诸神祈祷来治疗患者。

04 助手
大多数医生都需要助手来帮他们固定患者、准备器械。能成为助手也是一种身份的象征。

01 洗手
古埃及的医生意识到卫生至关重要。不过,他们错误地认为尼罗河的水是干净的。

05 恢复期
古埃及人并没有掌握麻醉术,所以患者在接受手术和治疗的时候是清醒的。不过,他们会采取其他的手段和药物来减轻患者的疼痛。

在古埃及文明的历程中,诞生了第一位现代意义上的医生。很多人认为印何阗是第一位伟大的医生,在公元前2600年前后,这位医生、建筑师和祭司诊断了超过200种疾病,并描述了所有这些疾病的治疗方法。他的影响力如此之大,以至于在他死后人们把他当作治疗之神来崇拜。

他同时也是一位祭司,这对于埃及人来说并不少见——这是一个有很多神祇的敬畏神的民族——他们一方面会给患者止痛、清洗伤口,一方面也会向神灵寻求帮助。一位巫医陪着医生查房的场面很常见,他会施法让医生的治疗更有效。尽管古埃及的医生会关注这些超自然的领域,但他们也在人体如何运转方面有许多非常重要的发现,他们知道心脏、脉搏、血液和空气对机体的运转至关重要,也知道心跳减弱意味着患者出现了非常严重的问题。

古代的纸草卷非常详细精确地描述了我们的器官,比如:脾、肺和心脏,这说明那个时代的医生能够按照不同的器官系统来治疗疾病。事实上,古埃及医生的专业化程度非常之高,有一些只治疗心脏或胃的疾病,而另一些则是眼科或牙科医生,医学纸草卷显示他们对解剖、创伤和实际治疗都有丰富的经验知识。医生们能够完成诸如缝合伤口、接骨和截肢这样的操作。

这些最早的医生备受尊重,因为他们关于疾病和治疗的知识是无价之宝,也因为他们具备读写的能力。他们在神庙的医学院中接受训练,然后在全国各地为贵族家庭和任何付得起诊费的人看病。古埃及的医生通常把疾病分为三类:与恶灵的活动有关的疾病、有明确病因比如外伤的疾病,以及那些找不到原因被认为是神的意志的疾病。

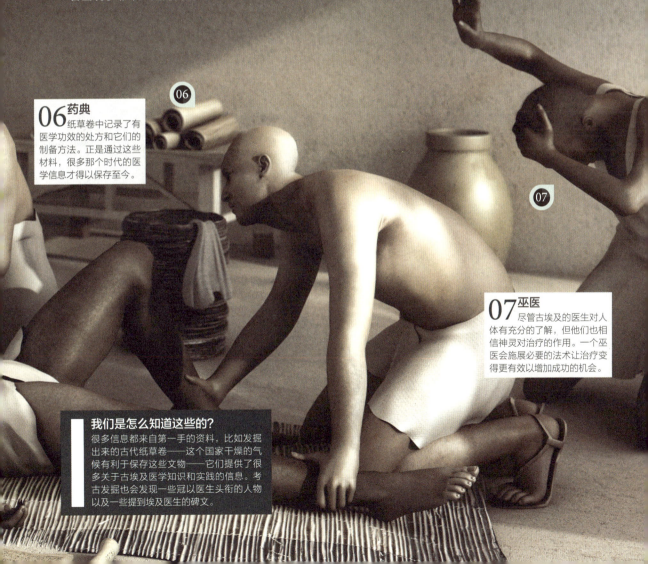

06 药典
纸草卷中记录了有医学功效的处方和它们的制备方法。正是通过这些材料,很多那个时代的医学信息才得以保存至今。

07 巫医
尽管古埃及的医生对人体有充分的了解,但他们也相信神灵对治疗的作用。一个巫医会施展必要的法术让治疗变得更有效以增加成功的机会。

我们是怎么知道这些的?
很多信息都来自第一手的资料,比如发掘出来的古代纸草卷——这个国家干燥的气候有利于保存这些文物——它们提供了很多关于古埃及医学知识和实践的信息。考古发掘也会发现一些冠以医生头衔的人物以及一些提到埃及医生的碑文。

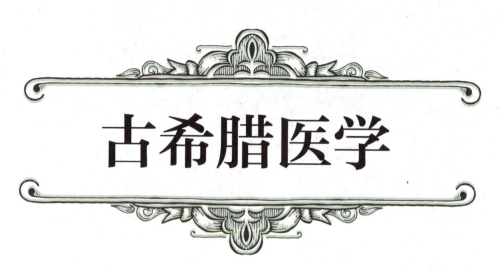

古希腊医学

尽管古希腊人关于人体的大部分理论如今都被摈弃了，但在很多方面他们是我们所知的西方医学的奠基者。

如今，提起古希腊人，我们首先想到的是他们对哲学或艺术甚至是体育的贡献。不过在古代，古希腊人是因为他们的医疗而闻名的。他们的诊疗方法标志着医学从神学向科学的转变，他们是欧洲首先运用现代医学的临床观察技术来诊断疾病的民族。

如今大多数历史学家都相信古希腊人知识的主要来源是埃及，克里特岛上的米诺斯人可能成为了两个文明交流的中介。一些希腊最有名的哲学家也曾在埃及待过一段时间，他们可能会把在那里学到的知识传达给了家乡有抱负的医生。

今天很少有人会把毕达哥拉斯和医学联系起来，他曾经在公元前6世纪多次访问埃及，而他的理论对医学领域的发展有着重大的贡献。他相信音乐可以净化灵魂，还探索了体育锻炼对身体和精神的影响。

和埃及一样，早期的希腊人相信生病是由于

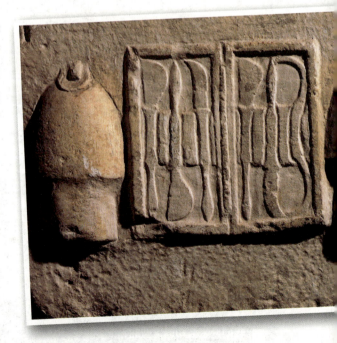

▲ 这块在雅典的阿斯克勒庇俄斯神庙中发现的浮雕来自公元前2世纪，描绘了古希腊的医疗器械

▶ 放血疗法——切开患者的静脉以减少体内的血容量——在古希腊是非常流行的疗法

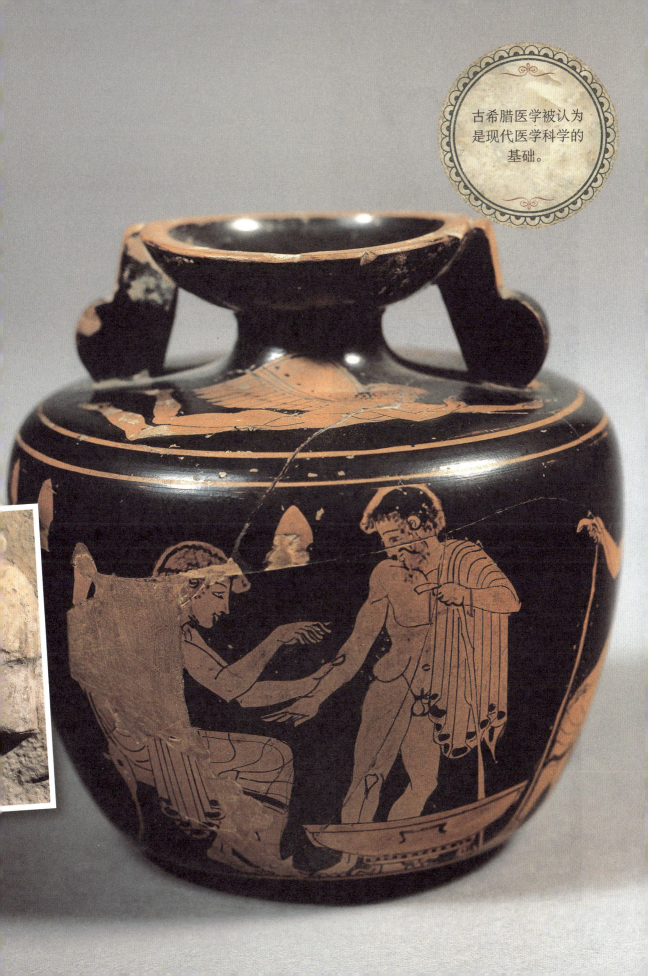

古希腊医学被认为是现代医学科学的基础。

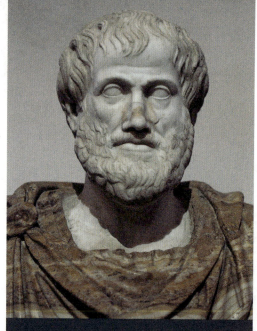

▲ 亚里士多德相信感官的核心位于心脏，而不是像我们现在认为的位于大脑

亚里士多德的生物学

在谈到对生物学的理解时，亚里士多德极力主张要应用经验证据。不过，他本人却不做任何实验，因为他相信生物只在自然环境而不是人为的条件下才会展现本性。

他一生中花了很多时间来观察身边的动植物的形态和习性，对总共540个物种进行了分类。他把生物分为三类：植物的灵魂，负责繁殖与生长；感官的灵魂，负责运动与感知；理性的灵魂，具有思辨的能力。植物属于第一类，动物同时具有第一和第二类灵魂，而人类则有全部三种灵魂。

他的信息处理模型解释了动物如何对外部世界的改变做出反应：首先这些改变被感觉器官察觉，这就导致感官的核心（他认为是心脏）发生改变。这会导致体温的上升，然后心脏会把机械搏动传递到肢体，从而产生运动。

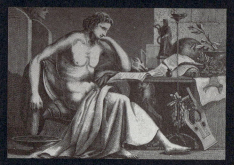

▲ 亚里士多德正在全神贯注地进行研究

神的愤怒，所以最初是由祭司负责治疗的。患者因为生病而受到谴责，祭司们的任务是平息诸神的愤怒。

在公元前5世纪，人们开始崇拜医学之神阿斯克勒俄庇斯并为他建造起被称为阿斯克勒庇阿（asclepeia）的治疗神庙。阿斯克勒庇阿神庙里的治疗分为两步。首先是净化，包括沐浴和随后几天的清洁饮食。患者会向神庙献上贡品，通常是金钱，然后用一段时间来祈祷。

第二步被称为入梦（incubation）。患者们会在神庙中度过一个夜晚，如果他们非常幸运，某一位神祇会降临到梦中。这位神或者在他们睡眠时治疗疾病，或者会告诉他们苏醒以后如何治愈自己的疾病。如果没有神降临，一位祭司就会在早晨为他们解梦，根据梦的主题或意象制定出相应的疗法。

这就是希波克拉底出现之前的古希腊医学。他出生于公元前460年，被认为是现代医学之父。在他的著作《论圣病》（*The Sacred Disease*）中，他指出如果所有的疾病都有超自然病因的话，那么生物医学的治疗就不会奏效了。因此，他把疾病的发生归结于四种"体液"的失衡：血液、黄胆汁、黑胆汁和黏液。过热、过冷、过干或过湿都会扰乱平衡导致疾病。虽然大部分疗法都是温和的——比如改变饮食或增加锻炼——但有时也需要通过泻药和催吐剂来"净化"患者，或者用热铁将患者的皮肤烫出水疱。此外，放血也是一种流行的疗法。

希波克拉底相信，一个人所处的环境可能会成为疾病的病因（这一点他是对的）——比如当地的水源或气候。社会阶层也是致病的因素之一，贫困的生活会增加患病的概率。患者本人在治疗的过程中也起到了重要的作用，他们的决策和心态都至关重要，他们需要相信确实有人能够针对他们的病情做点什么，而不是像早期的医生

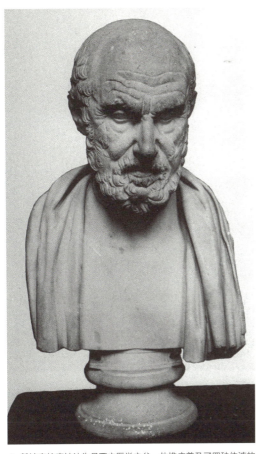

▲ 希波克拉底被认为是西方医学之父，他推广普及了四种体液的理论

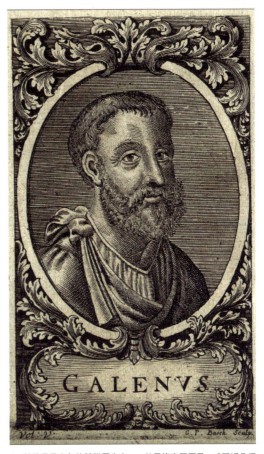

▲ 盖伦是最出色的希腊医生之一，他最终定居罗马，成了好几任皇帝的私人医生

那样抱有宿命论的观点。患者的知情同意也首次成为了需要考虑的问题。在希波克拉底誓言中，医生承诺要遵守特定的伦理准则，如今的医生依然要遵守这一誓言——只不过是现代的版本。

希波克拉底学会了记录患者的病史和症状，观察他们病情的进展，然后通过著作把这些知识传递给其他的医生。《希波克拉底文集》中对某些疾病进行了最早也最为详尽的研究，尽管它被认为是由19名作者共同创作的。解剖学在希波克拉底医学中并不占主要地位，因为出于宗教的原因，尸体解剖在古希腊是被禁止的。取而代之的是，古希腊医学着重于从整体的角度探讨人体如何对环境做出反应。

此后的希腊人以希波克拉底的理念为基础，学会了观察机体的功能，记录他们的发现，并把他们的知识传播到整个已知的世界。由于没有专业的机构监督和培训医生，所以任何人都可以执业行医——只要有患者愿意找他们看病。尽管如此，医生依然极受尊重——就和如今一样，荷马在《伊利亚特》写道："一位医生胜过许多的人。"

在托勒密王朝时期，医学蓬勃发展起来，希腊化的埃及成了文化和学术的中心。在亚历山大建起了一座"学校"，那里成了四位希腊最著名的解剖学家的家：卡鲁斯图斯的狄奥克勒斯（Diocles of Carystus）、迦克墩的希罗菲卢

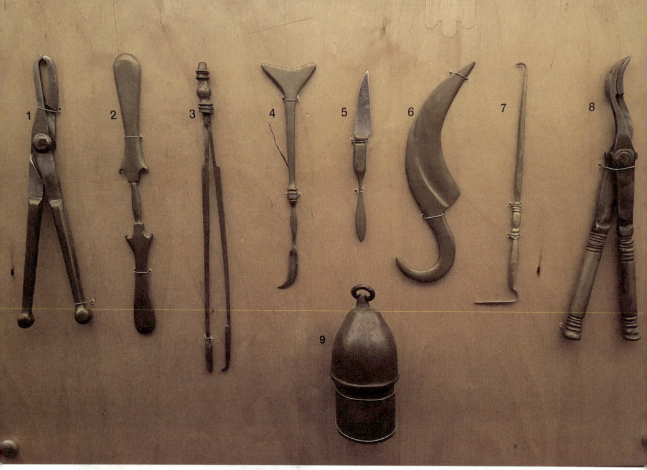

▲ 根据《希波克拉底文集》中的描述复原的古希腊外科工具

斯（Herophilus of Chalcedon）、埃拉西斯特拉图斯（Erasistratus）和普拉克萨戈拉斯（Praxagoras）。

有一种头部绷带和一种移除箭头的工具是以狄奥克勒斯的名字命名的。普拉克萨戈拉斯因为区分了动脉和静脉而闻名。不过尽管有这些成就，普拉克萨戈拉斯和狄奥克勒斯都相信传统的观念，认为心脏是智慧的中心。相反，希罗菲卢斯则宣称大脑才是负责意识与思考的器官。他还第一次把神经系统与运动和感觉联系起来。他能做出这些发现主要得益于在亚历山大人体解剖的禁令被解除了，他可以用犯人做实验，他和埃拉西斯特拉图斯都用犯人做活体解剖实验。

> 现代医学之父希波克拉底是古希腊医学领域最重要的人物。

由于那些罪犯的贡献（虽然他们并不是自愿的），埃拉西斯特拉图斯首次把人类的智慧和比动物复杂得多的人脑表面结构联系了起来。不过他的其他一些理论就没有这么精确了。他宣称人类的血管系统是受真空驱动的，以此把血液吸引到全身各处。他提出空气进入体内，被肺抽吸至心脏，在那里转化成"生命"之魂。然后再被动脉泵至全身。其中一部分生命之魂到达大脑，在那里被转化成"动物"之魂，然后随着神经分布全身。

除了解剖犯人之外，学习人体解剖的大多数机会来自受伤的士兵。除了处理营养不良、脱水和伤寒这些健康问题以外，军医还要处理各种

在托勒密王朝时期，医学蓬勃发展起来，希腊化的埃及成了文化和学术的中心。

各样的武器造成的不同损伤。治疗通常包括使用各种天然的药剂比如醋或蜂蜜。他们学会了移除异物、清洗伤口、控制大量的失血和复位断骨。不过，很少有证据显示古希腊的医生能够成功地进行体内的手术。尽管鸦片可能被用作麻醉剂，但这只是在偶然的情况下，大多数时候患者在接受治疗时只是被按住了。这使得外科手术很难进行。

实验、观察和记录的传统延续到了罗马时代。公元1世纪的医生佩达努思·迪奥斯科里德斯——一位在罗马军队中任职的希腊医生——写了一本囊括大约600种药物的百科全书，这本

医学院与医生的训练

最早的"医学院"建立在希腊和意大利南部的西西里岛与卡拉布里亚。不过那里并没有留下任何用于医学训练的建筑。"医学院"可能更多的是指由有影响力的医生和他的追随者们建立的思想流派，因此他们在哪里集结起来，哪里就成了医学院。

最著名的医学中心位于科斯岛和土耳其的克尼多斯半岛。人们常说这两个学院有着针锋相对的哲学观点，克尼多斯学派着重于疾病本身，而科斯岛学派着重于患者。这两个"学院"的学生会观摩他们的导师诊断和治疗疾病。

而学习外科的最好方法是跟随希腊的军队出征。不过由于没有正式的训练体系，也没有医生执业资质的认证注册系统，所以任何人只要愿意都可以成为一个医生。

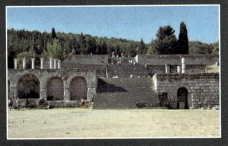

▲ 科斯岛上的阿斯克勒庇俄斯神庙很可能就是希波克拉底接受训练的地方

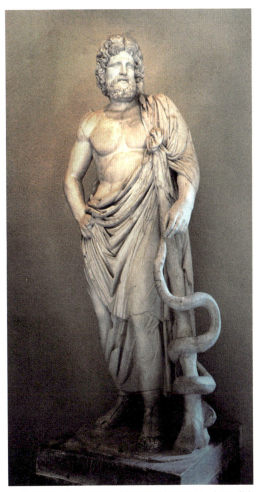

▲ 在希腊神话中，阿斯克勒庇俄斯是阿波罗的儿子，也是医学之神。我们看到有一条蛇缠绕着他的手杖，蛇由于能够蜕皮重生，一直被认为是健康的象征

书从来没有失传过，一直到19世纪都是西方药典的基础。

希腊医生中最杰出的一位是生于公元129年的盖伦，他最终定居于罗马，成为了御医。尽管在罗马帝国人体解剖依然被禁止，但盖伦却通过在角斗场的工作学到了大量的人体解剖知识。通过处理一些历史上最严重的创伤，他得以观察肌肉、骨骼和其他一些人体组成部分，记录他的发现，推动古希腊医学的发展。正是他发现了每一侧大脑半球影响对侧的身体，他还发现严重的脊髓损伤会让损伤部位以下的肢体瘫痪。

▲ 根据希波克拉底的体液学说，发热是由于热和湿造成的，因此治疗的方法就是保持患者冷和干

罗马帝国衰落以后，教会的力量统治了欧洲，这显著减慢了科学发展的进程。不过拜占庭依旧奉行希腊医学的宗旨，希波克拉底-盖伦的传统也传播到了伊斯兰世界。尽管在文艺复兴时期，这些医学文献重新出现在拉丁西方（Latin West），但是希腊医学中的天然疗法逐渐被人工合成的药物和更具技术性的干预所替代。不过他们的方法学却成了宝贵的遗产，至今仍被认为是行业的标准。当然，象征治疗的希腊符号——被蛇缠绕的阿斯克勒庇俄斯之杖——如今仍旧画在世界各地的救护车上。

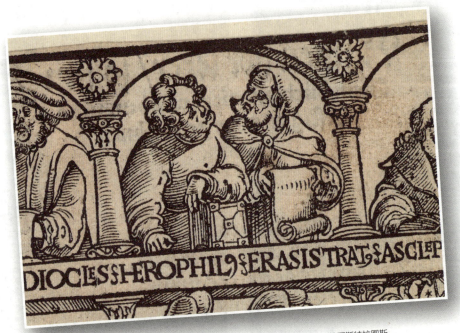

▲ 十六世纪的木版画描绘了亚历山大的解剖学家们：狄奥克勒斯、希罗菲卢斯和埃拉西斯特拉图斯

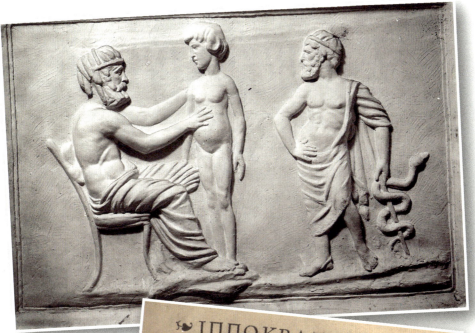

▲ 随着宗教与医学的分离，通过观察来得出诊断的方法变得越来越流行

▶ 在16世纪，希波克拉底和其他希腊医生的著作被重新引介到欧洲

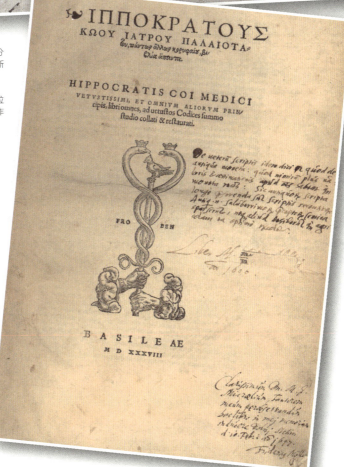

从希腊医学到罗马医学

古希腊的城邦已经陷落,但他们的科学知识保存了下来,并在整个罗马帝国得到实践。

老普林尼:医生还是魔法师?

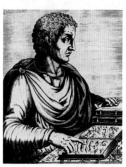

▲ 老普林尼是罗马著名的博物学家,不过他的很多草药处方今天看来都让人大跌眼镜

老普林尼于公元23年出生在一个富裕的罗马家庭里。他在一生中涉猎了很多领域,包括法律、军事和哲学,不过令他闻名于世的是他的著作《博物志》。

这套著作共有37卷,内容涵盖了从宇宙学、地理学到动物学,其中最接近于为科学做出了真正贡献的是植物学的内容,尽管在今天看来,我们很难不把这些内容都归于魔法。他列出了超过900种可以用来治疗各种疾病的物质,从鸡蛋到蚯蚓。比如说,要治疗过于旺盛的性欲,他的处方是"一只淹死在人尿里的蜥蜴"。治疗牙痛,他建议用"死于疯狂的狗的头骨骨灰"。如果你饱受癫痫的困扰,那么"风干的骆驼脑就着醋吃下去"就一定会奏效。

希腊文明从各个方面影响了罗马人的生活。从公元前8世纪开始希腊人就定居在意大利和西西里岛,也因此意大利的部落与罗马人比邻而居了好几个世纪。罗马人的字母表、货币、度量衡和宗教都来自于他们的这些欧洲邻居。

和古希腊一样,在早期罗马,宗教和医学是密不可分的。公元前3世纪,对希腊医疗之神阿斯克勒庇俄斯的崇拜传到了罗马,在罗马的台伯岛(Tiber Island)上以他的名义建起了治疗神庙。即便对疾病的自然病因有了更深刻的认识,当饥荒或瘟疫来临时,人们仍然会寻求神的帮助。

随着公元前2世纪到1世纪罗马对希腊的征服,很多伟大的希腊医生被带到了罗马——有些是出于自愿,有些则是成了奴隶。随之而来的结果是,临床观察的诊疗方法逐渐盛行,体液理论也受到了重视。许多罗马的治疗手段旨在恢复体液的平衡,就像希波克拉底推崇的那样——比如用热胡椒治疗感冒,用冷黄瓜治疗发热。

尽管如此，在罗马，希腊医学遭受了更多的怀疑，医生再也不像从前在希腊那样受到尊重了。罗马的博物学家和哲学家老普林尼称外国的医生是一群虚荣的自吹自擂者，他写道："毫无疑问这些医生都希望通过标新立异来出人头地，毫不犹豫地拿我们的生命作为代价。医学每天都在变化，我们被这些聪明的希腊人脑袋里的点子牵着鼻子走……就好像如果没有这些医生成千上万的人就活不下去了一样。"

随着帝国的扩张，对健康而强壮的人口的需求越来越大，因为只有如此才能保证军人的健康和强壮。与由许多小的城邦组成的古希腊不同，帝国是由单一的统治者通过统一的法律体系来治理的。财富从全国各地汇集到中央，不是用于发展哲学和文化，而是用于公共卫生建设。罗马人知道不良的卫生条件和低下的生活水平会对健康产生不利的影响，所以建造了很多基础设施来改

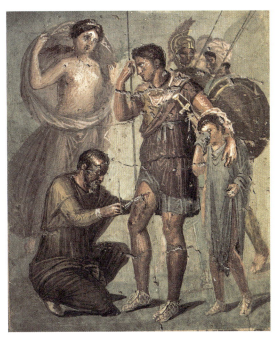

▲ 是罗马人首先建立了医务部队——军医团

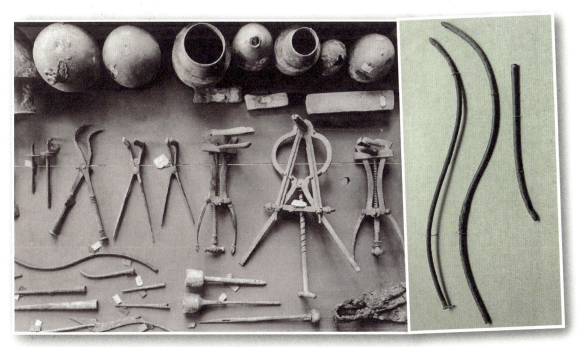

▲ 罗马人发明了许多外科工具，比如在庞贝古城发现的这些，不过它们很可能不是用于体内操作的

▲ 罗马的导尿管是用钢或者青铜做的，男性患者用的轻微呈S形，女性患者用的则比较直

善这种状况。在罗马有超过100间公共厕所,每天晚上都有奴隶组成的军队来清理这些厕所和街道。和希腊人不同,对罗马人来说,预防比治愈更重要。

军事医学蓬勃发展起来。在罗马的军队里出现了由全职医生(主要是希腊人)组成的军医团。从大约公元前100年开始,罗马开始在帝国的各地建立起战地医院来治疗伤兵。在这里,可以进行基本的急救,也可以使用一系列罗马人发明的外科工具进行体表的外科手术。由于禁止进行人体解剖——就和古希腊一样——罗马的医生不得不依赖动物来获得更多的人体解剖知识。因此关于人体运行的理论常常是错误的,也很少进行深入体内的外科手术。

罗马军队会很小心地确保在"健康"的区域扎营,远离沼泽,因为长期以来那里都和疾病联系在一起。虽然罗马人并没有意识到今天我们称之为疟疾的疾病其实是蚊子造成的,不过他们对沼泽周边的怀疑还是基本正确的,许多在罗马周围的沼泽都被排干了。

随着罗马帝国最终承认了基督教的合法性,医疗护理的范围扩大了。在每一个拥有主教座堂的城镇都建起了救济院,最初用于给朝圣者和信使提供庇护,后来慢慢成了贫穷和病弱者的住所。这些救济院最终变成了我们今天的医院,有了固定的医生、护士和护工,其设施包括治疗室和各种疾病的专门病房。

尽管在公共卫生方面取得了进步,但在罗马

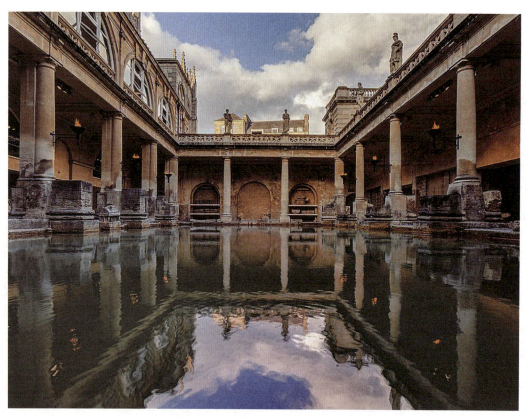

▲ 与希腊人不同的是,罗马人强调预防胜于治愈。诸如公共浴室之类的基础设施有助于提高全民的健康水平

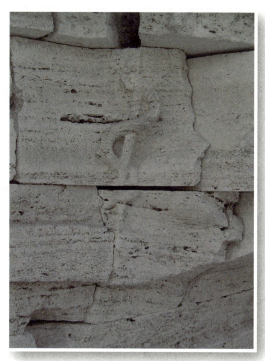

▲ 在台伯岛上建起了罗马第一座治疗神庙，它的墙壁上可以看到阿斯克勒庇俄斯之杖——至今仍是西方医学的象征

时代医学科学却发展甚微。罗马人并没有把希腊人关于疾病本质的观点发扬光大，大多数医学作者只是编辑和翻译古希腊的文献。对医生缺乏专业知识的抱怨导致来自门外汉的"医学知识"广泛传播，自我救治变得越来越普遍。

随着公元4世纪基督教成为国教，教会的势力支配了社会的各个领域，科学的进步陷入停滞。但是罗马人通过文献保留了古希腊的临床实践，并建立了许多基础设施，从而为文艺复兴时期医学的重生奠定了基础。

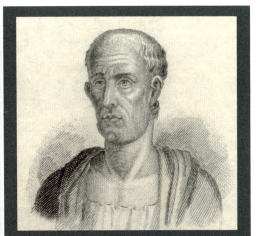

▲ 公元前2世纪晚期，比提尼亚的阿斯克莱皮亚德斯（Asclepiades Of Bithynia）医生把希腊医学的技艺带到了罗马

比提尼亚的阿斯克莱皮亚德斯

比提尼亚的阿斯克莱皮亚德斯于公元前124年出生在比提尼亚（今土耳其境内）的布尔萨（Prusa），在亚历山大学习了医术。在游历四方之后，他最终定居罗马，在那里他开创了公元前2世纪晚期的希腊医学。不过，他并不认同希波克拉底的观点，而是试图建立新的疾病理论，他的理论是基于原子在全身的孔道中流动的假说。

阿斯克莱皮亚德斯相信，疾病是这些孔道的阻塞或原子分布的失衡引起的。因此他的疗法旨在恢复平衡。他认为新鲜空气、健康饮食、水疗、按摩和锻炼都会解决这些问题。

除了建立了医学的原子理论之外，他还因为对精神疾病的人性化治疗而闻名。他把这些患者从监禁中释放出来，用作业疗法、音乐、红酒和锻炼来治疗他们。他的影响一直持续到公元164年盖伦开始在罗马行医。

怎样成为一名罗马医生

要治疗军团的士兵,需要有"一个强壮的胃"和"一双充满技巧的手"。

罗马帝国,约公元前27年—公元476年

罗马有着古代世界最好的战地医学。罗马医学受更古老的希腊医学启发,并将其发扬光大,拯救了许多生命。在罗马人的日常生活中,医疗是私人事务,很多家庭都有具备医疗知识的成员。与之相反的是,军事医学的诊疗是公开进行的。罗马的第一位皇帝奥古斯都建立了医疗部队来处理士兵们在战场上可能遇到的各种伤病。这些被称为军医的医生把最前沿的专业知识应用到帝国的士兵身上,其中很多在现代医学中仍有应用。

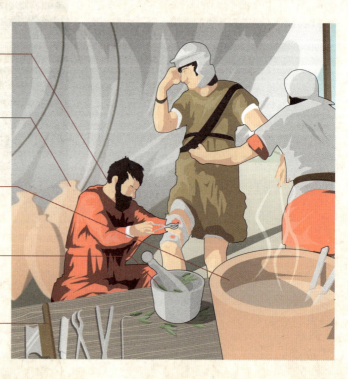

经验
在奥古斯都皇帝麾下的罗马医疗部队是由治疗创伤的专家组成的。

供给
据说"一支军队是靠胃来行军的",罗马医生深知健康饮食对士兵的重要性。

卫生
罗马医生使用醋或沸水来消毒他们的工具,减少伤口感染的风险。

药理学
了解植物的药理特性至关重要。一个战地医院应该有专门的花园用于种植草药。

设备
要使用青铜或银制的工具,比如手术刀、止血钳、镊子、缝针,等等,还需要"一双充满技巧的手"。

你需要的是……

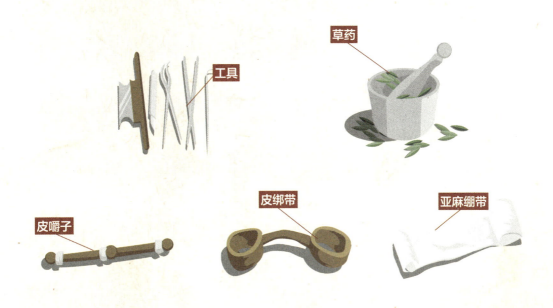

草药

工具

皮绑带

亚麻绷带

皮嚼子

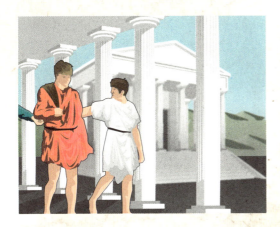

01 进入学校

从学习希腊文开始,你要花费几个月的时间在医学院学习,然后才能进入战场。要熟练掌握切割、钻孔、砍锯这些听起来像是木匠的技能。当你的技巧达到较高的水准之后,甚至有人会为了得到优先治疗而贿赂你。

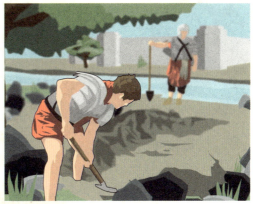

02 选择合适的扎营地点

对医生来说这似乎是个不寻常的工作,不过罗马军队扎营地点的选择事关成败。你必须确保公共厕所的污水排放远离新鲜的水源,也要确保营地的其他卫生条件达标以减少疾病发作的风险。伤员会和部队的辎重一起转运。

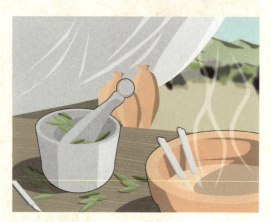

03 准备设备

在接收伤员之前,你需要准备好物资和工具。类似圣约翰草(St Johns Wort)这样的植物有助于缓解炎症。尽管罗马人可能并没有深入的病原微生物知识,但经验让他们懂得要保证医疗器械的清洁无菌,以此减少感染的风险。

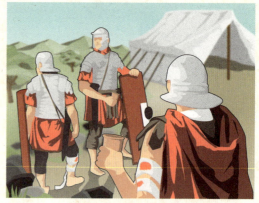

04 建立有序的候诊队列

战役打响之后,伤病员们会像潮水一样涌向你的医疗帐篷。你需要根据伤情的严重程度决定就诊的顺序。使用红酒和鸦片来镇痛,但不要给患者太多,以免他们失去知觉。这些处置通常只是减轻疼痛,而不能使疼痛彻底消失。

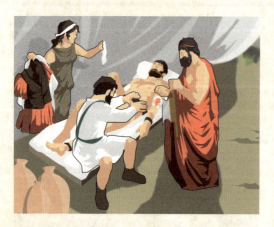

05 拯救一些生命

尽管有些伤口,比如穿刺伤,可能不会对患者造成太大危害,但另外一些创伤则很危险。如果需要进行截肢术,你必须固定好士兵——尽量给他一个皮革嚼子咬住——然后再开始锯断肢体。你掌握的止血和清洁敷料的知识将决定这一手术是否会致命。

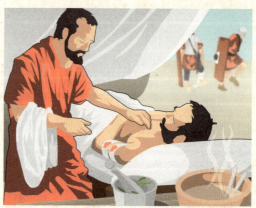

06 照顾整个部队

每隔3到5天你就要检查伤员的伤口并进行清洁换药以确保伤口愈合。作为医生,你还要关注士兵们的身体健康状况,确保他们进行锻炼、健康饮食。你了解一支征战中的部队需要怎样的膳食平衡,要保证谷物、奶酪、红酒、新鲜的蔬菜水果出现在菜单上。

怎样做得和罗马医生不一样

在很多方面罗马人的医学知识都领先于它的时代,不过他们也从希腊人那里借鉴了一些不科学的疗法,还自己创造了一些。有些疗法比如放血在整个历史上都十分常用,我们知道罗马人也会应用这一如今已被禁止的技术。

罗马的医学作家科尼利厄斯·塞瑟斯(Cornelius Celsus)记录和分析的一些传统希腊疗法会让现代的医生摇头不已。比如通过熏香的蒸汽浴让身体恢复活力或者使用蛇来去除恼人的脓肿,这不过是他千奇百怪的发现中的两个例子。其中最古怪的莫过于喝死去角斗士的血来治疗癫痫的食人仪式。

大多数罗马人相信所谓的瘴气理论,认为疾病是因恶劣的空气引起的,因为他们并不了解病原微生物理论。在营地的卫生条件提高之前,罗马的军营曾经疾病横行,严重影响了军团的作战能力。经验教训使得罗马人做出了改进,尽管他们并不完全理解这些改善为什么会有帮助。

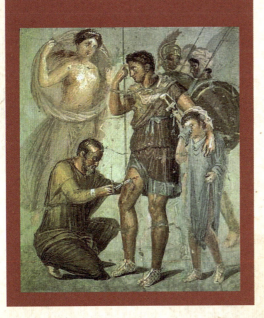

4 位著名的古代医生

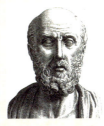

希波克拉底
约公元前 460—370 年
这位古希腊人了解战地医学经验的重要性,他说:"一个人要想精通外科就要走上战场。"

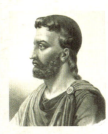

奥鲁斯·科尼利厄斯·塞瑟斯
公元前 25 年—公元 50 年
塞瑟斯是一本全面的医学手册的作者,他描述了许多诊疗方法,比如怎样截肢和使用止血带。

斯巴达的阿奇埃加瑟斯
(Archagathus)
公元前 3 世纪
公元前 219 年,阿奇埃加瑟斯将希腊医学引入了罗马。他擅长治疗各种战地创伤。

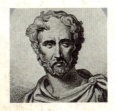

老普林尼
公元 23—79 年
普林尼不信任医生,对他们高昂的诊费颇有微词。他更倾向于传统医学。

一位药剂师的一天

与药剂师一起混合药剂、治疗患者。

伦敦，约1485—1714年

在英国各地城镇和乡村烟雾缭绕的小巷里，你会在药剂师的店铺里闻到奇特的气味；看到怪异的景象。平民和贵族都会来这里寻医问药，药剂师的学徒会把各种奇异的配料在巨大的炼药锅里搅拌混合。

达官贵人们都会寻找自己的药剂师，这个时期每一位国王和皇后都有被称为"甜点总管"（the serjeant of the confectionery）的私人药剂师。这个职位看起来前途无量，但实际上药剂师的工作远没有那么光鲜亮丽，还经常要面对巨大的风险。

观星

一位药剂师总是很早就起来观测星辰，以了解它们会如何影响接下来的一天中他所要治疗的疾病。据说星辰的排列会影响疾病的性质和严重程度，所以记录下特定星辰的位置对于患者的健康至关重要。

调制药剂

在药剂师的店铺里，一早的工作从调配药剂开始，这时经常会有不幸染上性病的贵族的订单。虽然这种疾病可以通过令人不适的操作来治愈——由理发师兼任的外科医生在敏感部位插入导管，但更多的绅士选择药物治疗。药剂师会把花园里的蜗牛、蚯蚓、金钱薄荷、洋茴香混合在一起做成药膏，派学徒送到贵族府上。

接受差遣

一位皇家信使到来，宣称药剂师必须立刻去觐见陛下。作为皇家御用的药剂师，他经常被要求去帮助陛下处理特殊的问题。尽管伴君如伴虎，但这种可怕的经历往往通过经济上的回报得以补偿。

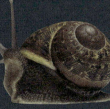

▲ 蜗牛只是用来治疗性病的原料之一

> 订单常常来自那些不幸
> 染上性病的贵族。

皇家访问

药剂师忧心忡忡地觐见了国王,不过这一次他心情愉快地离开了——陛下只是想咨询一处老伤流脓和疼痛的问题,而且他看起来心情很好。药剂师建议用药膏来排除脓液,用甜香的玫瑰水来祛除导致疼痛的不良体液。文艺复兴时期的人们认为黑胆汁、黄胆汁、黏液和血液是人体健康背后的关键。药剂师通常用这四种体液的平衡关系来诊断疾病。

定制服务

药剂师刚一离开皇宫就被一位皇家医师拦住了。陛下希望在今天下午进行一年两次的沐浴,他要求药剂师恰当地配置好香料。药剂师倒吸了一口凉气,祈祷陛下的好心情能够维持下去,然后转身离开,他需要收集最好的配料来完成这项任务。

购买配料

药剂师回到他的店铺所在的街上,开始为他的房产收取房租。就像许多同行一样,他用这笔收入来购买奇特的药品,这些药品很多来自中亚,价格高得离谱。由于他的下一位患者是皇室成员,所以药剂师不惜花费重金来购买最好的配料。

甜美的气味

回到宫殿,国王的腿已经导致了严重的疼痛,如今他心情十分恶劣了。药剂师劝说他在甜美的气味中沐浴,以调和导致他腿伤的不良体液。国王勉强同意了,滑进了由草药、麝香和一种被称为灵猫香的配料组成的浴汤的浴池里,这种配料来自非洲麝猫的分泌物。

员工

一整天过去,药剂师终于回到了自己的店里,却不得不立刻训斥他的一名学徒。这名学徒企图去别的地方寻找工作,尽管他已经跟药剂师签订了契约。如今他跪在药剂师面前乞求原谅,不过他的主人命令他离开店铺——药剂师不能容忍不忠诚的雇员。在经历这不愉快的一幕之后,他终于可以上床休息了。

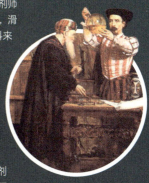

▲ 只有最好的配料才会留给皇室

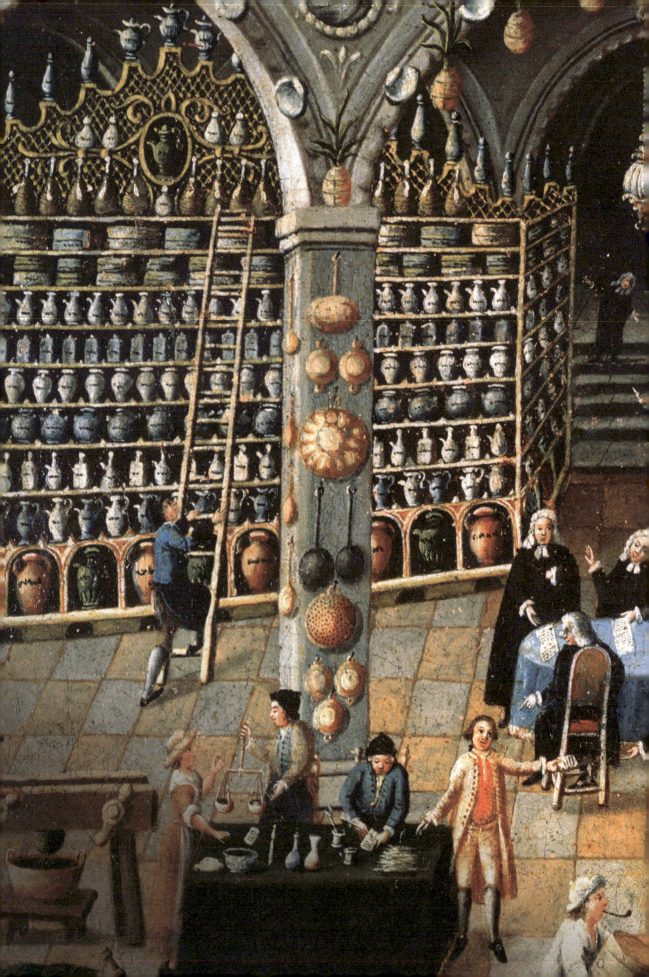

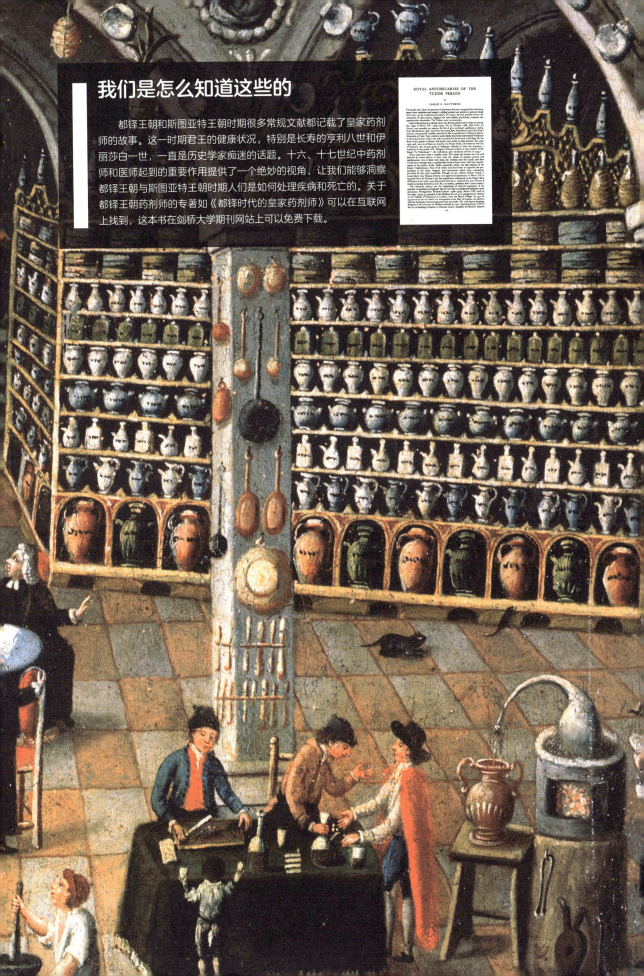

我们是怎么知道这些的

都铎王朝和斯图亚特王朝时期很多常规文献都记载了皇家药剂师的故事。这一时期君王的健康状况,特别是长寿的亨利八世和伊丽莎白一世,一直是历史学家痴迷的话题。十六、十七世纪中药剂师和医师起到的重要作用提供了一个绝妙的视角,让我们能够洞察都铎王朝与斯图亚特王朝时期人们是如何处理疾病和死亡的。关于都铎王朝药剂师的专著如《都铎时代的皇家药剂师》可以在互联网上找到,这本书在剑桥大学期刊网站上可以免费下载。

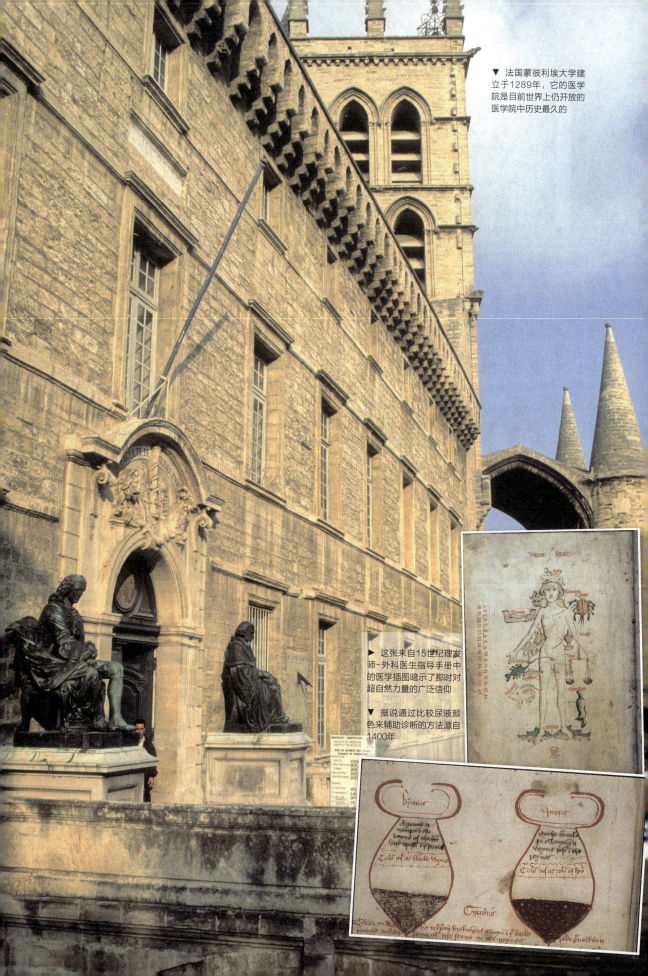

▼ 法国蒙彼利埃大学建立于1289年，它的医学院是目前世界上仍开放的医学院中历史最久的

▶ 这张来自15世纪理发师-外科医生指导手册中的医学插图暗示了那时对超自然力量的广泛信仰

▼ 据说通过比较尿液颜色来辅助诊断的方法源自1400年

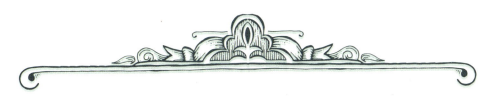

中世纪的医学

从黑暗时代到文艺复兴的1000年间，
对于疾病和创伤的诊断和治疗进展甚微。

中世纪通常被认为是人类进步陷入停滞的时期。"黑暗时代"这个名词，加上大众对黑死病的看法，以及灵感源自这个时代的文学作品中所描绘的中世纪生活，让人产生了这样一种印象：很多人生活在肮脏不堪的环境中，疾病肆虐，贫富差异巨大。无知和迷信也很普遍，在医学领域尤其如此，对那时医学的描述通常往好了说是原始，往坏了说则是野蛮。

历史记录确实提示在中世纪的早期（大约从公元5世纪晚期到9世纪）支配医疗实践的主要是迷信，与经典的希腊文献相比，宗教教义占了绝对的上风。然而，到了中世纪的晚期（从公元14世纪到16世纪），随着阿拉伯世界影响的扩大和欧洲第一所医学院的建立，关于疾病的理性观点

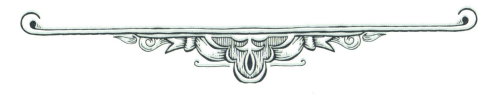

中世纪最常见的疾病包括痢疾、伤寒和霍乱。

和人体解剖学理论获得了越来越多的关注。

由于中世纪位于罗马帝国的衰落和文艺复兴的到来之间，因此给人以停滞不前的印象。罗马帝国崩溃之后出现了权力的真空，罗马天主教廷得以控制了帝国的全境。天主教的教义成了物质世界唯一合法的知识来源，包括医学也是如此。

在某种程度上，这样的局面抑制了医学的发展，神职人员会把疾病解释成上帝对罪人的惩罚，因此只有通过祈祷、告解和忏悔才能获得痊愈。饱受病痛折磨的人有时会把忏悔做得过于极端，用针刺或鞭打让自己承受更多的痛苦。显然这对治愈真正的躯体或精神疾病是无效的，不过却有可能缓解因负罪感而产生的焦虑。

具有讽刺意味的是，尽管天主教的教义认

黑暗时代的外科

今天的外科医生是备受尊敬的医疗专家,但在中世纪早期,与其他医疗从业者相比,外科医生却低人一等。中世纪的外科令人毛骨悚然,从任何重大的手术中存活的机会都微乎其微。

中世纪的外科技术受希波克拉底和盖伦等希腊医生著作的影响。手术通常在修道院进行,由僧侣们以曼德拉草根、鸦片之类的植物做配料制成麻醉剂。红酒被用作消毒剂,不过术后的感染率依然很高。手术通常是由自学成才的外科医生或理发师-外科医生进行的,接受手术的通常是在战场上受伤的士兵。

从11世纪开始,由于阿拉伯的文献被翻译成拉丁文,外科取得了进步。这提高了中世纪晚期外科医生的地位,不过他们依然在为自己的职业被学院派所认可而斗争。新兴的医学院校最初并不支持外科,这可能是因为天主教会禁止人体解剖。到了中世纪晚期,随着阿拉伯世界经验的传入和天主教禁令的放松,解剖学得以进步,于是外科医生迈出了通往今日地位的第一步。

> 因黑死病死亡的人数约占欧洲总人口的30%—60%。

为万物都是上帝的成果,但大部分医疗实践都是基于希腊哲学家恩培多克勒(Empedocles)的土、火、空气和水四种基本元素的理论。这一理论对应着四种体液(或称生命之液)的概念:黄胆汁、黏液、黑胆汁、血液,希波克拉底和盖伦使得这些概念流行起来。这一组概念之所以对天主教的权威有吸引力是因为它们早已根深蒂固,此外其中关于生命力的概念也类似于一个强大的独一无二的神的概念。

由于良好的健康被认为是保持四种体液平衡的结果,因此那时的医生自然认为可以通过操纵体液来治愈疾病。其中一种方式就是放血疗法,这是中世纪最常用的医疗操作之一。如果外科医生认为只需要去除体内少量血液,他们会使用水蛭。然而,如果是更严重的"失衡",可能就需要用刀片切开患者的血管,而这些刀片显然没有经过充分的消毒。因此,放血疗法治愈感染的可能与导致感染的风险一样大,特别是由于缝合伤口的技术是此后才发展起来的。

放血疗法通常是由理发师-外科医生来执行的,正如这个名字所提示的那样,他们同时擅长理发和切开血肉。由于他们善于使用锋利的刀具,因此在欧洲获得了行医的资格,他们可能会被叫去修道院或战场上进行手术。在最严重的病例中,外科医生可能不得不进行截肢。然而由于没有强效的麻醉剂和消毒手段,这种手术通常不会有好结果。

在中世纪,另一种对治疗至关重要的体液是尿液,尽管它主要是用于诊断而不是治疗。医生的医疗包里会有把尿液标本的颜色和不同疾病对应起来的表格。对照标本和这些表格有可能会成为诊断和治疗的依据。医生都会接受训练来应用这种广为流传的诊断方法,他们还

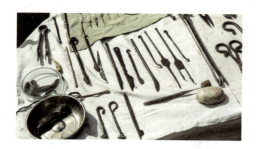

▲ 中世纪的外科器械看起来更像虐待狂行刑者的玩具而不是救死扶伤的外科医生的工具

▼ 意大利萨勒诺的萨勒诺医学院是欧洲第一所医学院,那里同时教授欧洲和阿拉伯的医学理论

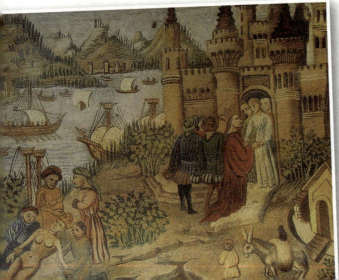

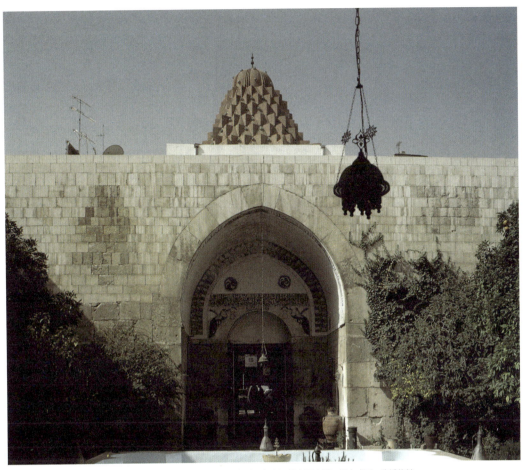

▲ 努尔丁伊斯兰医院（The Nural-Din Bimaristan），1153年建于叙利亚的大马士革，如今成了一座博物馆

会学习其他一些观察患者外在生命体征的方法，比如观察患者的呼吸。

在一个受宗教支配的社会中，另一件颇具讽刺意味的事实是，中世纪的疾病治疗非常依赖于占星术。天主教廷对此非常不满，因为这意味着除了上帝还有另一种力量影响着整个宇宙。然而，在中世纪，基于四种元素的理论，月亮和行星的排列被认为会影响人类的健康。因此，进行诸如放血疗法之类的治疗的恰当时机也要参照占星图。

> **由于他们善于使用锋利的刀具，因此在欧洲获得了行医的资格，他们可能会被叫去修道院或战场上进行手术。**

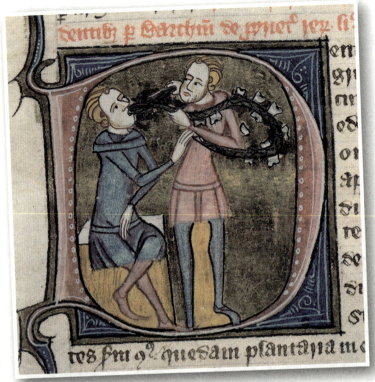

▲ 中世纪的牙科没有侵入性外科那么危险，但是由于没有麻醉技术，其过程可能十分痛苦

其他在中世纪应用的希腊医学原理包括药效形象说。这一学说的基础是假设躯体疾病可以用形状和受累器官类似的植物来治疗。从业者们可能会利用有限的解剖知识，这些知识是盖伦和其他人通过人体解剖获得的。即便如此，药效形象说还需要对哪些植物类似于哪个身体器官进行主观解释，因此很可能对缓解大多数病痛都没有什么效果。

除了在药效形象说中的作用之外，那些被认为具有药理特性的植物还会在修道院中用于治疗疾病。作为修道士的职责之一，僧侣们除了祈求上帝治愈疾病以外，也会照看花园，对草药和香料进行试验。因此，修道院实际上是中世纪的医院，饱受病痛折磨的人在这里不仅可以得到救赎，也能获得尘世间的治愈。对于那些被认为可以通过气味和蒸汽来治疗的病例，也会使用鲜花和植物具有香气的部分。

僧侣们会在图书馆里查阅历史文献，那时的医疗更注重实践而不是信仰。然而除此之外，内科和外科医生就很少有什么途径可以获得医学和人体知识了，直到中世纪进行过半，第一所真正的医学院建立之后这种情况才得以改善。作为欧洲第一所医学院，萨勒诺医学院成立于公元9世纪，其课程兼顾了古希腊和伊斯兰世界的著作。1231年，神圣罗马帝国皇帝腓特烈二世（FrederickII）批准其授予医学学位，这家医学院一直到19世纪都在运行。此后在13世纪法国的蒙彼利埃大学也开设了医学专业，至今仍有学生在那里接受训练。

作为那个时代的产物，这些机构最初并不教授以科学为基础的医学，也不进行相关研究。如果他们这样做了，本应在控制黑死病肆虐中起到作用，这种疾病在14世纪中期造成欧亚大规模的人口死亡。虽然这种启示录般的传染病不是欧洲流行的唯一一种瘟疫，但很可能是最严重的一种，造成了整个大陆约60%的人口死亡。导致鼠疫的细菌是随着中东的贸易船队在墨西拿（Messina）港登陆的。据说第一艘携带感染船员的商船入港的时候，大部分船员都已经死了。人们还没有来得及把这艘船送回大海，疾病就已经跳船登陆了。

尽管黑死病的传播被归罪于老鼠和跳蚤，但它也可以通过密切接触或呼吸道传播，早期的咳嗽和喷嚏症状类似于流感或普通感冒。因此疾病了医学的发展。一些阿拉伯国家已经在解剖学上取得了巨大的进展。随着越来越多的发现被翻译成拉丁文，欧洲的学者越来越容易获得这些知识。他们把这些新的信息与重新被发现的古希腊文献，还有近期的人体解剖试验结果融汇在一起。这些发现使人们相信在疾病的诊断和治疗中实践胜于宗教，也为中世纪的医学最终走向科学革命之路指明了方向。

黑死病

黑死病也被称为鼠疫，是由鼠疫耶尔森菌感染所致。它可以通过空气在人间传播，也可以由叮咬了感染老鼠的跳蚤传播。老鼠在城镇和乡村都很常见，也很容易藏匿在商船上从而把疾病从中亚带到欧洲，历史学家们相信14世纪晚期的黑死病流行就是这样开始的。

尽管黑死病经常被称为腺鼠疫，但感染也可以表现为肺鼠疫和败血症性鼠疫。然而无论患者感染了哪种类型的鼠疫，其最终的结局往往都是痛苦地死亡，在此之前还要经历大面积的皮肤疔痈、器官衰减和出血。

由于中世纪的医生对病原微生物一无所知，他们把鼠疫的传播归结为非生物学的原因，比如鬼魂或上帝的愤怒。与之相应的治疗方法比如草药熏香、自我鞭笞或是切开疔痈都是无效的。只有当人口密度大幅度降低之后，疾病的传播才开始减缓，大多数记载表明黑死病流行结束于1350年代早期，虽然此后仍有小规模的鼠疫暴发。

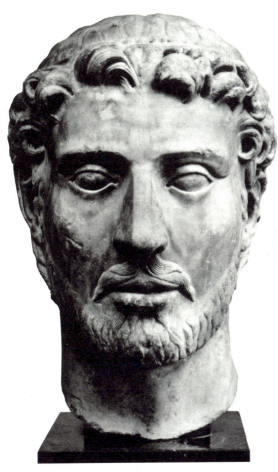
▲ 神圣罗马帝国的皇帝腓特烈二世帮助中世纪欧洲的内科和外科医生获得了更高的社会和学术地位

很容易在许多普通人居住的拥挤而卫生状况不佳的社区中传播。

中世纪的医疗技术十分原始，因此医疗机构无力预防鼠疫的传播，不过到了中世纪晚期，这种情况与几个世纪之前相比得到了巨大的改观。由于那些如今我们知道是错误的理论在那时依然盛行，黑暗时代并没有什么有效的治疗方法浮现。然而医学院的建立代表了将医学变成一门学科的最初尝试，也代表了对天主教廷左右医疗实践的挑战。

来自伊斯兰国家的医学知识伴随着人口迁徙、贸易和十字军东征传播到欧洲，进一步推动

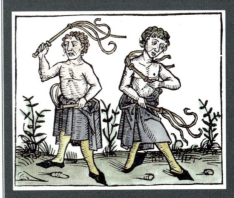
▲ 一群虔诚的天主教徒在大街上鞭打自己以平息上帝的愤怒，他们认为这是黑死病的原因

瘟疫医生的一天

一位中世纪的瘟疫医生与死亡的阴魂进行无望的斗争。

欧洲，中世纪

在历史上，没有什么比出生在黑死病高峰期的欧洲更糟糕的了。鼠疫席卷了整个大陆，造成了7500万到2亿人的死亡。一座座城市被毁灭，而医生们面对鼠疫残忍而致命的症状束手无策。这使得大多数受过训练的医生选择了逃跑，为瘟疫医生清空了道路——他们通常是一些想要扬名立万的二流或年轻医生。尽管他们的治疗往往弊大于利，但穿着长袍戴着鸟嘴面具的医生形象还是成了那个混乱时代的黑暗象征。

穿戴整齐

瘟疫医生最使人过目不忘的就是他们的装束。这套行头把穿戴者从头到脚趾都罩住了，没有一寸皮肤会暴露在外。瘟疫医生会穿上涂了蜡的长袍、戴着皮革手套和有玻璃眼窗的面具。有些人的面具上还会有一个鸟嘴型的喙，里面充满了芳香材料比如草药、干花或香料，人们相信这可以保护穿戴者不受鼠疫引起的恶臭影响。

检查患者

瘟疫医生有责任检查那些可能感染鼠疫的患者。症状包括腹股沟、颈部和腋窝肿大、流脓的淋巴结、发热和呕血。为了避免在检查时和患者发生接触，瘟疫医生会使用木杖，木杖也可以用于把那些靠得太近的绝望患者推开。

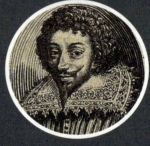

▲ 这套装束是由查尔斯·德·洛姆（Charles de Lorme）设计的，他是亨利四世、路易八世和路易十四三位法国皇帝的御用医生

给予治疗

并不是所有感染了鼠疫的患者都会死亡，所以人们迫切地想要找到神奇的"治愈方法"。瘟疫医生尝试了许多奇特而有害的疗法，比如把水蛭放在肿大的淋巴结上，或者给患者幸运符。其中一种可能加速死亡的治疗方法是给患者涂上水银并将其放进烤箱烘烤。

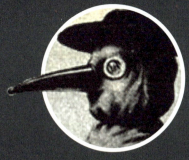
◀ 鸟嘴形的医生面具如今成了威尼斯狂欢节中佩戴的一种独特面具

提供额外的治疗

  鼠疫可能会感染任何人——无论贫富，有些腐败的瘟疫医生迫不及待地想要利用这一点。有些家庭为了治愈自己所爱的人不惜尝试任何疗法，而那些行为不端的医生就会以高价出售他们的"治愈方法"。这其中之一便是"瘟疫药水"，其成分包括青蛙腿和独角兽角磨成的粉末。

文书工作

  和今天的医生一样，瘟疫医生大部分时间都花在文书工作上了。他们受雇于城镇的公共服务系统，因此医生的主要职责是记录因为鼠疫死亡的人数。他们还会被叫去见证遗嘱的签署，不仅是为那些垂死的人，也包括那些已经去世的患者。

进行尸体解剖

  中世纪欧洲的人们如此迫切地想要摆脱这种毁灭性的瘟疫，以至他们可以不顾尸体解剖的禁令。瘟疫医生被允许对鼠疫患者进行尸解。人们希望这能够有助于医生发现死亡的确切原因，并找到治愈的方法。

领薪水

  瘟疫医生是由城市政府雇用的，因此也从政府那里领薪水。在瘟疫暴发的时候缺少合格的医生，因此瘟疫医生的薪水通常虚高。举例来说，当奥尔维耶托市雇用马修·安杰洛（Matteo fu Angelo）时，他们付给他的薪水比普通医生高4倍。尽管如此，一些瘟疫医生还是会偷偷地为了特殊治疗额外收取患者费用。

染上鼠疫

  由于和鼠疫患者密切接触，"鸟嘴医生"经常要接受隔离，在一段时间内不能和普通人群接触。举例来说，那个时代有些医生要隔离40天之久。而这是有充分理由的——毫不奇怪，大部分瘟疫医生会从他们的患者那里染上鼠疫并很快丢掉性命。在威尼斯的瘟疫暴发中，市政府雇用了18位瘟疫医生，不到一年就只剩下了一位。

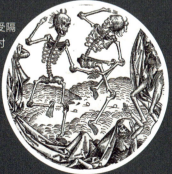
▲ 1665年，仅在伦敦，鼠疫就夺去了超过10万人的生命

·49·

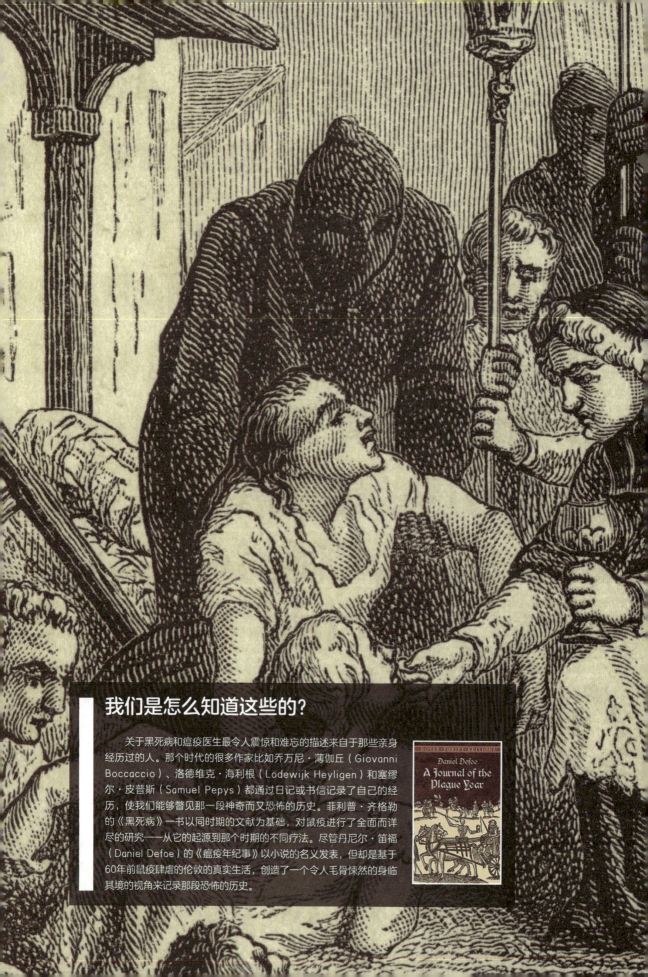

我们是怎么知道这些的？

关于黑死病和瘟疫医生最令人震惊和难忘的描述来自于那些亲身经历过的人。那个时代的很多作家比如乔万尼·薄伽丘（Giovanni Boccaccio）、洛德维克·海利根（Lodewijk Heyligen）和塞缪尔·皮普斯（Samuel Pepys）都通过日记或书信记录了自己的经历，使我们能够瞥见那一段神奇而又恐怖的历史。菲利普·齐格勒的《黑死病》一书以同时期的文献为基础，对鼠疫进行了全面而详尽的研究——从它的起源到那个时期的不同疗法。尽管丹尼尔·笛福（Daniel Defoe）的《瘟疫年纪事》以小说的名义发表，但却是基于60年前鼠疫肆虐的伦敦的真实生活，创造了一个令人毛骨悚然的身临其境的视角来记录那段恐怖的历史。

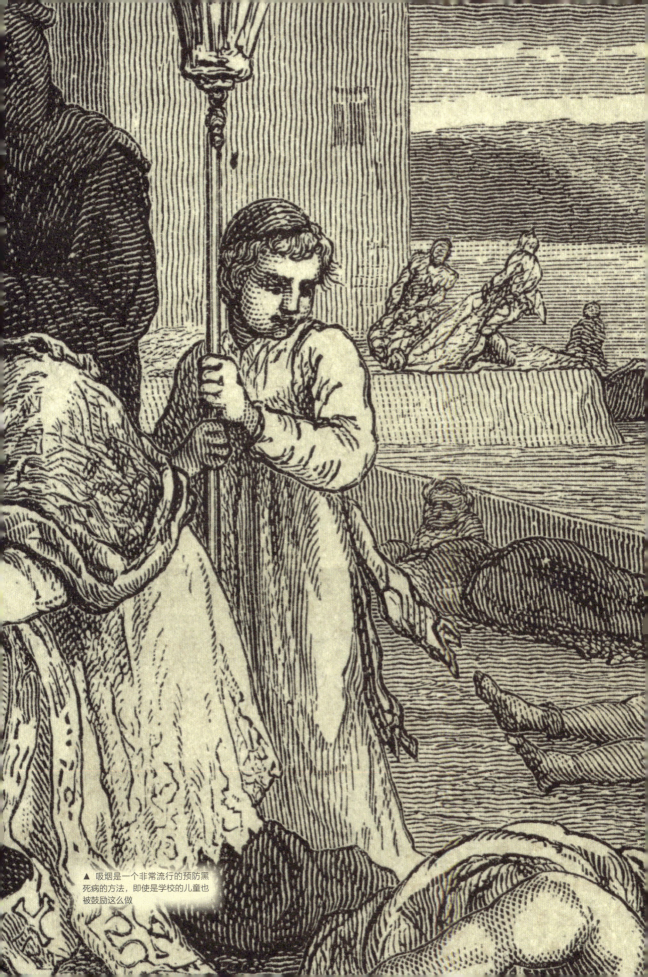

▲ 吸烟是一个非常流行的预防黑死病的方法,即使是学校的儿童也被鼓励这么做

怎样治疗黑死病

像中世纪医生一样对抗大瘟疫。

英格兰,1300年代

1348年黑死病登陆英格兰的时候,一路上留下了满目疮痍。欧洲大陆上超过100万的患者已经被夺去了生命,随着疾病继续在大陆上肆虐,它还将夺取几百万人的生命。

大瘟疫暴发的原因是一个谜,而医生们竭尽全力想要找到治愈的方法,于是一些稀奇古怪的方法就出现了。在这份简要的指南里,你会知道中世纪的医生是怎样治疗黑死病的。当然患者能不能活着讲述自己的故事就是另一回事了。

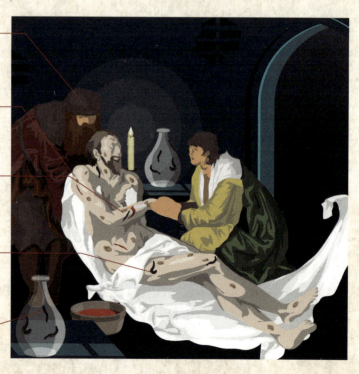

医生现身
瘟疫医生也许看起来很牛,但其实他们对大瘟疫束手无策。

会见患者
黑死病患者饱受病痛的折磨,还要面对戴着鸟嘴面具的医生和叵测的未来。

切开患者
使用锋利的刀片切开肘内测患者最疼痛部位的静脉。

使用水蛭
把水蛭放在伤口上,如果感染已经很严重,就需要切开更多的静脉放置更多的水蛭。

移除水蛭
当水蛭吸足了血膨胀起来之后就会脱落,把它们装回罐子里,然后包扎伤口。

你需要的是……

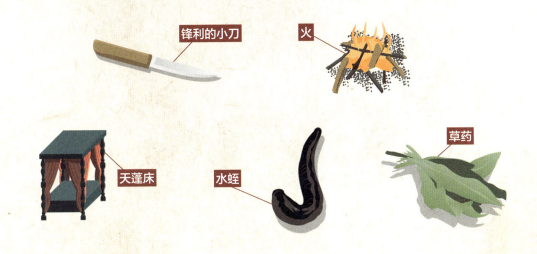

锋利的小刀　　火　　天蓬床　　水蛭　　草药

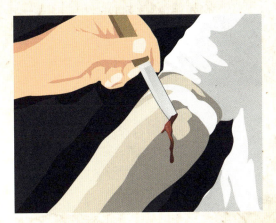

01 放血的时机
哪怕患者只是表现出最轻微的鼠疫症状，也没有时间可以浪费。询问他哪一侧肢体更疼痛，让外科医生切开那一侧手臂的静脉，或者更好的办法是直接把水蛭放在疼痛的区域。
对患者进行放血治疗直到疼痛缓解。

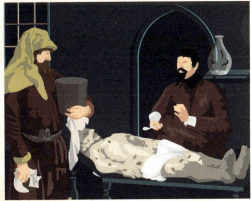

02 服用药物
有各种各样被称为瘟疫药水的天然药剂用于治疗黑死病，当地的医生会知道哪一种适合你的患者。把当归、杜松、无花果、番红花和醋混合在一起配制成你自己的瘟疫药水。加上一点儿肉豆蔻来调味，让患者趁热喝下去——能够让患者通过出汗排出瘟疫。

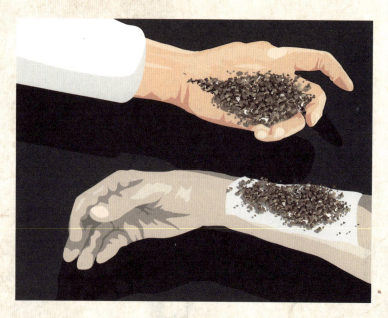

03 拔除疖痈
随着鼠疫的发作,揭示病情的疖痈开始显现,通常出现在腹股沟和腋窝。这些必须立刻清除。使用百合根、酒糟和棉葵制成热膏剂,敷在疖痈表面使之发胀,然后穿刺脓肿以引流毒素。

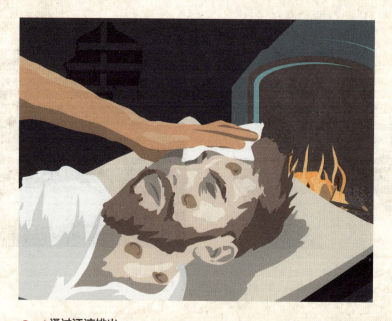

04 通过汗液排出
如果你的患者还能活动,鼓励他坐在两团火之间;如果他已经卧床不起,用充满热水的瓶子围绕着他。患者应该至少保证出汗3小时,如果能够维持更长时间则更佳,因为这有助于将病菌排出体外。然后擦干他的身体,给他穿上暖和的衣物,让他躺回床上。

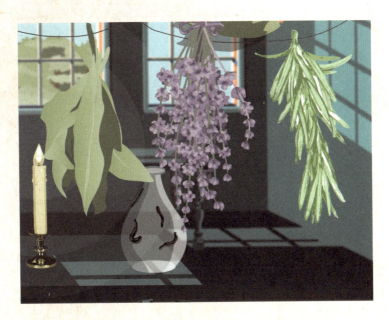

05 烟熏不良的空气
在患者休息的时候,正是通过熏香消除瘴气的绝佳时间。清洁空气有助于驱散鼠疫并治疗那些已经患病的人。把迷迭香、鼠尾草和薰衣草挂在房子里,尤其是在病房里。你可以通过在患者旁边放上一碗热醋来增强熏香的效力,让蒸汽祛除空气中的病菌。

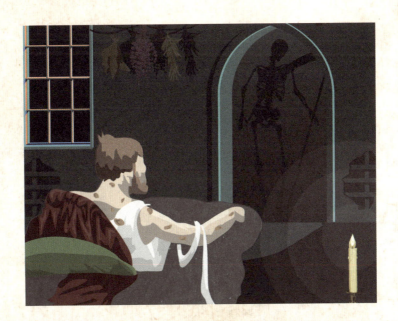

06 不断重复
重复这些治疗手段,不时地给患者提供一些简单的食物,比如鸡肉或小牛肉,让患者就着淡啤酒咽下食物。患者很快就会走上康复之路,或者,不幸地逐渐恶化。如果你的努力没有成功,不要过于失望——上百万患者已经死于黑死病。

都铎医学的传说

在都铎时代的英国,给你理发的人可能也会为你治疗牙痛、手指坏疽和大量失血——他就是理发师-外科医生。

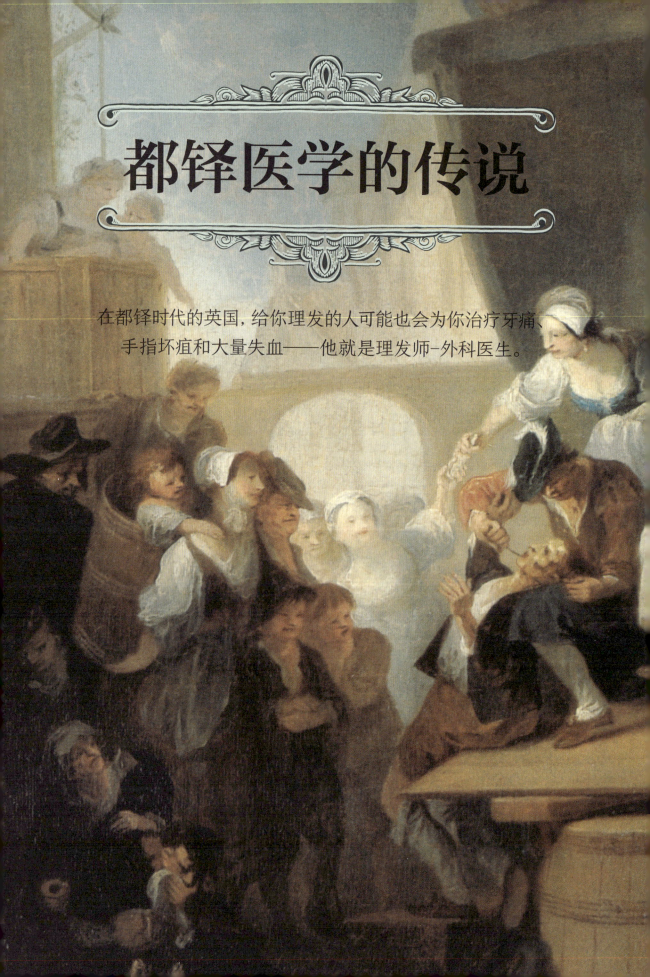

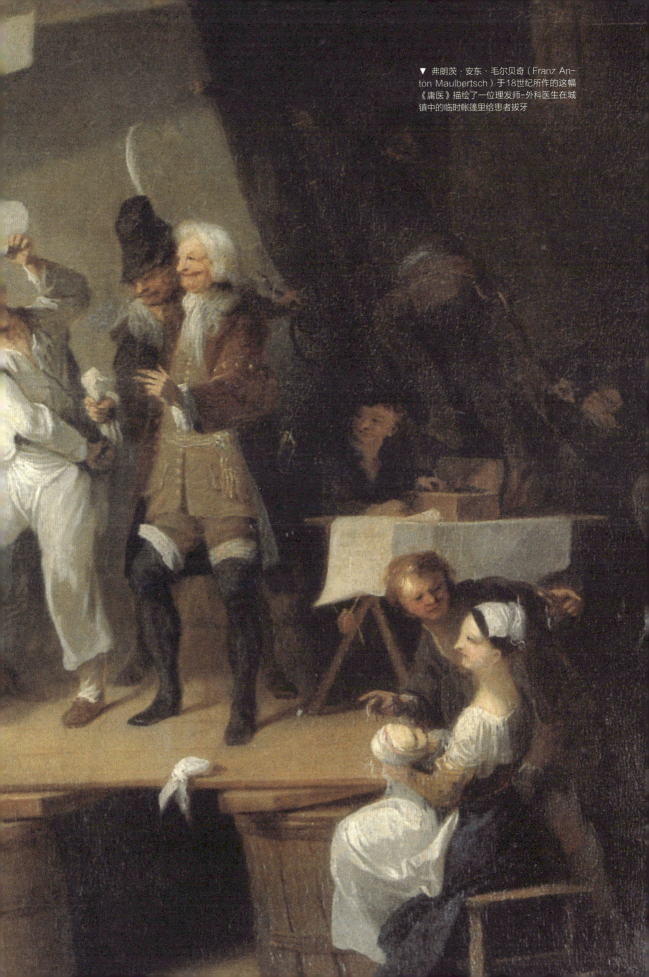

▼ 弗朗茨·安东·毛尔贝奇（Franz Anton Maulbertsch）于18世纪所作的这幅《庸医》描绘了一位理发师-外科医生在城镇中的临时帐篷里给患者拔牙

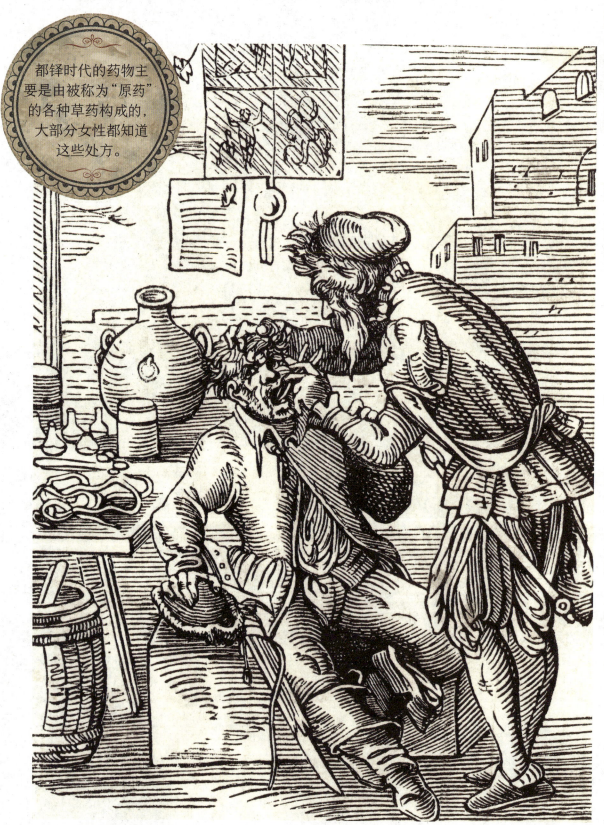

> 都铎时代的药物主要是由被称为"原药"的各种草药构成的,大部分女性都知道这些处方。

▲ 理发师-外科医生施行放血术、修剪头发、拔出牙齿,除此之外,他们还能做其他很多事情

在都铎时代的英国，人们的预期寿命大约是35岁，有1/3—1/2的人没有活到16岁就死去了。生命很可能是短暂而残酷的，尤其是那些出生在无财无势的家庭中的人，不过如果他们侥幸活到了十七八岁，那么他们就有很大的机会能够度过自己50岁甚至是60岁的生日。和今天一样，都铎时代有些英国人甚至能活到七八十岁。然而对于大多数人来说，除非他们知道如何有效地战斗，否则在面对自己几乎一无所知的疾病时都会败下阵来。

一直到詹姆斯·斯图尔特（James Stewart）登上王位，结束了都铎王朝，威廉·哈维（William Harvey）关于血液在人体的封闭系统内循环的理论才在医学界站稳了脚跟，阿塔纳修斯·基歇尔（Athanasius Kircher）才开始用显微镜研究疾病，罗伯特·胡克才发现了细胞，让安东尼·范·列文虎克得以发现了细菌。而在此之前的都铎王朝时代，医学科学的革命才刚刚起步，大部分人还相信"你的星座、你是不是遵从诗歌里的建议以及你尿液的成分"是真正有效的诊断方法。那时候的卫生状况也非常差。

那些由木材和泥灰篱笆筑成的墙壁在城镇和乡村的道路两旁彼此挤压在一起，构成了街道上方的穹顶，裹住了街上弥漫的恶臭。市民们把夜壶里的污水倒进开放的下水道里，污水带着废弃腐烂的垃圾一起流进蚊虫、跳蚤和老鼠滋生的沟渠。约翰·斯诺直到1813年才出生，他对伦敦宽街暴发的霍乱流行进行了开创性的研究，发表了疾病是通过水泵传播的结论，在此之前，没有人知道那些具有感染性的废水会渗透、污染水井，造成热点区域周边的平民百姓感染，如同施加了诅咒一般。不幸的是，都铎王朝时期的英国忽视个人卫生的意义——很多人相信洗澡是有害的，会让毛孔打开暴露于可能致病的瘴气（不良的空气）之中——人们更愿意听从那些博学的内科医生、智妇和技艺庞杂的外科医生的建议。

亨利八世和那些付得起诊费的人更喜欢内科医生，他们都是学院

亨利的殒落

在统治英国期间，亨利八世展现出了两种截然不同的个性——在早期，他是一位身材健美、气宇轩昂、充满魅力的小伙子，有着英俊的面容和匀称的体型；而到了晚年，他变得脾气暴躁，大腹便便。在格林威治宫的大厅里，人们纷纷传言他如何残忍而可怕。据说晚年的他臭气熏天，隔着三个房间就能闻到他的到来。

历史学家们相信，亨利性格的转变和他的健康状况是有联系的。在年轻的时候，他的健康状况极佳，因精通各种运动项目而闻名，这其中包括摔跤、网球和马上长枪比武。然而，他可能在23岁的时候染上了天花，可以肯定的是他在20多岁的时候患上了疟疾，此后腿部的溃疡进一步加重了他的病痛。有关他腿部溃疡的记录最早出现在1527年亨利36岁的时候——当时他刚刚从打网球造成的左脚损伤中康复，那次损伤使他的脚严重水肿，不得不单独穿上一只宽松的天鹅绒拖鞋。在余生中，亨利一直受"腿痛"的折磨。

在44岁的时候，他在长枪比武时遭受了严重的意外，被摔在地上，还被披挂着铠甲的马踩在身上。他有两个小时"无法说话"（失去意识），腿上其中一处溃疡又撕裂开了。这处溃疡使得亨利在余生中都受到慢性疼痛的折磨，而医生们坚持让那处伤口敞开以引流过量的体液——在缝合皮肤时在伤口里塞入金球以维持伤口敞开引流。由于无法进行锻炼又饱受疼痛折磨，亨利的腰围像吹气球一样增加，脾气也变得越来越恶劣。历史学家们注意到从那次意外之后他开始陷入一次次结婚又离婚的循环，并下令处决了很多人，等到12年后他去世的时候，他腿上的感染已经非常严重，他只能坐在椅子上被人搬来搬去了。

> 占星术在都铎医学中占有很高的地位，许多医生会根据患者的星座来决定治疗的方法。

派的绅士，价格不菲。亨利本人对医学非常感兴趣，他在1518年创立了皇家内科医师学会，在1540年合并了理发师公会和外科医生协会，在他统治时期，还通过了国会的一系列法案，建立了医学从业者获得执业资质的规范。这些法规在接下来的三个世纪都没有被改动过。他甚至在约翰之前很久就洞察到了疾病传播的规律，在鼠疫流行的后期，他实施了隔离的政策，采取了一系列基础消毒措施，并试图改善污水排放和水源供给。不过他总是相信自己的内科医生和他们的直觉，尽管他们的想法通常是错的——毕竟他们才是专家。

可以"治愈"天花的一种方法是把红色的窗帘挂在患者的房间。人们认为红光是一种治疗手段。

随着黑死病在14世纪传入欧洲，并在之后的数年里反复发生全球大流行，一种全新类型的医生——瘟疫医生诞生了。瘟疫医生进入患者的房间时，会穿着从头裹到脚的厚重长袍，腰上挂着的小袋子里发出草药和精油的辛辣气味以及丁香、樟脑、鸦片酊和佛手柑的甜香，以保护他们不受瘴气的侵害，脖子和腰上还挂着抵御疾病的护身符。他们总是带着手套、拿着手杖，这样在检查患者的时候就不用接触他们了，他们头上戴着有鸟喙样突起的面具，透过面具上的玻璃镜片看东西，鸟喙里填充着气味浓烈的芳香剂，起到空气过滤器的作用。尽管他们并不知道原理，但其中一些预防措施是有效的，使得瘟疫医生免于死亡。

不过，大多数医生的着装都没有这么激进，经过七年的学习之后——通常是在海外那所受人尊敬的萨勒诺医学院——他们都穿着刻板的制服，带着星象图好根据星座来决定哪些药物或手术切口应该避免。他们会在脑海中回想《萨勒尼塔纳健康守则》（the Regimen Sanitatis Salernitanum）并引用其中的诗句，这是一本古代的诗集，用韵文写出了各种医学建议，在当时是一本权威的教科书，由于朗朗上口便于记忆而获得了巨大的影响，书中圣贤给出了类似这样的建议：

关于猪肉

猪肉远远比不上羊肉，

配不上桶装的红酒，

可是吃它一定要配上红酒，然后快嚼：

它既是美食也是良药。

还有更多类似的诗句：

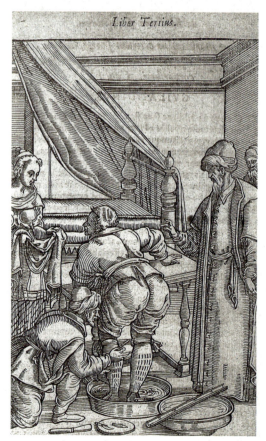
▲ 一名男子正在接受放血治疗

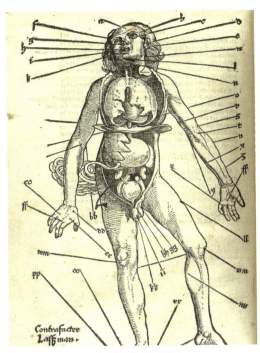

▲ 这张图显示了在什么部位切开进行放血治疗

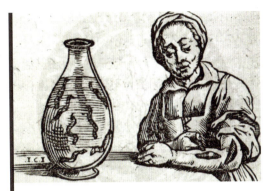

一位理发师—外科医生的日记

日出后1小时

刚刚开张，这个可怜的家伙就来砸门，他牙痛得难以忍受。看起来牙虫已经深深地钻进了牙洞里，用丁香没法把它们赶出去了，因此不得不拔掉这颗牙。当他看到老虎钳的时候手里的威士忌差点儿洒出来。

上午

为一名感觉不适的绅士进行了尿液诊断。尿液太冷、泡沫太多，说明是过量的黏液导致了感冒。建议他去街尾那位女士的店里买一些上好的由肉桂、生姜和芥末做成的饼干，再吃一些煮熟的苹果来对抗感染。

中午

下到沼泽地找收割芦苇的茅屋匠买了一些水蛭。另外还从药剂师的店铺买了一些威士忌、绷带、狐狸油、干蟾蜍和墨角兰。屠夫的驴皮和猪皮还是要价太高，我似乎还是找不到一个像样的铁匠来打造我的下一套刀具。

下午

截肢术进行得很顺利——只用了9分多钟就切断并结扎了50多根动静脉，我想这是我个人最佳纪录。不过患者叫得很惨烈，烧灼后的伤口也是一团糟。幸好我还有这些水蛭——我祈祷他最后不至于要用到蛆虫治疗。

黄昏

早起的商人们在回家的路上顺便来理发。我下次一定要记得把所有放血用的碗都倒空。让一位顾客胡子修了一半的时候等着我去给另一位顾客倒空盛满了血的碗，有一点儿不够职业。

深夜

结束了一天的营业，扫净头发、擦净血迹。大部分头发都可以留下来制作高档的假发。我明天一定要记得把所有放血用的碗都倒空。

关于人体内的四种体液

黑胆汁、血液、黏液和黄胆汁，

这四种体液构成了人体。

每一种体液都与一种元素类比，

胆汁就像火焰，血液如同空气，黏液寒冷湿润如水。

血液潮湿温暖，不可或缺如空气；

黄胆汁燃烧如火，无论流到哪里；

黑胆汁干燥寒冷，如同坚实大地。

这基本上就是都铎时代英国医学思想的核心，这些思想都可以追溯到古希腊学者盖伦身上。他是那个时代医学知识的集大成者，他汇集了自己所学口述给抄写员整理成书。盖伦是如此多产，虽然他的大部分作品都遗失了，可剩下的著作依然占到流传至今的古希腊文献的一半。在西罗马帝国崩溃之后的一段时间里，盖伦的理论失传了，因为在罗马帝国时代盖伦的作品没有被翻译成拉丁文，因此对西方人来说变得晦涩难懂。不过其中一些著作流传到了东方,在那里保存了下来,之后又被欧洲重新发现,从那时起,盖伦的诸如四种体液支配了健康的理论就被当成了科学真理。

四种体液——血液、黏液、黑胆汁和黄胆汁与四种元素、四季以及你的人格和生理特征紧密相连。举例来说,热情的多血质的人,通常被认为会脸颊通红、活力充沛,也许有点儿过于欢闹,但总得来说讨人喜欢。而抑郁质的人,被土元素和黑胆汁所支配,往往消瘦、多病、内向。黏液质的人愚蠢而胆汁质的人充满野心。最重要的是保持四种体液在体内的平衡——许多治疗的基础就是排出任何一种过量的体液,无论是通过泻药还是水蛭。于是医生们根据患者的星座、月相、星辰的位置,再加上更有帮助的观察症状的体格检查(谢天谢地),以及《健康守则》里的

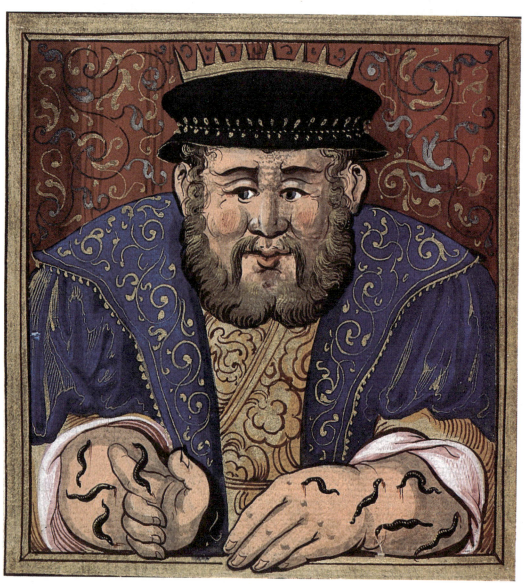

▲ 这幅画来自一个故事的手稿,讲述超重的国王试图通过水蛭来吸出多余的脂肪

建议，就可以做出诊断，并推荐各种灵丹妙药和治疗方法来缓解病痛，或者在必要时采取更直接的手术疗法。

举例来说，瘟疫医生会穿刺感染的腹股沟淋巴结，而内科医生更喜欢通过放血排出过量的血液或者在偏头痛患者头上钻孔。不过，从很多方面来看，在都铎时代的英国看医生和今天有点儿类似——医生会给患者开一系列处方，然后让他们去当地的药房。

在那个时代，药房就是药剂师的店铺。这些店铺同时为富人和穷人服务，就像是包含了各种家庭自制药剂和当地药材的百货市场，甚至还有国外进口的原料。药剂师的店铺归食品杂货商公会管理，所以店里除了草药和补剂以外，总有一盒盒的甜点和香水。他们会用自己的花园来补充库存。这些花园草药的需求量也很大——都铎时代的人们用小茴香帮助消化、用蒲公英治疗疖子、用甘草治疗肺部疾病、用苦艾治疗胃痛、用洋葱和大蒜做成药膏敷在伤口上；他们用鼠尾草、薰衣草、玫瑰和月桂来治疗头痛；用烟草汁来治愈头虱。医生或智妇会开出各种各样的处方，而患者们会去药剂师的店铺里取药。

如果一位患者发现自己需要拔牙或者接受更复杂的手术，就要沿着街道走，直到看到理发师的招牌柱，红白相间的螺旋条纹象征着理发师–外科医生染血的绷带。他们是熟练的刀具使用者，用刀刃进行医疗服务，在早晨施行截肢术，擦拭刀具之后，下午又给顾客修剪胡须。他们通常从尿液诊断入手，通过尿液标本的气味和味道来判断其中体液的构成，然后把尿液标本的颜色与图表相对照。当时非常常用的一种治疗方式是放血，其依据可以追溯至盖伦的理论。从坏脾气到发热，很多问题都可以归结为体内的血液过多，理发师–外科医生和内科医生都有一系列的工具来放血。他们会使用放血器（Scarifactor）在患者的腿后侧进行一系列细小的切开，并用特制的放血碗收集过量的血液，有时这些碗上标有以盎司为单位的刻度，他们也会使用手术刀、水蛭或放血刀来平衡体液。

然而在整个都铎时代都不断地有新的思想出现，并且它们永远改变了每个人对健康、人体和医学的认识。举例来说，1546年，吉罗拉莫·弗拉卡斯托罗（Girolamo Fracastoro）发表了名为《论传染病》的著作，提出疾病和感染实际上是通过"疾病的种子"来传播的。

有一位名叫德奥弗拉斯特·冯·霍恩海姆（Theophrastus von Hohenheim）的人称自己为帕拉塞尔苏斯（Paracelsus），这是为了和古罗马的作家凯尔苏斯（Celsus）相对应，尽管他的著作《医学论》和基督一样古老，但却在1478年才出版，一问世就成为医学教科书的典范。帕拉塞尔苏斯——超越凯尔苏斯——接受过炼金术的训练，他对这种过时的思维方式提出

> 安德雷亚斯·维萨里在1543年捐赠了一副骨骼标本给巴塞尔大学，这副标本至今仍在那里展示。

医生们施行静脉切开术来引流过量的血液，用钻头在偏头痛患者的头上钻孔。

了挑战，他将化学物质和金属引入了医药领域，比如使用水银来治疗梅毒。他被认为是毒理学的奠基人，他拒绝接受任何没有观察作为基础的教条。

另一位不肯接受一千年前演说家教义的人是安德雷亚斯·维萨里，他是那个时代最伟大的外科医生之一（尽管他是一名医生而不是理发师）。亨利八世除了建立了伦敦的理发师和外科医生协会以外，还在1540年宣布人体解剖合法。这意味着像维萨里这样的医生终于可以进行尸体解剖了，解剖通常在一个大型的剧院进行，学生们可以在一旁观看，从而更好地理解人体是如何运转的。

医生们遵从盖伦的教诲进行解剖，结果却发现了盖伦的错误，因为在盖伦的时代人体解剖同样是非法的，他的理论是以猪的身体为依据的。于是维萨里基于自己的观察发表了划时代的著作《人体的构造》，其中包括很多非常精确的人体解剖图——由于人体解剖的合法化以及可以大量印刷的能够展现细节的木刻插画的出现，人们得以见到这些此前从未见过的解剖结构。为了再现尸体解剖的体验，维萨里设计了可以翻开的活页，可以一层一层地展示肌肉和骨骼、静脉和动脉、器官的位置和大脑内部的结构。《人体的构造》这本著作为都铎时代医生带来的启示是难以估量的，澄清了盖伦关于体液和瘴气的晦涩理论。

英国的都铎时代是医学大发现的时代，是一场变革的开始，随之而来的将是卫生学、化学药物和微生物学的发展。尽管那些只把注意力集中在理发师-外科医生和瘟疫医生鸟喙面具上面的人会认为这是一个蛮荒的时代，但这也是一个观念转换的时代，很快将迎来现代医学的开端，不久之后，在医生的照料之下，人们就能享受我们今天所拥有的舒适生活和生存机会。

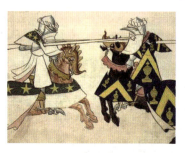

关键时刻
亨利八世在长枪比武中发生意外
1536 年 1 月 24 日
在格林威治宫举行的一场长枪比武大赛中，国王亨利八世从马上摔了下来，被坐骑踩在身上，失去意识达两小时。这场意外几乎要了他的命，成了他人生的转折点，让历史学家们不禁怀疑他是否遭受了脑损伤。据说这也让安妮·博林（Anne Boleyn）受到了过度惊吓，导致了他们儿子的流产。亨利知道此事之后，就不再支持安妮，认为她再也不可能给他一个男性继承人了，不到半年他就处决了她，和下一任妻子简·西摩（Jane Seymour）结婚了。

时间线

● 盖伦开始工作
古希腊的盖伦作为一名医生崭露头角，他治疗受伤的角斗士并开始撰写医学著作。他的著作是整个西罗马帝国医学教育的标杆。
公元 157 年

● 手稿遗失
西罗马帝国的最后一任皇帝罗慕路斯·奥古斯都被废黜，帝国陨落。盖伦的著作没有被翻译成拉丁文，因此在之后的几百年里都变得晦涩难懂。
公元 157 年

● 翻译教科书
盖伊·德·乔利亚克（Guy de Chauliac）完成了他的著作《外科全书》（Chirurgia Magna），这本书深受盖伦著作的影响，并通过雷焦（Reggio）的尼科洛·德奥普雷皮奥（Niccolò Deoprepio）的翻译而被重新发现。这本书后来成为医学教科书的典范。
公元 476 年

● 皇家特许状
爱德华四世颁布了皇家特许状，让理发师公会变成了理发师学会，使其获得了管理伦敦外科实践的权力。
1363 年

● 医学中的诗歌
被认为最初创作于12或13世纪的《萨勒尼塔纳健康守则》出版，迅速获得了学院派的认可，被广为传颂。
1480 年

● 助产手册
尤里卡乌斯·罗斯林（Eucharius Rösslin）所著的《玫瑰园》（Der Rosengarten，英文版名为《人类的诞生》）是当时最详尽的描述分娩的著作，成为了助产士的标配手册。
1513 年

专业工具

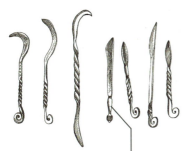

放血器
放血器是一件精巧的工具，由很多个柳叶刀刀片组成，看起来令人毛骨悚然。这些排列成行的细小刀片使得放血医生可以迅速完成他们的工作，快速地在患者身体上切开许多表浅的切口进行精确的放血。

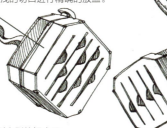

柳叶刀
柳叶刀是进行静脉切开的关键工具，细小的三角形刀刃上带有可以引流血液的沟槽，根据患者体液失衡的特点和占星的结果，用柳叶刀刺入患者身体特定的部位，引流出适量的血液。

放血刀
放血刀和柳叶刀类似，都有细小的三角形刀刃用于穿刺静脉，不过这件器械经过特殊的设计，使其操作起来尽可能地快捷、精确而无痛。刀刃连接在特制的刀柄上，只要轻轻一按刀柄，刀刃就会立刻刺入皮肤。

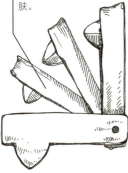

刀
从袖珍的手术刀到大型的切肉刀，理发师－外科医生有各种各样的刀具可以使用。你的生死就取决于你的外科医生的卫生标准，取决于他的刀具是否清洁——很多时候，在两台手术之间，他们只是把刀具在冷水里冲洗了一下。

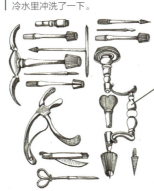

环钻
环钻本质上就是一个用来在颅骨上钻孔的开瓶器。在那个时代，人们认为大部分头部的疾病都可以通过把颅内的结构暴露在新鲜的空气中而治愈，无论是偏头痛、癫痫发作还是注意力缺陷多动障碍。

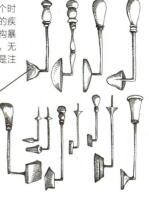

烙铁
在进行截肢术的时候，理发师－外科医生会使用一把巨大的环形刀，可以一刀就把所有的血肉从骨头上切除，然后在很短的时间里用重型锯把腿锯断。他们会把猪皮展开覆盖伤口，用热烙铁灼烧凝固创面。要注意，当时除了酒精没有任何麻醉剂。

关键时刻
理发师和外科医生的联合
1540 年
随着理发师公会和外科医生协会合并为一个组织，理发师和外科医生的职责变得更加明确了。理发师不能再进行外科手术，外科医生也不能再理发和剃须了。不过两者可以继续进行牙科诊疗。

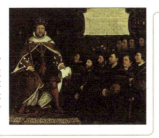

关键时刻
盖伦时代的终结
1543 年
安德雷亚斯·维萨里发表了一系列人体解剖学著作，这成了终结盖伦思想统治医学界的催化剂。通过可以一层一层翻开展示身体结构的精巧书页，维萨里绘制出了骨骼、肌肉、韧带、静脉、动脉、神经和器官。观察科学成了一种新的思维方式，现代生物学诞生了。

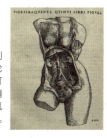

● 医学院
亨利八世在伦敦建立了皇家内科医师学会。自1523 年以后，这个备受尊重的学会就负责管理整个英格兰医学从业者的执照。
1518 年

● 伟大的外科著作
帕拉塞尔苏斯出版了《外科大全》，奠定了他在医学领域的声誉，使得他能够更好地发展关于毒物的理论。
1536 年

● 一种新的理论
吉罗拉莫·弗拉卡斯托罗在《论传染病》中提出一个理论，认为疾病是通过孢子来传播的，这一理论颇具影响力，直到细菌理论出现并取代了人们对有毒瘴气的恐惧。
1546 年

● 国王驾崩
亨利八世去世，在弥留之际因为溃疡的疼痛而虚弱不堪，因为发热而神志不清。他将王位传给了年仅9岁的爱德华六世。
1547 年

● 黑死病回归
黑死病再次降临，在伦敦导致超过3万人死亡。鼠疫最后一次暴发是在1665年，此后鼠疫杆菌终于退出了历史舞台。
1603 年

● 外科分离
外科医生打算彻底从理发师中分离出来，成立自己的协会，这个协会在1800 年成了皇家外科学会。
1745 年

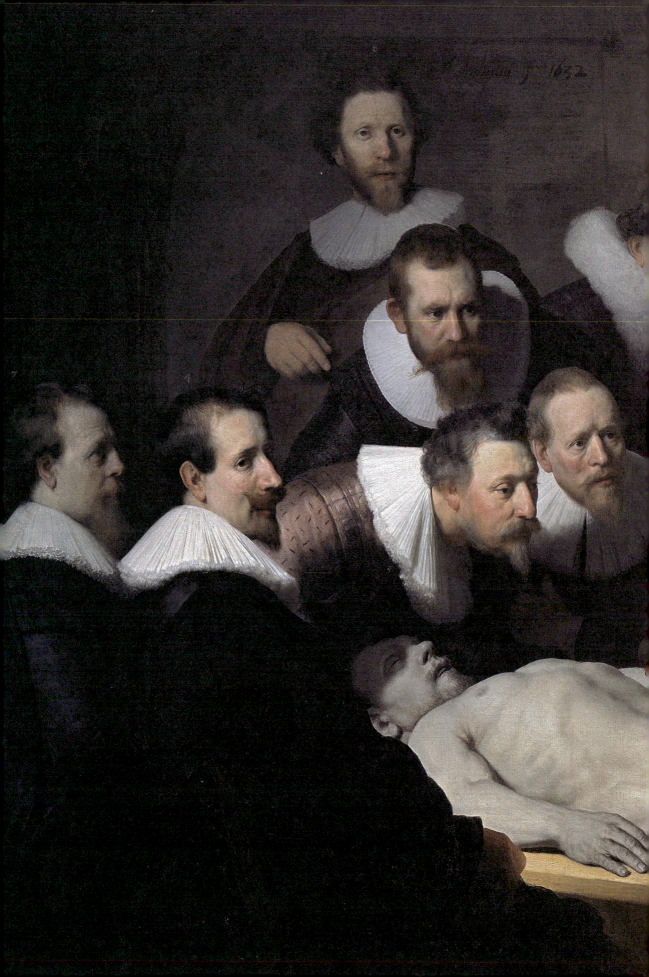

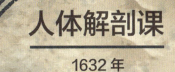

人体解剖课

1632 年

来自荷兰的外科医生尼古拉斯·杜尔（Nicolaes Tulp）博士正在海牙教授一群学生人体解剖学。杜尔是一位备受尊敬的医生，也是伦勃朗这幅名为《尼古拉斯·杜尔博士的解剖学课》的画作的主人公。他和一些化学家同事以及医生朋友一起，编写了阿姆斯特丹第一部药典《阿姆斯特丹药典》。

欢迎来到神奇的维多利亚医学大市场

做好准备,
我们将探寻这个充满致命疾病的危险世界,
以及那些更为致命的疗法。
医生现在要见你了。

乔迪·泰利 著

随便问一个维多利亚时代的医生,他都会告诉你要想避免生病,就要服用健康剂量的水银、砒霜或者红酒加上A类药物。在19世纪,这些处方的后果和大多数疾病一样:让你早早进入坟墓。

死亡是如此常见,大多数人在20岁的时候就已经被埋葬。城市中的死亡率尤其高,工业革命和蒸汽机的发明使得工厂遍布伦敦。人们收拾好行囊离开乡村来城市里寻找机会。等待他们的却是因住房不足而流离失所。

很多人不得不住在狭小的空间里,紧挨着污秽不堪的河流与烟雾缭绕的工厂。这使得许多医生相信,海边新鲜的空气再加上泻药和放血可以治愈大多数疾病。此后,随着电气时代的来临,五花八门的新疗法诞生了。这滋生了大众对于科学的恐惧,也让玛丽·雪莱获得灵感创作了哥特小说《弗兰肯斯坦》。不过恐怖并没有就此终结。

外科医生们需要用尸体来研究人体解剖,但是被处决的罪犯是唯一合法的尸体来源。当尸体来源紧缺时,盗尸贼就趁虚而入,洗劫那些刚刚下葬的坟墓。此后事情的性质变得更加恶

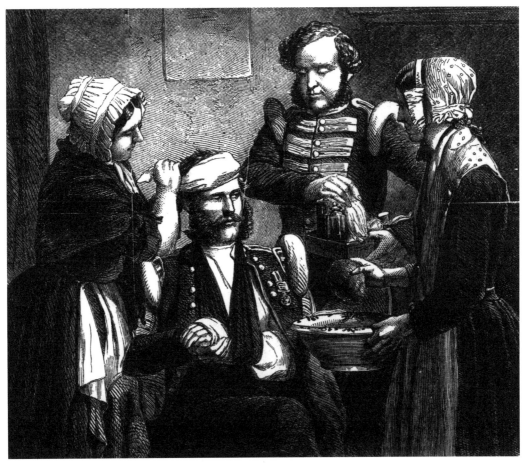

▲ 弗罗伦斯·南丁格尔(Florence Nightingale)是改进战地医疗实践的领军人物

劣，爱丁堡的"盗尸贼"伯克（Burke）和海尔（Hare）开始杀死活人来贩卖尸体。他们在接受审判之前至少杀死了16个人。

大部分的药物都来源于猜测，医学生接受的训练少得可怜。就算是理发师也可以拔牙和施行放血术。据说理发师的招牌柱就代表了这一可怕的副业——红色象征血液，白色代表绷带。不过在每一种言过其实的治疗方法背后，都有科学的重大突破，这将促进诊断和治疗的发展。在这个世纪结束的时候，显微镜、麻醉和X射线都已经出现，一个新的医学时代即将到来。

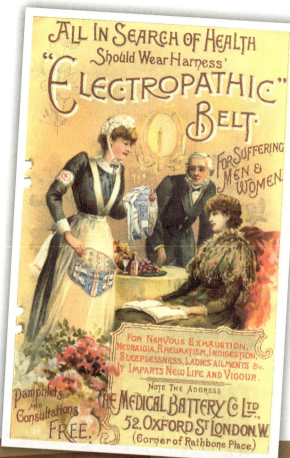

▶ 维多利亚时代的英国是许多异想天开的疗法得以诞生的乐土

▼ 这些外科工具是一位医生在克里米亚战争期间使用的，其中包括止血带和骨刀

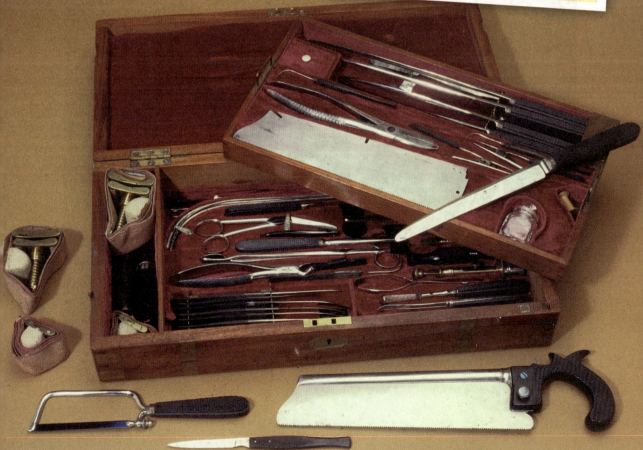

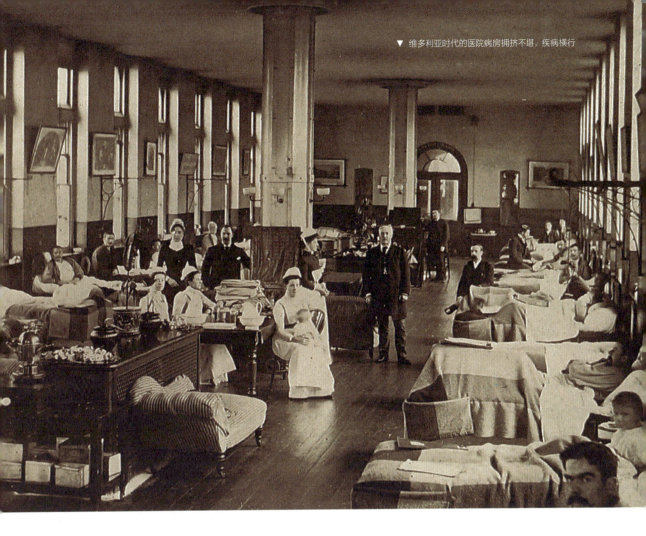

▼ 维多利亚时代的医院病房拥挤不堪，疾病横行

隐藏在伦敦的恐怖

拜访这座霍乱之都，尝一尝特制的污水，这值得冒死一试。

"河里漂着的这些纸张是什么？"维多利亚女王在访问剑桥市时问道。残酷的真相是：由于未经处理的污水直接流入河中，引起女王注意的其实是使用过的厕纸。"这些啊，女士，是禁止在河里洗澡的告示。"一个机敏的回答。

在那个时代，唯一的排污系统就是江河与溪流，它们载着排泄物、垃圾，有时还有尸体一起流入大海。这种排污系统一度是有效的，但是伦敦不再是从前那个罗马人的小营地了。如今它成了一个不断扩张的大都会，工厂林立，人口暴增，而所有人都用从泰晤士河泵出的水来饮用、洗涤和烹饪。

疾病变得不可避免，1849年暴发的一场严重霍乱夺去了14600人的生命。受害者饱受恶心、腹泻和腹部剧烈绞痛的折磨，往往会在几个小时之内死去。许多人认为这种疾病是通过不良空气（瘴气）传播的，因此试图通过嗅盐来防止它的传播。那个时代疾病所带来的恐怖使得人们开始重视对生活条件的调研，也推动了公共卫生的发展。

不过约翰·斯诺医生对于霍乱是如何传播的有他自己的理论。当1854年疾病再次降临伦敦时，他花了大量精力研究水源供应和死亡的关系，他注意到这一次疾病似乎是以苏活区宽街上的一座水泵为中心的。只有那些在当地啤酒厂工作的人幸免，而这仅仅是因为他们喝的是啤酒而不是水！斯诺设法说服政府部门停用了被污染的水泵，不出所料，疫情开始得到了控制。

除此以外，健康委员会拒绝进行任何进一步的行动。他们不相信污水能够漏进水泵，尽管每天都有40万吨的臭水被排进泰晤士河。这样的排污量带来的影响巨大，而1858年又恰好是一个特别炎热的夏天，使得这座城市陷入了被称为"大恶臭"的状态。这一次，人们不得不采取行动，议员们在国会大厦讨论下一步的对策。不过，在此之前他们先要用氯化钙浸泡窗帘，以防止自己被呛死。

一项修建下水道的计划被通过执行，这终于彻底地解决了霍乱问题。这种疾病只再流行过一次，那是在一个没有连接新的排污系统的区域。1875年通过的《公共卫生法案》建立了一套医学体系来监督住房、供水和排污，以预防传染性疾病的再次暴发。

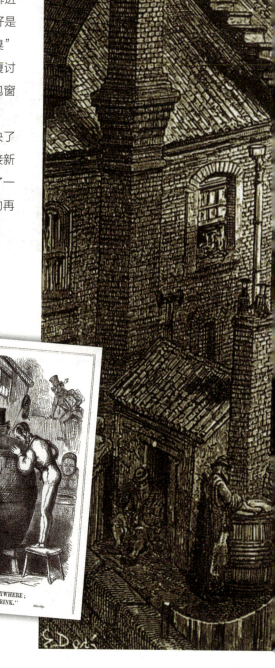

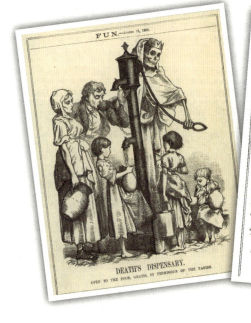

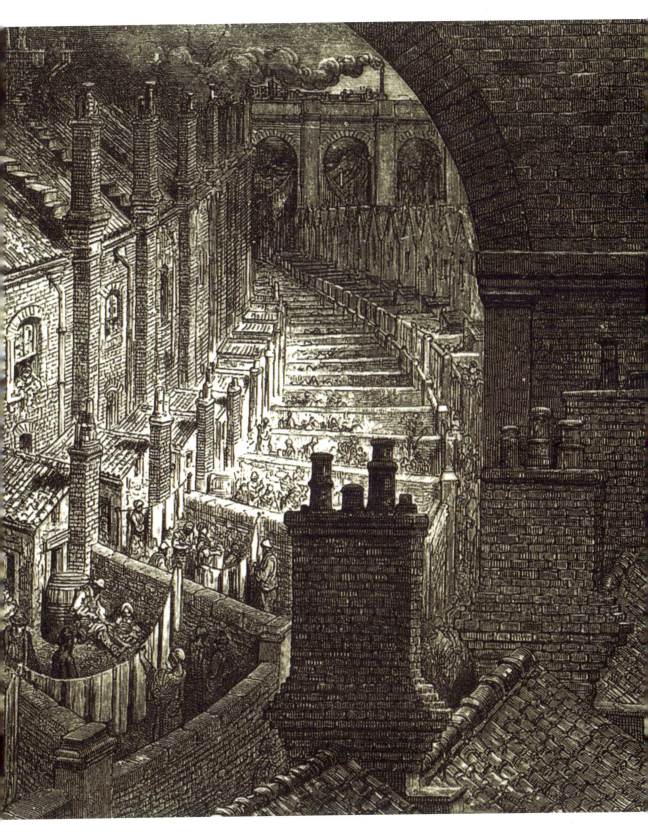

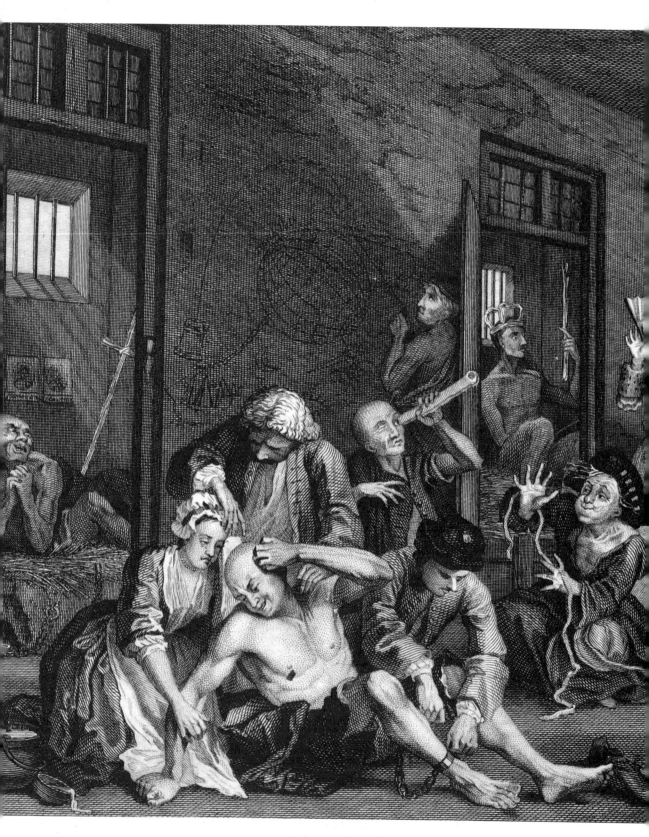

深入疯人院

在这里患者们被束缚、被麻醉，这些所谓安全的庇护所实际上非常恐怖。

在维多利亚女王统治的早期，要除掉一个碍事的人很容易。富有的人家如果迫不及待地想要除去挡路的祖母，可能就会把她送进某个私人疯人院，这些疯人院遍布整个国家。他们会雇医生写一份精神失常的诊断证明，然后恶棍们就会把她拐走。这是一份有利可图的买卖，所以没有人愿意释放或帮助患者。

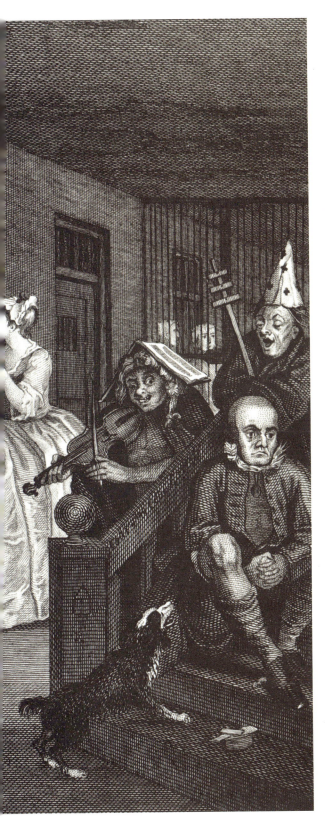

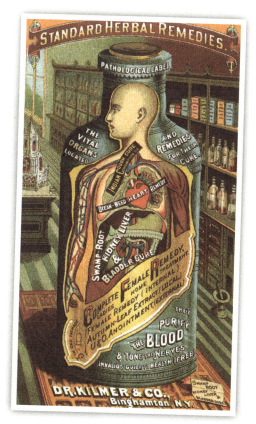

◀ 伦敦的伯利恒医院（Bethlehem Hospital）常被称为疯人院，建立于1247年，是伦敦第一家精神病院

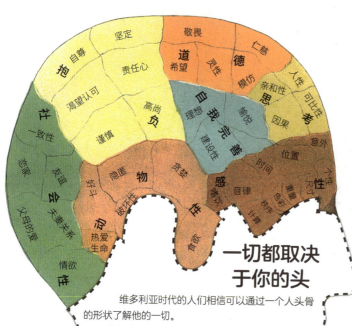

一切都取决于你的头

维多利亚时代的人们相信可以通过一个人头骨的形状了解他的一切。

颅相学相信一个人头骨的形状可以反映他的个性特征。人们认为大脑是由许多器官组成的，而头骨反映了这些器官的功能。颅相学家宣传可以通过触摸一个人颅骨上的起伏就知道他的强项与弱点，道德和宗教信仰。人们排着队等着自己的头被解读，好指引自己的人生和爱情。就连伟大的发明家托马斯·爱迪生也说："在颅相学家告诉我之前，我从来不知道自己还有发明的天赋。在那之前，我对自己来说就是一个陌生人。"

▲ 颅相学家会给被处决的杀人犯的头骨铸模，以便研究他们

这使得约束衣和镇静剂被用在神志完全正常的人身上，不过这些丑闻和公立疯人院里的猥亵和漠视比起来都显得苍白无力了。直到1845年政府出台了法令，规定医生和他们送患者所去的精神病院没有任何从属关系，这种情况才稍微得到了改善。不过患者们仍然住在拥挤的病房，被当成豚鼠一样接受各种新奇而可怕的医学操作。

其中之一就是脑白质切除术，这种手术要切断一部分大脑组织。人们相信这样做会分开感情中枢和智力中枢。显然，心智对于维多利亚时代的医生依然是一个谜，他们把导致患者被囚禁的偶然事件当成是病因。他们当时做出的那些精神疾病的诊断，如今看来都是极不道德的。

以疯狂为借口
四种让你被送进疯人院的方式

反抗
一个世纪以后女性才获得了投票的权利，任何不安于家庭主妇地位的妇女都会被他们的丈夫或父亲宣称是疯了而被送到疯人院。

抑郁
那些患有产后抑郁的妇女会接受电休克治疗——用电量通过大脑诱发癫痫发作。

歇斯底里
医生们认为女性是弱势的性别，更容易精神崩溃。这是疯人院的女性患者更多的主要原因。

老处女
那些不按照维多利亚传统生活的女性被认为对社会具有威胁。那些不和男性一起生活的女性被认为患有精神疾病。

在手术台上

体会一场典型外科手术的梦魇。

一位绅士躺在木制的手术台上,感受着断腿的抽痛和一百双凝视的眼睛所带来的重压。参观台上挤满了医学生,期待着即将到来的外科医生和一场令每个人终身难忘的表演。大门打开了,穿着染血围裙的人们鱼贯而入。其中两个——被称为助手——按住患者的双肩,其中一人警告说:"如果你抽动或者只是轻轻地颤动,都会危及自己的生命。"

外科医生从一套看起来像是刑具的器械中抽出了他最喜爱的乌木柄手术刀,喊道:"给我计时,先生们!"刀光一闪,血肉横飞,他用了不到60秒就把切下来的腿丢到了一边。掌声混杂着完全清醒的患者的尖叫。由于麻醉术还没有发明,手术进行得越快越好是成功的关键。由于这个原因,能进行的手术仅限于截肢术,任何刺破皮肤的骨折都不得不以截肢告终。

罗伯特·李斯顿爵士(Sir Robert Liston)是他那个时代最好的外科医生之一——只有1/10的患者死在了他的手术台上。他的速度如此之快,以至于有些逸事传说他曾经不小心把一个人的睾丸和腿一起切掉了。不过李斯顿载入史册并不是因为他大胆的手术技巧,而是因为他首先在英国开展了麻醉术。一位美国医生发明了一种把乙醇和硫酸①混合在一起让患者失去意识的奇妙配方,李斯顿也如法炮制。由于患者没有挣扎,手术仅仅进行了25秒钟,据说当患者醒来的时候,他还问手术什么时候会开始。这就是麻醉术的开端,也是现代外科的黎明时刻。

① 将乙醇和浓硫酸混合加热可以制成乙醚,这是最早的吸入性麻醉剂。

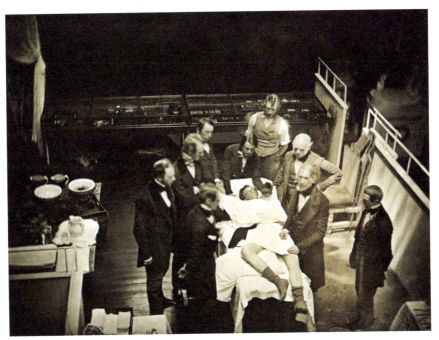

▲ 这张手术室的照片大约拍摄于1853年,在乙醚的作用下患者陷入了睡眠

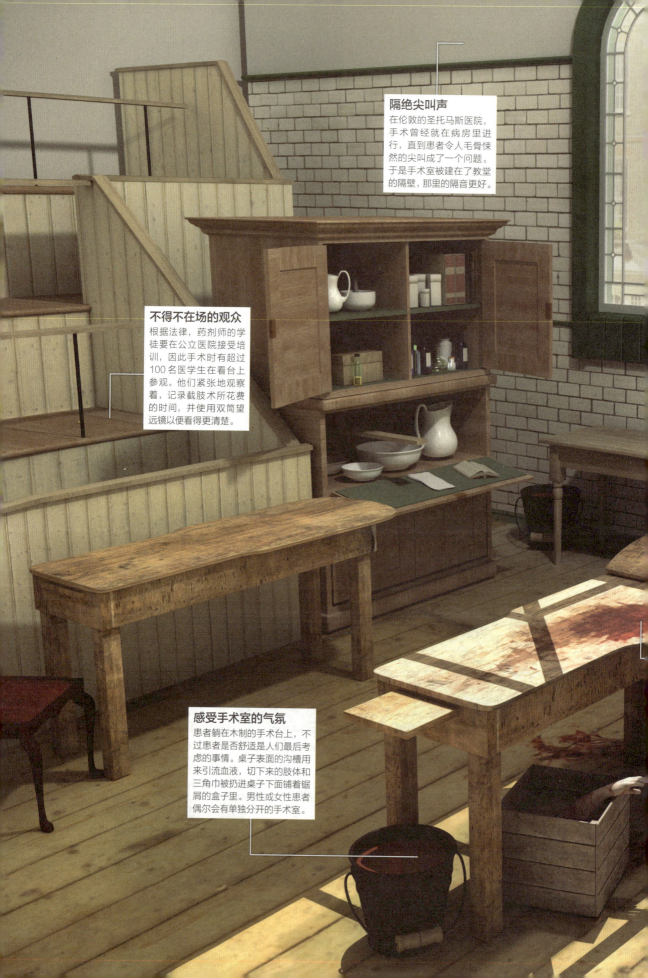

隔绝尖叫声
在伦敦的圣托马斯医院，手术曾经就在病房里进行，直到患者令人毛骨悚然的尖叫成了一个问题。于是手术室被建在了教堂的隔壁，那里的隔音更好。

不得不在场的观众
根据法律，药剂师的学徒要在公立医院接受培训，因此手术时有超过100名医学生在看台上参观。他们紧张地观察着，记录截肢术所花费的时间，并使用双筒望远镜以便看得更清楚。

感受手术室的气氛
患者躺在木制的手术台上，不过患者是否舒适是人们最后考虑的事情。桌子表面的沟槽用来引流血液，切下来的肢体和三角巾被扔进桌子下面铺着锯屑的盒子里。男性或女性患者偶尔会有单独分开的手术室。

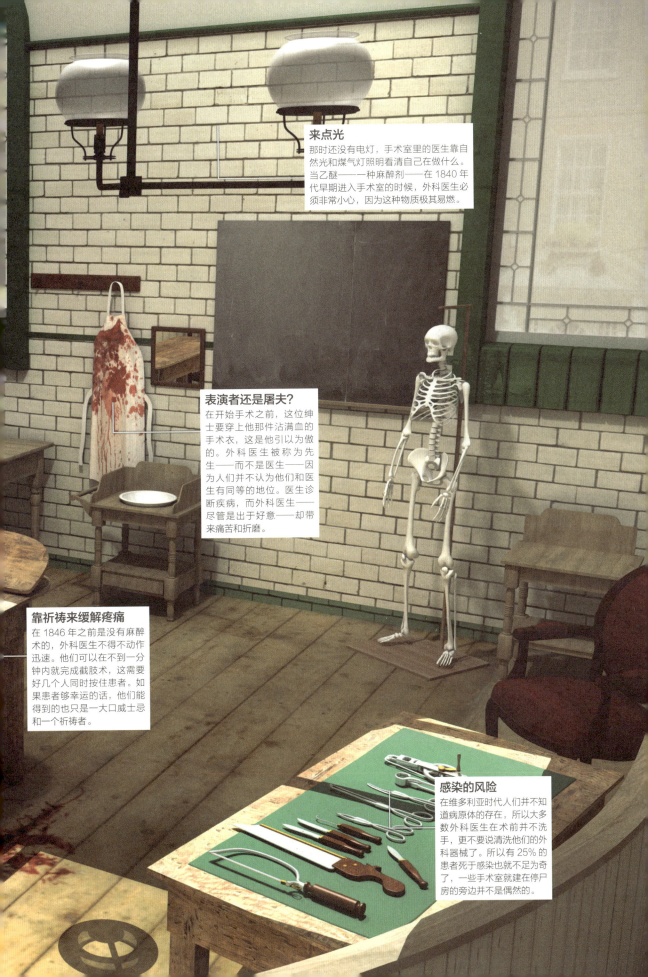

来点光
那时还没有电灯，手术室里的医生靠自然光和煤气灯照明看清自己在做什么。当乙醚——一种麻醉剂——在1840年代早期进入手术室的时候，外科医生必须非常小心，因为这种物质极其易燃。

表演者还是屠夫？
在开始手术之前，这位绅士要穿上他那件沾满血的手术衣，这是他引以为傲的。外科医生被称为先生——而不是医生——因为人们并不认为他们和医生有同等的地位。医生诊断疾病，而外科医生——尽管是出于好意——却带来痛苦和折磨。

靠祈祷来缓解疼痛
在1846年之前是没有麻醉术的，外科医生不得不动作迅速。他们可以在不到一分钟内就完成截肢术，这需要好几个人同时按住患者。如果患者够幸运的话，他们能得到的也只是一大口威士忌和一个祈祷者。

感染的风险
在维多利亚时代人们并不知道病原体的存在，所以大多数外科医生在术前并不洗手，更不要说清洗他们的外科器械了。所以有25%的患者死于感染也就不足为奇了，一些手术室就建在停尸房的旁边并不是偶然的。

战地医学

恐怖的克里米亚战争和一位自学成才的护士是怎样推动医学发展的。

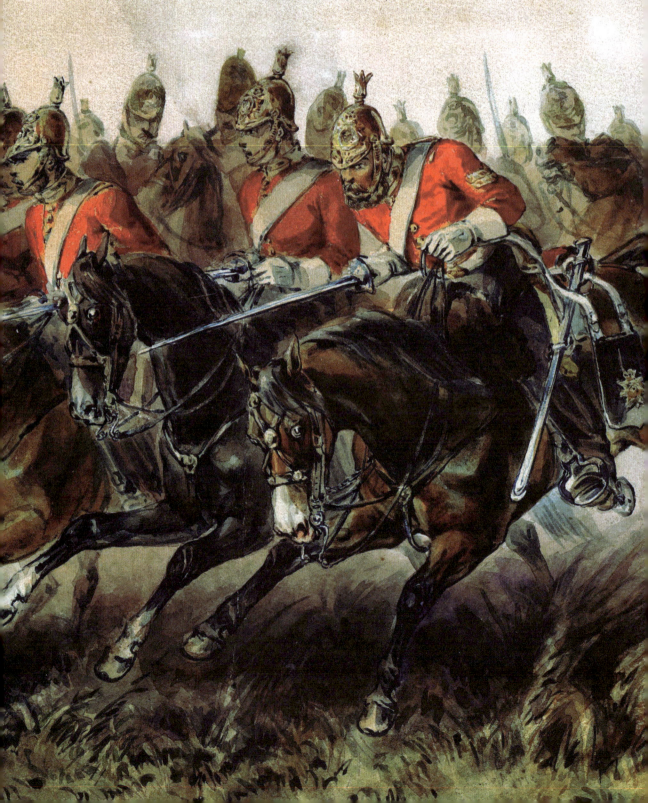

战地医学里程碑

1847 年：皇家海军开始使用麻醉剂
托马斯·斯潘塞·韦尔斯（Thomas Spencer Wells）在马耳他的皇家海军医院任职期间，为106名遭受不同创伤和疾病折磨的患者使用了麻醉剂——这是英国军方第一次使用乙醚。

1853-1856 年：克里米亚战争
在克里米亚战争的初期，英军饱受疾病和俄国恶劣天气的困扰。麻醉剂被法国、土耳其、俄国和英国的军队广泛应用，尽管最初的剂量过大经常导致患者当场死亡。在战争结束的时候，人们对于如何将氯仿应用于手术已经有了更好的理解。

1857 年：军队医疗改革开始
在考察了前线伤员所处的恶劣环境之后，佛罗伦萨·南丁格尔促使皇家委员会调查了军队的健康状况和医疗流程。此后她创立了南丁格尔护士培训学校，从那里毕业的学生们都被称为"南丁格尔们"。

1863 年：第一所军事医学校
在佛罗伦萨·南丁格尔的协助下，第一所永久的军队医院和军事医学院建立于汉普郡。在这里，平民医生和护士接受训练以便在军队中服役，同时这里还进行研究，开发可以用于战场的卫生医疗方法。

1881 年：军队护理服务的开端
第一个官方的军事护理团体成立，护士（被称为姐妹）被分配到祖鲁战争（1879年）和埃及战役（1882年）的前线。到了1883年，每一个超过100张床位的军队医院都有姐妹们提供军队护理服务。

1897 年：研发出伤寒疫苗
阿尔姆罗斯·赖特（Almroth Wright）在军事医学院工作期间，研发出了第一个伤寒疫苗，在那个时代，这种可以预防的疾病经常造成成千上万的士兵死亡。尽管最初军方拒绝使用这种疫苗，但是到了20世纪时，它已经广泛应用在服役的士兵身上。

1898 年：皇家陆军医疗部队建立
英国陆军建立了一支医疗分队，在其中服役的军事医务人员被授予正式的军衔，享受和普通军人一样的薪金和特权。在第二次布尔战争（1899—1902年）期间，这支新的皇家陆军医疗部队首次参与了行动。

早在17世纪人们就知道要给受伤和生病的士兵提供帮助，然而直到200年后随着科学和技术的发展，战地医学才得以兴起。麻醉剂是19世纪中叶最重要的发现之一，最早用于在战地医院进行可怕的截肢手术。在此之前，如果一个受伤的士兵想要外科医生用生锈的锯截掉他的腿，他只能通过咬住一块破布来忍受极端的疼痛，而如今由于氯仿的应用，他可以在整个可怕的手术过程中都进入毫无感觉的睡眠之中。然而这种新药并不是毫无风险的。实验麻醉师很容易就把他们神奇的药物用得过量，以至于发现自己在对患者进行尸解而不是拯救生命的手术。

这种风险使得麻醉剂在医学界备受怀疑。1853年克里米亚战争刚刚开始的时候，英军首席医疗官约翰·霍尔（John Hall）曾写道："手术刀带来的疼痛是一种有力的刺激，我宁肯听到一个人精力充沛地惨叫，也不愿意见他悄无声息地进入坟墓。"尽管如此，随着战争的进行，在伤员身上使用麻醉剂变得越来越普遍，使用方法也得到了更好的规范，并被发表在《柳叶刀》这样的医学杂志上供人们学习。特别是法国军医，他们只对患者进行很浅的麻醉，然后迅速完成手术，以防止患者在术中过早苏醒。

在这场冲突中，战地医院的卫生标准和规范也得到了极大的改进，其中最著名的是佛罗伦萨·南丁格尔所做出的改革。在拜访斯库台的战地医院时，她发现伤员们住在老鼠和跳蚤滋生的军营里，一连几个礼拜无人问津。在超过一千人的营地里只有几个尿壶，疾病在医院中迅速蔓延，夺去的生命比几英里以外战场上死亡的人数更多。回到伦敦之后，她的发现让很多政府官员和公众感到震惊，人们意识到军队医疗服务体系急需得到改善。

初学者截肢指南

怎样在没有麻醉的情况下切除感染的肢体

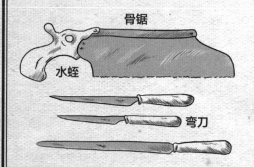
骨锯
水蛭
弯刀

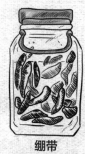
绷带

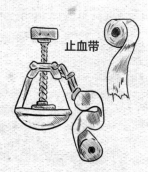
止血带

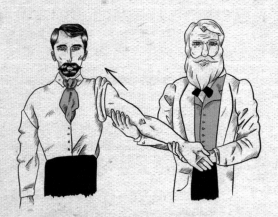

第1步 准备好你的患者
告诉你的患者（他在手术的全过程中都会保持清醒），他必须保持绝对的静止——哪怕是最轻微的扭动都会要了他的命。

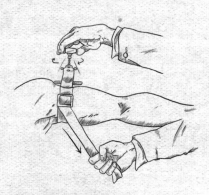

第2步 扎紧止血带
用帆布带扎住患者的肢体，顺时针拧紧黄铜夹板。这可以限制血流。

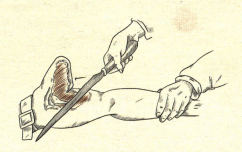

第 3 步 切开血肉
拿起有弧形金属刀刃的手术刀在肢体上做环周的切口，把骨骼周围所有的肌肉和软组织都切开。

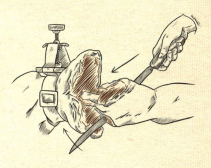

第 4 步 重复
在另一侧重复这个步骤。这种技术称为"旋转切开法"，应该在尽可能短的时间内完成。

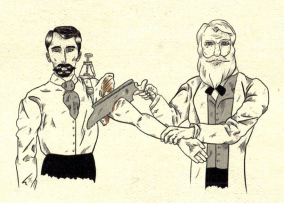

第 5 步 锯断骨头
使用截肢锯在骨头上前后切割直到截断肢体。把断肢丢进装满锯末的桶里。

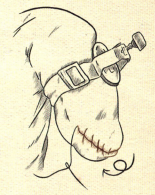

第 6 步 缝合
用平结结扎主要的动脉，然后再处理较小的血管。等流血停止了，就缝合伤口。

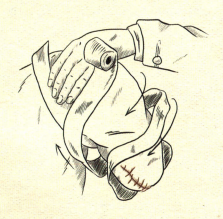

第 7 步 绑上绷带
用绷带包扎好断肢。如果包扎的手法不正确，会阻断断肢的血流，减缓愈合的过程。

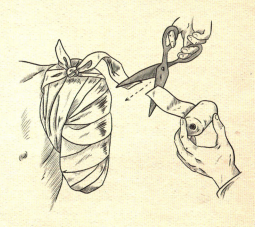

第 8 步 最后检查
享受连队里观摩的学生狂热的掌声。用抹布擦干净桌子准备迎接下一个患者。

铁路快速救援

在第一次世界大战中,急救火车拯救了数不清的生命,减轻了战场上伤员的痛苦。

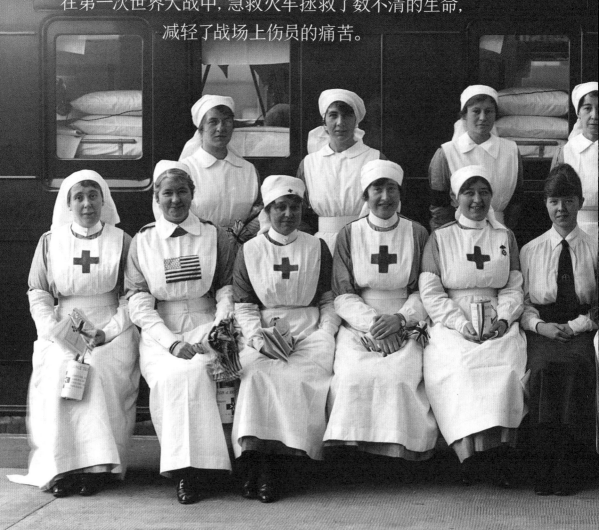

仅仅1914年12月一个月,就有超过10万名英国伤员通过火车撤离了佛兰德斯战场。

那是英国陆军历史上最血腥的一天。1916年7月1日,索姆河战役打响了。在日落之前,有57470名士兵受伤,其中19240人死亡。

在这恐怖的一天和随后的三天里,急救火车在伤员们等待撤离的车站和法国沿岸的港口城市之间进行了63趟危险的旅程。火车从战区运走了33392名伤员。索姆河战役巨大的伤亡使得火车不得不运送远超载量的伤员。举例来说,29号列车在战斗惨烈的7月2日转运了761名伤员,是其负载能力的两倍。

在索姆河战役那个时代,第一次世界大战所带来的死伤和破坏之严重,无论对于士兵、平民、元帅还是列兵来说,都是极其可怕、无法想象的。如果没有急救列车提供的救援服务,这次大战毫无疑问还会造成更恐怖的伤亡。这些列车上载着皇家陆军医疗部队和亚历山德拉王后皇家陆军护理部队不知疲倦的医务人员——包括医生、护士、勤务兵和其他相关人员。

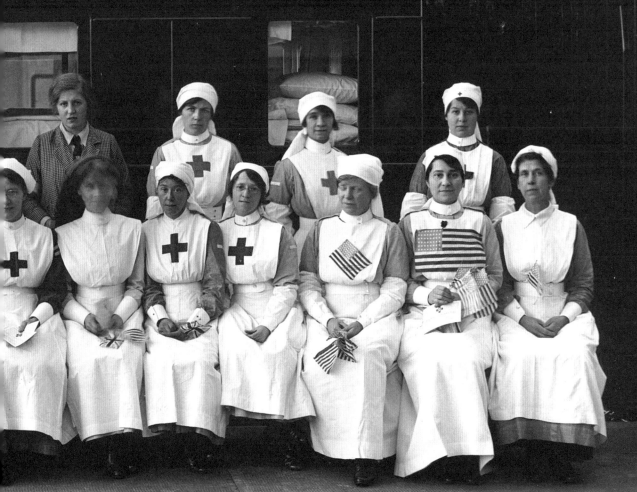

▲ 1917年正准备发车前往法国的一列急救列车前的一组护士。一共有51列急救列车服役,由志愿献身的医生、护士和勤务兵运营

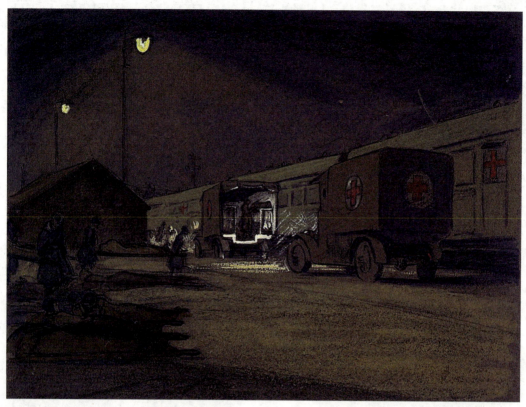

▲ 这幅画描绘了夜间急救火车在法国埃塔普勒镇的侧轨上装载病人

尽管急救列车的概念早在19世纪的克里米亚战争、美国内战、祖鲁和布尔战争期间就已出现，但却是因为20世纪的现代战争——有了机枪、栓动步枪、大口径火炮和致命毒气的协助——才使得军队和公众真正认识到了急救列车救死扶伤的能力。

在1914—1918年的战争期间，英国、法国和德国都有自己的急救火车，通常漆成白色车厢上饰有红色的十字以便于识别，从战争一开始它们的功效就非常明显。仅1914年12月一个月，就有超过10万名英国伤员通过火车撤离了位于佛兰德斯的战场。

在大战爆发之前，冲突的阴云早已聚集起来。在第一枪打响之前两年，英国政府就预测到将有大量的伤员，授权组建了铁路管理委员会，负责战争时期国家铁路的运营。委员会的职责之一就是有效地转运从欧洲战场到达英国的伤员。为了实现这一目标，委员会计划开通12列医疗列车，专门在英国运营。然而到了1914年年底，法国已经无法为英国和法国的军队提供足够的车头和车厢，铁路管理委员会的职责于是扩展成为整个欧洲大陆提供急救列车。

在英国加入战争之后，3列机车车头和许多车厢被提供给皇家陆军医疗部队。这些列车都经过改装，配备有外科换药室、病房和药房，被命名为英国急救列车1、2、3号。同时，许多经验丰富的铁路工人致力于建造新的急救列车，其中第一列在英国1914年8月卷入战争后的20天就抵达了南安普顿。在战争结束的时候，有20列急救列车运行在英国，31列运行在法国，这些列车是由伦敦和西南铁路公司、大西部铁路公司和东部铁路公司建造的。早在1915年，就已经有12

> 对于那些在战壕里饱受精神和肉体上摧残的士兵来说，这是他们第一次尝到家乡的味道。

列火车被运往欧洲大陆投入使用了，其中最先进的那些成了首先装配有手术单元可以进行外科手术的列车。

随着全国总动员，英联邦磨坊主协会捐献了两列急救火车给红十字会。与另一列法国火车协作，这三列火车从1915年到战争结束一共运送了461844名伤员。捐款和私人基金定期被用于建造更多的急救列车。站台上会出售身着护士制服的娃娃，用于募集捐款。

急救列车本身就是精巧设计和利用空间的奇迹。通常一列火车由火车头和15至20节车厢构成，其中包括药房、两间厨房、员工车厢、刹车和储物车厢（又称作守车）。随着战争的进行，伤员数量不断增加，对急救列车的需要也日益增加，列车的设计不断改良。列车可能在铁轨上绵延半公里之长。一位医疗官（通常有上校的军衔）管理着另外两名医生（通常是中尉）、三名护士和40名勤务兵，后者照料着列车上大量的伤员。尽管列车设计的载量是400名伤员，但是车上乘客超过500名的情况并不少见。

伤员车厢由固定在墙上的两至三层的卧铺组成，每节车厢可以容纳36名患者。有些列车装有可以摇高或放低的床位，让那些轻伤的患者能够坐起来，享受谈话、香烟甚至是一杯热茶的乐趣。对于那些在战壕里饱受精神和肉体上摧残的士兵来说，这是他们第一次尝到家乡的味道。在战争后期服役的列车上还装有电扇，用来驱散在化学战中使用的不分敌我、持久不散的致命气体。

伤员通常是在撤退的时候被从前线转运下

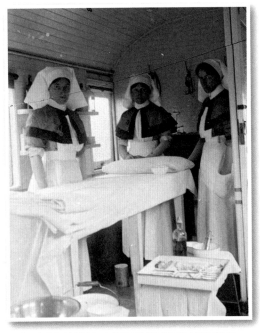

▲ 第一次世界大战期间，三位护士站在急救列车上的手术间里

来。军团急救站距离前线180—275米。担架上的和能够自己走动的伤员在这里接受基础的护理，然后继续被转运至距离部队后方365米的高级换药站，或者再后撤1.5公里到达主换药站，那里可以在有限的条件下进行抢救生命的急诊外科手术。从这里，患者会乘坐卡车或马车到达战地急救中心，这里有超过200名员工、手术帐篷、伤员帐篷和其他必要的设施。在这里伤员接受分类，并被记录下伤情。伤员撤离的下一站是位于部队后方几公里的伤员运输站。这座开阔的设施占地1平方公里，可以同时治疗1000名伤员，提供了紧邻战场地区最全面的医疗服务。

在法国运行的急救列车将伤员从位于铁路终点的伤员运输站转运至后方医院，这些医院位于

有时被焚烧或腐烂的尸体散发出的恶臭混着其他的气味会让人招架不住。

鲁昂、加来和布伦等港口城市——那里是海岸线上最繁忙的地方,成千上万的伤员最终从这里跨过海峡到达英国。在布伦,有经验的勤务兵转运伤员的技巧变得十分娴熟,他们能在19分钟内从火车上抬下123名患者。

急救列车沿着建好的铁路从前线开到英吉利海峡的港口,把加莱海峡地区的埃塔普勒镇变成了一个繁忙的地方。盟军在欧洲最大的医疗中心就建在这里,正对着风景如画的康什河口。尽管中心有两万张床位,却依然捉襟见肘,仅仅在1917年的一个月中,这里就接收了12列急救火车送来的4万名病患和伤员。如今城镇里有一座大型的公墓,埋葬着11500名英联邦的士兵。

尽管快速撤离是铁路运输的标志,但在那个时代旅行是十分困难的,从法国北部的布鲁斯内到鲁昂就需要3天艰难跋涉。对于一些受伤的士兵来说,登上火车就意味着解脱。而对另一些人来说,铁路旅行本身就是一种折磨。尽管他们处在一个更安全的环境中,接受了医疗护理,但路途通常十分颠簸,伤口或断骨的震动冲撞让伤员们痛苦不堪。"那段旅程对我来说就像一场噩梦。"一位从前的伤员回忆道,"我的后背陷在床里,我没办法抬起膝盖来缓解抽筋,因为头顶上的铺位离我只有几英寸①。"

时间宝贵,人们穿着沾满污泥的肮脏制服不断地登上列车,草草包扎的伤口还不停地渗着血。被焚烧或腐烂的尸体散发出的恶臭混着其他的气味有时会让很多人招架不住。需要不断地努力才能保持可以接受的卫生条件。"他们直接从战壕里过来,"一位护士回忆道,"在火车上第一次感到舒适放松,因此非常高兴。其中一名士兵告诉我,有一天他们刚刚离开战壕喝上一杯茶,突然一个'煤盒子②'把256磅③的炮弹投向他们,导致7人死亡,15人受伤。只用了一发炮弹!他说他不得不帮忙收拾残局,这让他感到很恶心。"

在欧洲大陆的急救列车上服役非常危险,火车通常会开到距离前线16公里的伤员运输站。当火车行驶到接近军火库、补给站或部队集结点的时候,经常会暴露在敌方的炮火或飞机机枪的火力之下。一名护士回忆说炸弹和炮弹爆炸所带来的冲击曾经震碎了她所服役的列车16节车厢上的每一块玻璃。一位在英国服役的勤务兵记得他的列车经常被拖进火车隧道,来躲避德国齐柏林飞艇所投下的炸弹。一枚榴弹的碎片曾经击穿了他所在的办公室。

早期的火车并不能轻松地在车厢之间穿行,需要照顾多节车厢里患者的护士不得不从车厢外面跨越相邻的车厢。这是很危险的,特别是在抱着药品和补剂物资的时候。到了晚上护士们还不得不带着提灯,这更增加了穿行的困难。

急救列车上的员工经常日夜不休地工作,超出了耐力的极限,他们每班24小时,医生检查伤员,护士包扎伤口、安慰患者,勤务兵运送水和

---
① 1英寸约为2.5厘米。
② 煤盒子(coal-boxes)是"一战"士兵的俚语,指榴弹炮。
③ 1磅约为0.45千克。

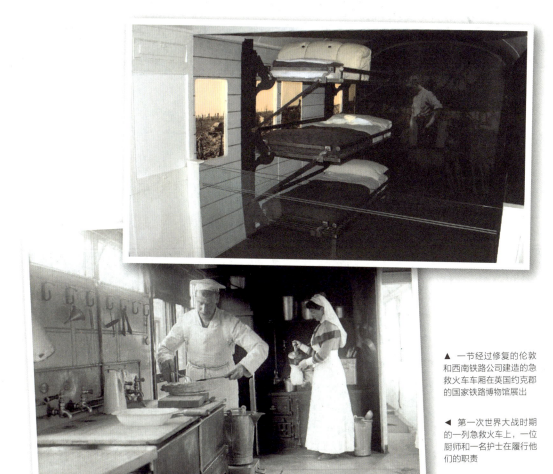

▲ 一节经过修复的伦敦和西南铁路公司建造的急救火车车厢在英国约克郡的国家铁路博物馆展出

◀ 第一次世界大战时期的一列急救火车上，一位厨师和一名护士在履行他们的职责

绷带、不断地打扫卫生。尽管很多患者在登上列车之前伤情已经稳定，但死亡还是不可避免，这给战争时期服役的医务人员带来了沉重的压力。护士凯特·伊芙琳·吕阿尔在给家里的信中写道："想象一下，要把国王学院医院那么大的医院塞进一列火车……除了在上面工作的人，没人能够体会那有多么困难。"

一些医务人员会在同一列急救火车上一住就是几个月，彼此建立牢固的个人和职业关系。他们很珍惜片刻的休闲时光，会在生活区的餐厅里互相拜访。休闲空间里被加入个人印记以变得更舒适，火车本身也装备有淋浴设施和暖气——在窗外天寒地冻而其他人都很久没有洗过澡的情况下，这是真正的奢侈享受。

很多受伤的英国士兵都经过两座大型的港口城市——多佛和南安普顿回国。在战争期间，多佛接收了1,260,506名伤员，相当于7781列满载的急救火车。到达英国之后，伤员们坐上当地的急救火车前往全国各地的医院。火车站成了战争时期英国人的焦点，他们在这里和前去参战的儿子们告别，又在这里提心吊胆地迎接身受重伤的儿子们回家。

一名观察员告诉当地的新闻记者："看到伤员们从急救火车上下来总是让人伤心。他们艰难缓慢地移动着，驼着背、无精打采……这些人离开英国的时候都是健康机敏的年轻士兵啊。"

这就是战争所带来的悲惨景象。然而，在这场大屠杀中，急救火车却成了第一次世界大战期间英国医疗体系的核心。在战争结束的时候，急救火车一共转运了270万受伤的士兵。这一体系是如此成功，以至在第二次世界大战和20世纪之后的冲突中，它又被重新启用。

战地医学

医疗手段和手术设施的进步使得医务人员能够在战争中挽救更多的生命。

从战地医学发展的早期开始,护理专业人员就把最新的治疗手段和技术应用在危重的伤员身上,尽可能地为他们提供最佳的护理。护理技术的进步提高了伤员的生存率,即便条件极端恶劣,护士们还是展现了她们的能力。亚历山德拉王后皇家陆军护理队(QARANC)的所有人员都接受了严格的训练以完成共同的使命。

护理技术的进步提高了伤员的生存率。

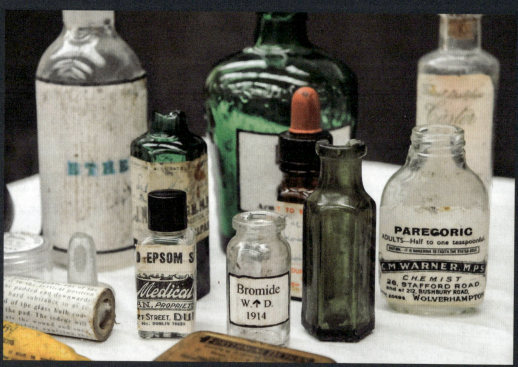

▲ 1914年的药瓶,用于治疗各种疾病。医学发展减少了疾病带来的死亡

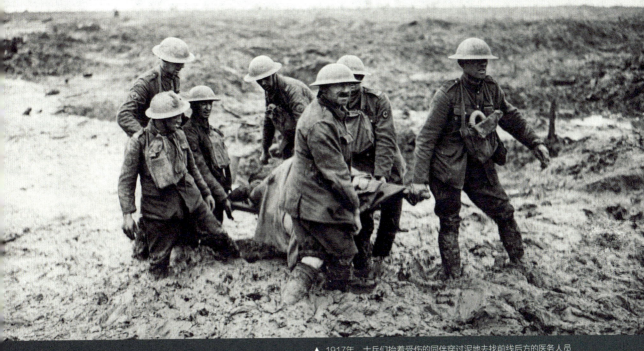

▲ 1917年，士兵们抬着受伤的同伴穿过泥地去找前线后方的医务人员

战地救生技术

在历史上，士兵们在战场上经常死于创伤。由于缺少止血带，他们会因流血致死，而创伤性截肢则导致休克。那些试图在战场上给同伴提供帮助的士兵几乎不了解医学知识。但是随着医务人员加入了军队，他们受过专业的训练能够在残酷的战争中进行拯救生命的治疗，也随着战地医学的发展，士兵们由于创伤得不到治疗而死在战场上的可能性大大减少了。

人们对感染控制有了更好的理解，认识到在切断动脉前必须将其结扎以避免伤员"流血致死"，抗生素、随时可以获得的血浆、在战场上或战场周围对伤员持续补液、快速通过陆地交通或航空转运患者以及拥有受过训练的医务人员的战地医院，这些只是拯救士兵生命的重大进展中的一部分。其中一些进展是通过试错的方法获得的，而另一些则是把医学科学的进展应用于战场。

封闭伤口

在16世纪晚期，法国医生安布鲁瓦兹·帕雷（Ambroise Paré）开创了许多战地医疗技术，比如快速闭合汹涌出血的动脉，这可以预防创伤性截肢的伤员因为大量失血而死亡。

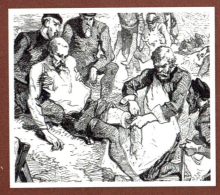

▲ 这幅画描绘了安布鲁瓦兹·帕雷医生在战场上用绷带为一名严重受伤的士兵止血

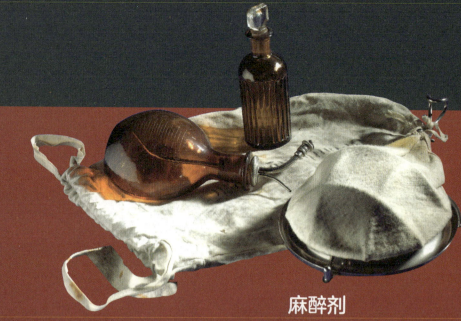

◀ 这是德国"一战"时的便携式麻醉包,里面有一瓶氯仿、一个氯仿滴瓶和一个席梅耳布施氏面罩(Schimmelbusch mask)

麻醉剂

在克里米亚战争期间,俄国医生尼古拉·皮洛高夫(Nikolay Pirogov)第一次在战场上使用了一种被称为乙醚的麻醉剂,用来减轻伤员的疼痛、降低治疗的难度、稳定患者。就在战争开始前不久的1847年,皮洛高夫第一次把麻醉剂用于外科。

远程生理监测

远程生理监测是最新的进展,可以发送伤员在登上急救直升机之前、飞行途中和之后的生命体征等数据,让医务人员了解即将到来的患者的情况。有了患者病情的实时数据,医生和护士就可以更好地为将要进行的创伤治疗做好准备。

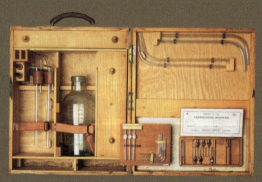

▲ 第一次世界大战时期的输血箱,能够从供者身上抽血输给伤员。这一装置颇为成功

血液运输

在西班牙内战期间,首次采用冷藏卡车来运输装在玻璃管里的血液。这使得血液能够被更快地运输,再加上那个时代的另一项革新——移动手术室,为治疗节省了宝贵的时间。

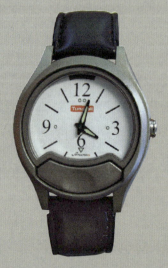

▲ 类似于这块手表这样的数据传输装置是战地医学的革新成果,让医疗护理水平上升到了新的高度

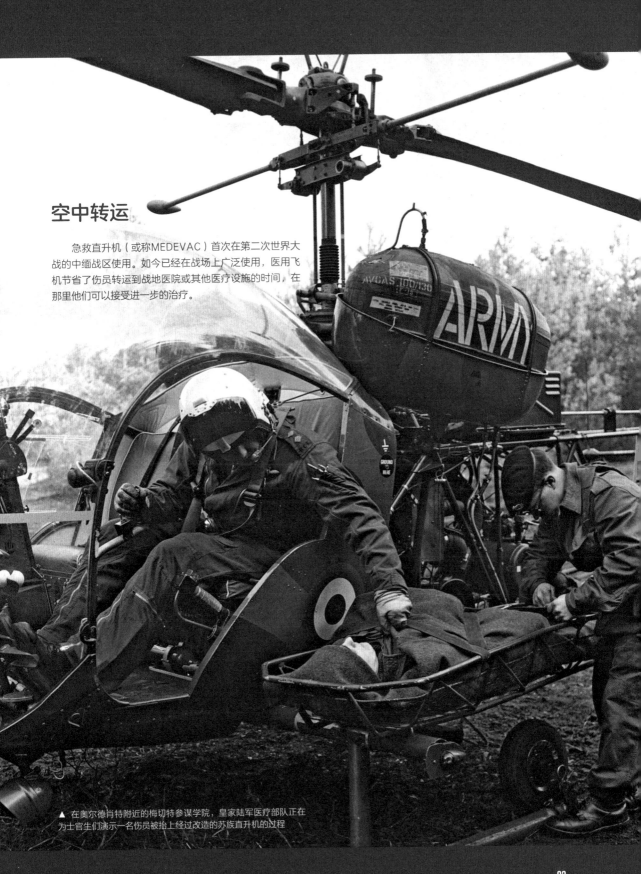

空中转运

急救直升机（或称MEDEVAC）首次在第二次世界大战的中缅战区使用。如今已经在战场上广泛使用，医用飞机节省了伤员转运到战地医院或其他医疗设施的时间，在那里他们可以接受进一步的治疗。

▲ 在奥尔德肖特附近的梅切特参谋学院，皇家陆军医疗部队正在为士官生们演示一名伤员被抬上经过改造的苏族直升机的过程

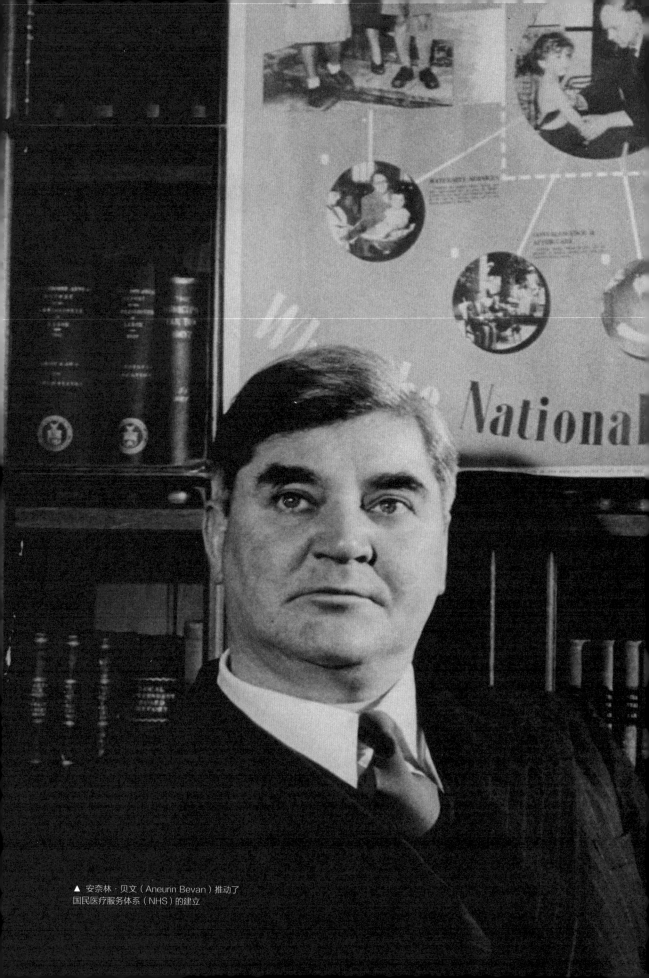

▲ 安奈林·贝文（Aneurin Bevan）推动了国民医疗服务体系（NHS）的建立

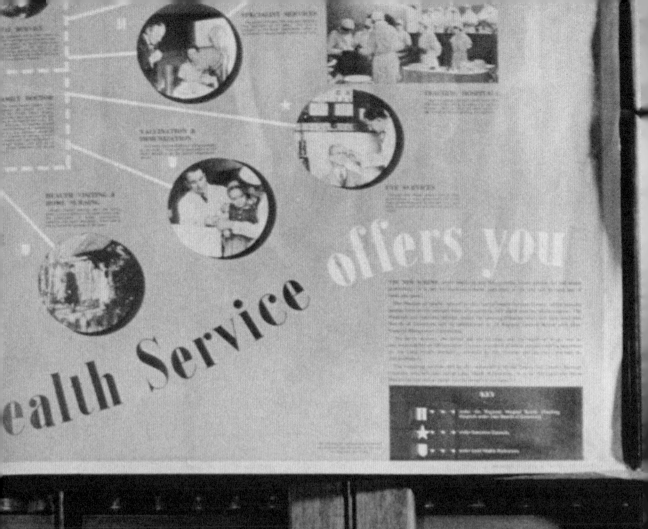

国民医疗服务体系

安奈林·贝文推动了国民医疗服务体系的建立。

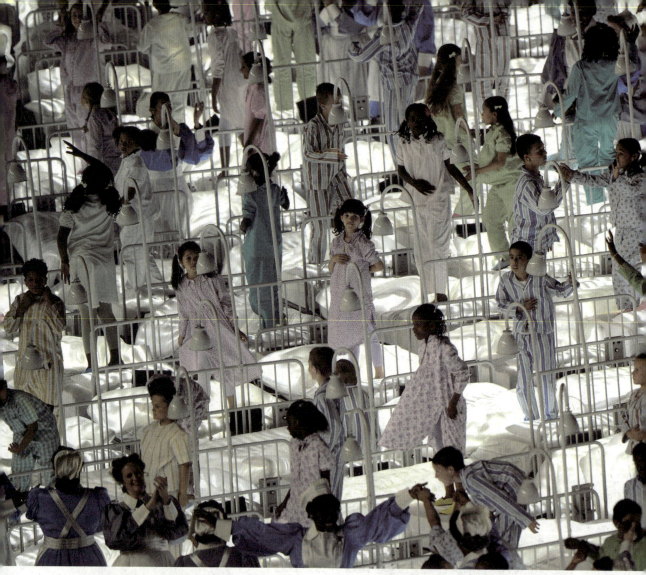

▲ 国民医疗服务体系已经成了英国人生活中如此重要的组成部分，以至被当成国家特色放在2012年伦敦奥运会开幕式上展示

1911年，本杰明·摩尔（Benjamin Moore）意识到改革势在必行。在《健康时代的黎明》一书中，他提出了国民医疗服务的概念——私人医生、慈善医院和《救贫法》并不是为普通民众服务的。摩尔认为那些本可以预防的疾病并没有得到预防是因为没有统一的医疗服务。尽管摩尔著作中的观点看起来合情合理，却也不乏激烈的反对者。其中一个评论者认为，摩尔对于医生工作条件的批评是毫无意义的，因为"本世纪在疾病预防方面我们已经取得了巨大的进步"。

到了这一年年底，《国家保险法》颁布。这部法案除了有助于解决失业问题之外，也提出了一个让工人们可以请病假，并且可以接受免费的抗结核治疗的方案。这向正确的方向迈出了一步，然而很多人对这个法案是强制性的感到愤怒，义务性的捐助金让他们本来就微薄的工资变得更少了。此外，这一法案只是保障了工人自己，并不包括他们的家人，而对那些自由职业者、失业者来说，情况并没有什么改善。

到了1920年，事情有了进展。曾任卫生部长的道森爵士（Lord Dawson）提交了一份报告，提出应该建立国民医疗服务体系。到了1930年代，几个组织也提出了相应的议案，不过大家并没有齐心协力。纳菲尔德医院信托（The Nuffield Provincial Hospitals Trust）引入了区域化的概念，而伦敦卫生与热带医学院

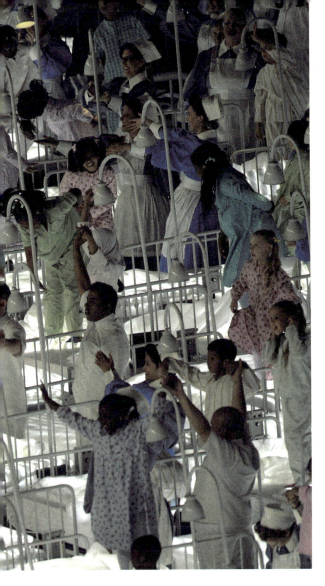
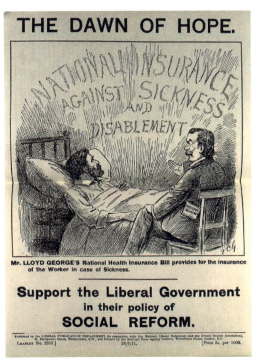

▲ 一张宣传1911年国家保险法的传单

的院长则每周组织来自不同领域的医生聚会。这一组织后来被称为闲聊委员会（Gas Bag Committee），他们意识到只有政府能够提供教学医院所需的大量经费——不过如果这样他们又如何保持独立呢？

直到第二次世界大战期间，各方的努力才开始凝聚到一起。由于敌军不断地轰炸城市，许多人需要医疗救助，于是免费的住院治疗被提供给伤员，包括那些在空袭中受伤的平民。此外，医院服务也按照地理区域重组了。是战争让各方力量凝聚在一起以提供紧急医疗服务——事实证明确实可以做些事情彻底地改善国家的医疗服务体系。

发表于1942年的《贝弗里奇报告》着重探讨了社会福利体系。威廉·贝弗里奇是一名经济学家和社会改革者，不过他的报告很少谈到如何为基本的国民医疗服务提供资金——这为将来的问题埋下了隐患。不过在这篇报告发表之后，执政的保守党制定了一份白皮书，探讨了未来由地方政府所领导的医疗服务体系。

战争刚刚结束，保守党就下野了，工党取得了压倒性的胜利。何以如此？除了他们的竞选口号"让我们面向未来"以外，他们还承诺提供以税收为基础的国民医疗服务体系。在竞选获胜之后，新任的卫生部长安奈林·贝文立刻着手推进此事。

公园医院

如今被称为斯塔福郡综合医院的公园医院开业标志着国民医疗服务体系正式启动。这一体系由当时的卫生部长安奈林·贝文启动，是多年计划与斗争的结果。不过在国民医疗服务体系正式开始运营之前，这家医院已经被使用了20年。

这家医院最早属于乔治五世的女儿玛丽公主，在1928年12月7日开业，随着1929年救贫法协会解散，这家机构的所有权被移交给兰开夏郡议会。1939年，它被战争部接管，用于治疗盟军的伤员。这里甚至还接待过格伦·米勒（Glenn Miller）和他的美国空军乐队，以及世界拳王乔·刘易斯（Joe Louis）。

到了1948年，贝文象征性地从兰开夏郡议会接过了这家医院的钥匙——毕竟这里已经成了政府机构的一部分，不再属于郡里了。护士们在门外排成了仪仗队，西尔维娅·贝克汉姆成了国民医疗服务体系下的第一位患者。公园医院还是第一位在国民医疗服务体系下出生的孩子桑德拉·普克的出生地。

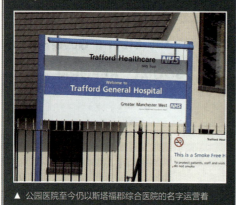
▲ 公园医院至今仍以斯塔福郡综合医院的名字运营着

用的穷人，在这个国家的任何一家医疗机构里都可以获得治疗——即便对于那些暂时居住在英国的外国人也是如此。

一个由卫生部长统领大局的三级医疗体系很快被建立起来，每一级组织之间能够彼此协作。第一级是由地方管理的国有医院。接下来是所有的全科医生、牙科医生、验光师和药剂师。最后一级是由地方政府提供的医疗服务，比如由卫生官员管理的社区诊所。

尽管这一切听起来很好，但却遭到了整个政界甚至医疗界的激烈反对。其中最主要的顾虑是经费——医生的大部分收入来自他们的病人，他们并不一定相信政府会发给他们合理的薪水。为了获得他们的支持，政府不得不做出一些让步，虽然这是贝文不愿意看到的。

没有人预料到在运行第一年里人们对国民医疗服务体系的需要量。自第一家医院于1948年7月5日在曼彻斯特开张以来，在医生那里挂号的人数迅速增长到了令人吃惊的3000万——穷人们如今有了获得医疗服务的途径，他们要尽可能地加以利用。尽管国民医疗服务体系仅验光师一项的预算就有100万英镑，但最终的账单却是3200万英镑——这其中包括525万副眼镜的处方。到了1951年，每年有1900万副眼镜的处方。财务问题并不一定在计划之内，1951年，当内阁投票决定要对牙科和配镜服务收费的时候，贝文辞去了卫生部长的职务。

贝文的计划是把一切都置于同一张保护伞之下，在需要时免费提供医疗服务，从而彻底改变医疗服务体系，这完全不同于从前以保险为基础的方案，那一方案很类似于如今在美国施行的方案。国民医疗服务体系的资金来源于税收，这意味着富人将做出更多的贡献以帮助那些无法负担医疗费

> 国民医疗服务体系的诞生源于这样的理念：每个人，无论贫富，都应该获得良好的医疗服务。

当保守党在1951年10月重新执政之后，从税收中拿掉国民医疗服务体系资金的想法开始浮出水面。他们的依据是科学的进展已经让这个系统运转的费用过于昂贵了——毕竟托利党人从一开始就反对创立国民医疗服务体系的想法。一个由克劳德·居

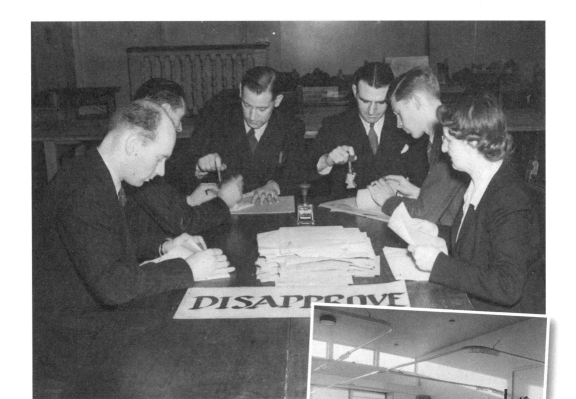

▲ 1948年4月的选票揭示了医生对于加入国民医疗服务体系的态度

▲ 在国民医疗服务体系下建立的第一家医院的一间病房

里鲍德领导的委员会开始寻找支付国民医疗服务体系所提供的医疗服务的不同方案，让保守党大吃一惊的是，调查结果显示国民医疗服务体系是高效、高性价比的，甚至值得为此投入更多的经费。保守党停止了反抗——一个以全民税收为经费基础的健康服务体系已经成了英国人生活的一部分。

从成立之初，国民医疗服务体系就和很多技术与药理学方面的创新联系在一起。国民医疗服务体系创立之时，正值制药企业开始不断研发出新药，抗生素、麻醉药、抗组胺药的应用变得越来越普遍的时代。战争时期技术的进步导致了超声的发明，到了1950年，人们发现了吸烟与肺癌之间的关系。第一例肾移植手术于1954年施行，两年之后，脊髓灰质炎疫苗接种得到了普及。通过国民医疗服务体系，所有人都能享受到这些医学进展，尽管花费日益增加，但公共卫生状况无疑得到了改善。

尽管存在种种问题，但国民医疗服务体系确实改善了所有英国人的生活质量。1948年，男性和女性的平均预期寿命分别是66岁和71岁——如今上升到了77.2岁和81.5岁。儿童的死亡率下降，孩子们可以免费接种白喉、破伤风、脊髓灰质炎、百日咳、流感、麻腮风、丙型脑膜炎的疫苗——这些疾病曾经十分普遍。

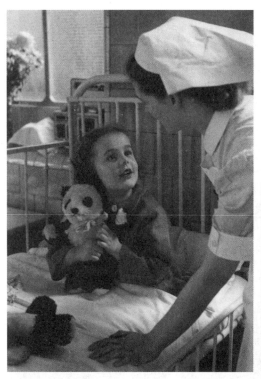

▲ 1952年在伦敦儿童医院里,一名护士与年轻的患者在交谈

了英国第一例手移植手术。尽管世界在不断发展,但国民医疗服务体系仍设法保持它的核心原则——以税收为财政基础,在政府的组织下从入境的一刻开始就提供所有领域的完全免费的医疗服务。

疾病不再会让一个家庭破产。尽管受到各界人士的反对,但是每个人只要踏入英国的国境,就可以享受免费的医疗服务的梦想变成了现实。到了1960年代中期,老旧过时的医院终于被新的建筑所取代,波利特委员会(Porritt Committee)曾经批评过由医院、执业医师和政府组成的三叉型结构,如今在大部分医疗工作者的支持下,开始建立起单一的权力机构来管理每一个区域。

如今国民医疗服务体系仍在不断地改进,如果没有它,英国人将远远享受不到如今的生活水平。国会仍在不断地推进改革,比如《2012年健康与社会保障法案》就进一步强化了医疗保障服务。国民医疗服务体系依旧是医疗创新的前沿,在2012年12月,利兹综合医院(Leeds General Infirmary)进行

救护车的演化

尽管自1860年代以来,就出现了救护车的雏形(那时还是马车),但在国民医疗服务体系建立后的一些年里,救护车却不是其中的一部分。在国民医疗服务体系建立的初期,救护车并没有真正被管理起来。直到1966年来自卫生部的米勒报告(Millar report)才开始建议救护车应该配备什么样的设备,其人员应该接受怎样的训练。救护车服务是由郡议会所管理的。救护车的司机都是志愿者,而车辆本身只提供最基础的服务——尽可能快地把病人送到医院。

到了1974年,国民医疗服务体系终于接管了救护车服务。从那时候起,这项服务逐渐发展成了如今的"院外医疗服务"。随着时间的推移,救护车人员所接受的训练越来越广泛,如今像除颤仪这样的设备也得到了应用。无线电通信设备也投入了使用,救护车的设计不断改进后变成了今天的样子。

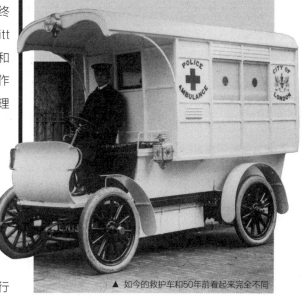

▲ 如今的救护车和50年前看起来完全不同

一家飞行医院

朝鲜战争，朝鲜半岛。

1950—1953

在朝鲜战争期间，航空医学拯救了上千人的生命。要把患者从战场送达医疗机构的时间从几天缩短到仅仅几个小时，这一理念是在第二次世界大战期间建立起来的。1950—1953年，美国陆军和空军的急救流程快速发展，特别是在大量的直升机投入使用以及运输机为了医疗服务进行改装之后。

朝鲜战争中联合国军的司令马修·李奇微（Matthew Ridgway）少将赞扬了参与救援活动的航空医疗人员，这些救援活动横跨数千英里将伤员运送到日本的医院以及最终转运到达美国。在朝鲜受伤的士兵康复的机会要高得多，他认为"这在很大程度上得益于快速的医疗转运使得伤员能够迅速到达大型医疗机构"。

通常，在朝鲜战争中的医疗转运包括用改装过的直升机或轻型飞机（比如贝尔H-13苏族或斯廷森L-5哨兵）转运至移动外科医院或其他野外医疗机构。在这里，为了运送伤员而特别改装的道格拉斯C-47空中火车或C-53空中霸王会把重症的伤员转运至朝鲜或日本的医院。改良后的C-54或波音C-97同温层运输机会继续跨越太平洋把患者转运至加利福尼亚的特拉维斯空军基地。

一个由30架改装后的C-54（被称为C-54M）组成的飞行编队于1951年春天服役，与改装后的C-97C一起承担了飞行医院的角色，飞机上有几十副担架、护士站、医疗物资，甚至还有在长途飞行中准备食物的厨房。在朝鲜战争结束的时候，美国医疗疏散部队的转运中队已经完成了1.2万次飞行，转运了超过28万名伤员。有超过4.1万名伤兵在从日本前往美国的飞行途中接受了治疗。

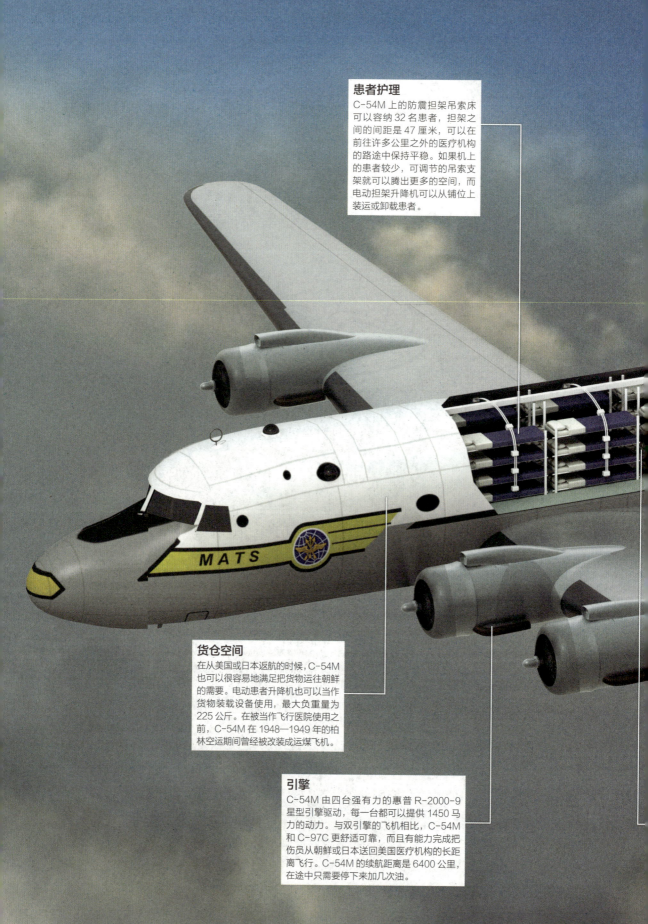

厨房

在跨越太平洋的长途飞行中，厨房可以为患者、医务人员和机组人员准备热食。这种机上服务不只能让旅途变得更舒适，也有助于缩短旅程。C-54M 的构造对飞行途中患者护理的帮助远远超出了预期。

护士站

一个设备齐全的护士站可以让 C-54M 机上的医务人员为病号和伤员提供尽可能好的医疗服务。机上的物资和药品对于患者的安全至关重要，特别是在从亚洲到美国的长达数小时的飞行过程中。护士在飞行过程中可以记录患者的病情、分发药品并进行其他一些基础护理。

隔热

C-54M 的外部大部分被涂成白色以反射太阳光，而隔热的隔离板和其他表面材料以及特殊处理过的玻璃也有助于防止热量在飞机内部积累。在长途飞行过程中，患者的舒适是医务人员和机组人员首先考虑的问题。

空气循环

C-54M 上安装了可以由每个患者单独控制的空调系统，在整架飞机上提供循环的冷风或暖风。C-54M 是第一个提供了可以由患者控制的空调系统的机型，这个系统在空中和地面都非常高效。

宽阔的出口

由于 C-54M 飞行医院已经为装卸大型货物进行了改装，所以它的出口非常适合病人上下飞机。有时带着氧气和静脉输液的患者在进出飞机时会遇到一些问题。而有着宽阔出口和经过其他改良设计的 C-54M 刚好可以有效地处理这些难题。

虫害控制

为了防止昆虫被带上飞机从亚洲转运到美洲从而威胁到本土物种或破坏庄稼，C-54M 装备了一套精巧的虫害控制系统。这一系统由外部控制器和飞行员的按钮操纵，可以让 15 个喷嘴喷洒杀虫剂，从而给整架飞机除虫。

供氧

严重受伤或病重的患者经常需要吸氧，C-54M 装备了可以把氧气输送到飞机上每一个担架床位的供氧系统。如果没有中央供氧系统，医务人员们将不得不在飞机上使用沉重的氧气罐，不仅会占用宝贵的空间，增加飞行重量，还会带来严重的安全隐患。

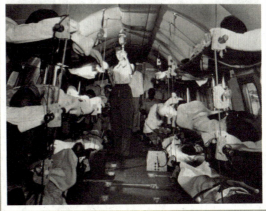

Inside the "flying hospital ward," a Flight Nurse makes her rounds of the litter and ambulatory patients.

▲ C-131撒玛利亚是美国1954年开始生产的军用双引擎运输机。图为在"飞行医院"的病房里，一名飞行护士正在巡视担架上的以及非卧床的患者

一名陆军外科医院医生的一天

在前线拯救士兵的生命。

韩国，1950—1953

在第二次世界大战期间，在战场上受伤的士兵不得不被转运到固定的野外医院接受治疗，然而这些医院通常远离前线，患者很可能会死在转运的途中。当1950年朝鲜战争爆发的时候，对移动医疗救助的需求已经显而易见了，于是美国陆军建立了第一家移动陆军外科医院（Mobile Army Surgical Hospital, MASH）。这种医疗单元可以在前线附近快速建立并随军移动，确保士兵们能够迅速得到所需的治疗，从而大大增加他们存活的机会。在此后的许多场冲突包括越南战争之中，MASH一直得到应用，直到2006年才解散。

搭建

经过在敌军领地崎岖山路上一整夜的跋涉，载着帐篷、医疗物资和医务人员的卡车把货物卸载在距离前线6—16公里的一个合适的地点。在这里人们搭起帐篷，在帐篷里支起超过200张的床位。整个过程用时不超过4小时。

接收患者

受伤的士兵首先被送到战场救助站（一种位于前线的能力有限的小型医疗单元）。在这里他们接受全科医疗官的基础急救，然后要么重返战场，要么通过直升机转运到最近的MASH接受进一步治疗。有些MASH一天要接收1000名伤员。

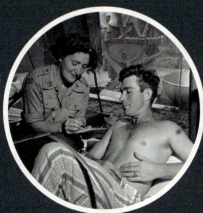

▲ 很多国家都有自己的MASH，这幅图中是一名挪威护士在照顾一名加拿大士兵

优先治疗

MASH里的医生和护士会根据预检分诊系统评估每一位新来的患者,根据病情的严重程度确定治疗的优先级。被广泛采用的原则是:"危及生命的优先于危及肢体的,存在功能危机的优于解剖缺失的。"由于伤员的数量巨大,有时那些严重受伤的士兵会被留下来等死,以便有时间拯救其他人。

术前护理

MASH中配备有实验室和X光机以帮助诊断,但不幸地是没有暖气或空调系统。前线附近极端的温度意味着医护人员和患者都不得不忍受严寒或酷热的环境,这经常让手术变得很困难,也延长了患者的康复时间。

外科手术

每家MASH通常有5个手术台——通常只是把担架摆在案桌上——并配备有10名医生、10名护士及几十名士兵。医生通常是从住院医师或实习医生中征召的,在进行自己的第一台手术之前只接受过3天的正规军事医学训练。他们的大部分训练是在工作中完成的。

自由时间

尽管有时候他们无休无眠,每12小时一班来处理积压的患者,但有些时候也相对清闲。在停工的时候,医生和护士会撤退到生活区休息、阅读、社交甚至跳舞。有时年长的医生会花时间训练其他人进行新的操作或治疗。

转运

在MASH中95%的患者活了下来。一旦病情稳定,他们要么重返战场要么被转运至固定的医院接受进一步的治疗。每家MASH配备有4架直升机以转运患者,同时也可以运送医疗物资和血液。

拔营

随着前线移动,MASH也跟着移动。当"拔营"的命令下达之后,剩下的患者会被转运走,帐篷被收起,物资被打包,所有物品都装上卡车,这一切都在6小时内完成。一些医院平均每周移动一次,而另一些则可以留在原地一个月左右。

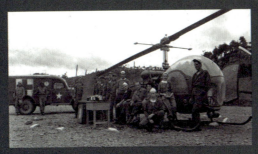

◀ 通过陆路和空中运输,MASH几乎可以在任何情况下转运患者

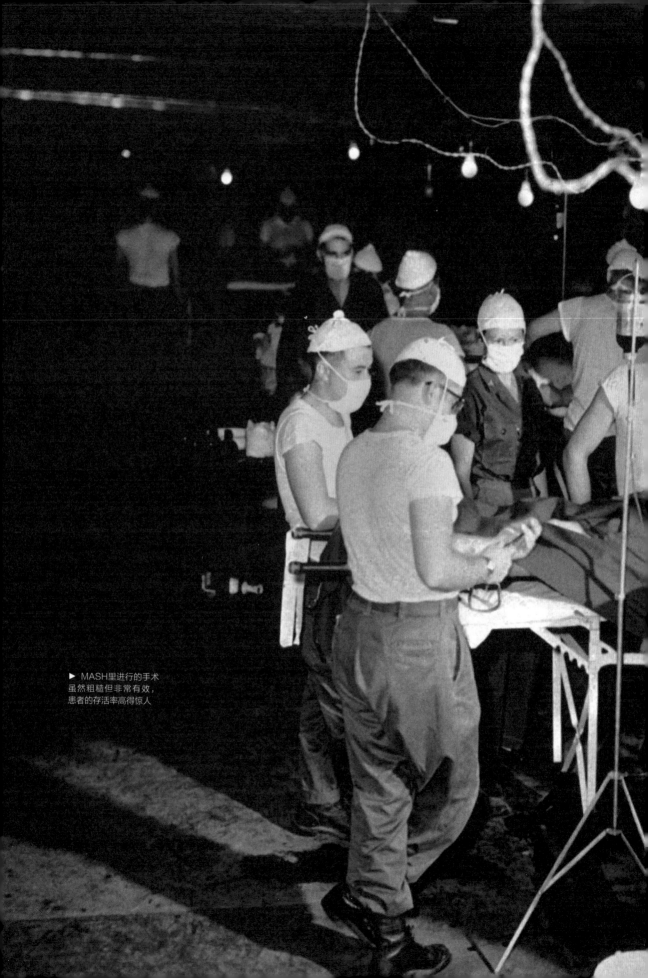

▶ MASH里进行的手术虽然粗糙但非常有效,患者的存活率高得惊人

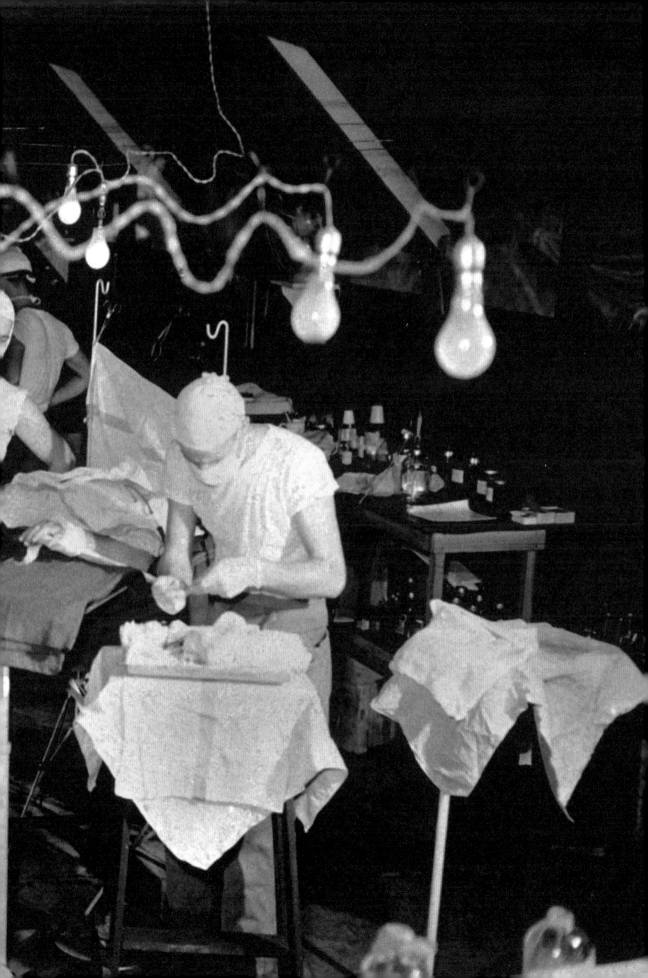

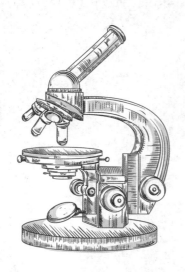

千禧年以来的医学

从全基因组的绘制到纳米技术再到HIV和癌症的先进治疗手段,21世纪的医学无时无刻不在获得突破性的进展。

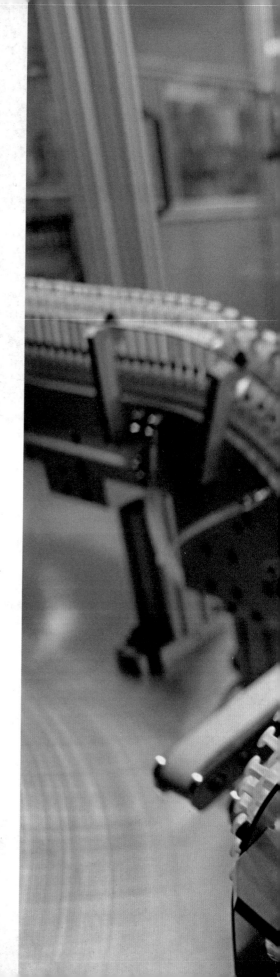

人从一出现开始,就在不断地和疾病做斗争,在这场求生之战中,不断地拓宽护理和实验的疆域。无论是在来自史前新石器时代的头骨上发现的颅骨环锯术的证据,还是看起来更像是来自科幻小说而不是真实世界的现代纳米技术,都说明医学是一门不断发展的学科。在20世纪,创新与突破性发现接连不断,如今研究者、科学家和医生们仍在不断地为医学的进步打下基础,有了这些发现,再加上技术的发展,未来似乎无可限量。

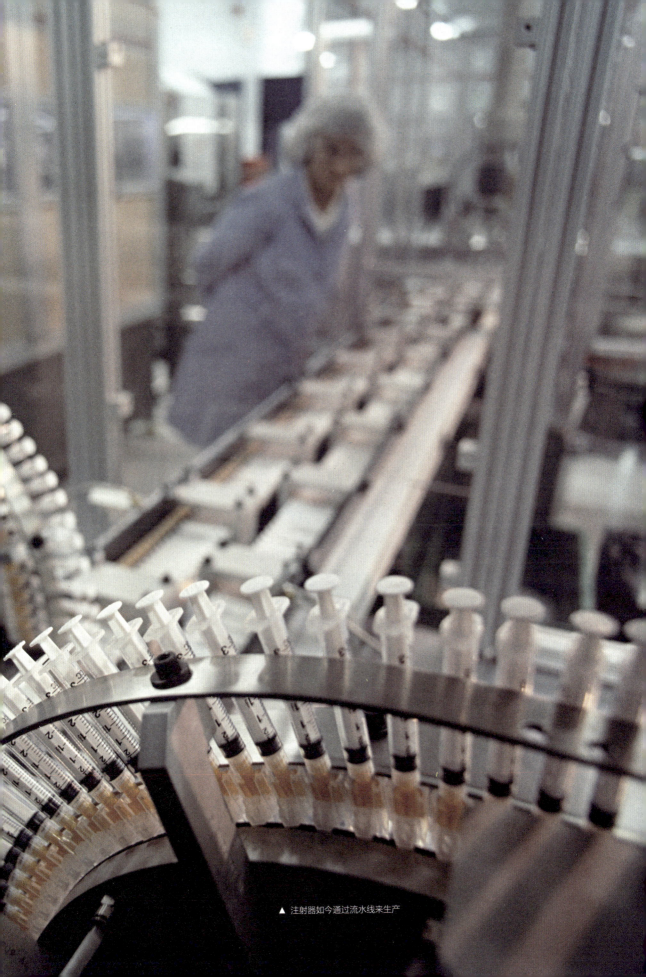

▲ 注射器如今通过流水线来生产

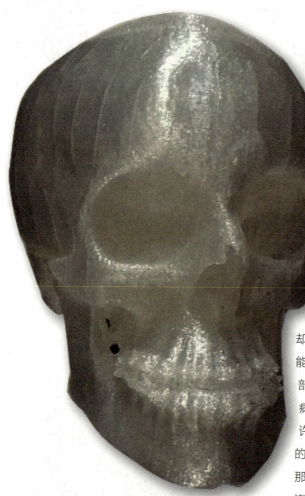

▲ 3D打印技术让医学研究者们有可能打印器官，或者如同这具颅骨所证明的那样，打印骨骼成为可能

不过要理解医学当代史，我们必须首先回顾一下更远的过去。在上个世纪医学所取得的进展是一个世纪之前无法想象的。自1900年以来，医学发现成了人类进步的永恒主题。随着麻醉术、X射线等发明的普及，随着对疾病和健康生活方式的认识变成了常识，人类的平均预期寿命增加了25岁。

当然，最能够从这些进步中获益的是发达国家和那些能够支付得起的人。医学的进步也得益于科学、技术和通信领域的飞速发展。科学家和医生们不再各自为战，而是能够越来越容易地协作和分享，在研究过程中互相学习、彼此支持。

在上一个世纪的早期，研究的重点在于找到感染的病因以及治疗的方法。对外科的发展也有迫切的需求，因为要应对不止一次的世界大战。随着时间的推移，医学研究的焦点从治疗感染和疾病转向了控制与预防。在飞速发展的世界中，技术的普及变得越来越迅速，发展与改进日新月异，今天的开创性研究很快就取代了昨天的新闻。

从前意味着死亡的感染如今在发达国家却很常见。从前确诊了流行性腮腺炎或者麻疹可能就意味着宣判了死刑，而如今这只是成长的一部分。1928年青霉素的发明是对抗这些致命疾病道路上的第一步，随着各种抗生素的发明，许多从前威胁生命的疾病如今都变成了儿童期的少许不便。不过在新世纪里，这些疾病变得不那么流行了，这不是得益于治疗，而是要归功于诸如疫苗接种这样的公共卫生手段的发展，以及从儿童期就开始的教育。

在对抗癌症的战斗中教育所起的作用超过了其他任何领域。尽管早期诊断方法、治疗手段

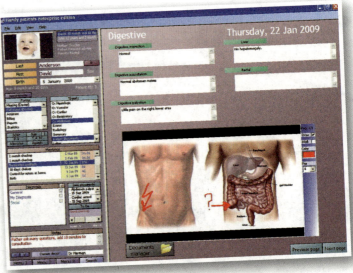

▲ 随着电子病历系统的发展，医务人员可以实时共享患者及其需求的信息

> 得益于医务人员、慈善机构和团体的努力,像疟疾这样一度十分猖獗的疾病如今已经得到了控制。

和死亡率一直在改善,但在对抗各种类型癌症的努力中,生活方式的改善起到了至关重要的作用。由于不健康的生活方式与癌症之间的联系已经得到了充分的证实,公共卫生项目致力于将这些证据变得尽可能地浅显易懂、广为人知,同时法律也介入这一领域,禁止在公共场合吸烟,在香烟包装和酒精饮料标签上加入清晰的警示,以确保没人会怀疑这些东西与疾病之间的联系。最近被大力宣传并热烈讨论的含糖饮料税如今已经生效,对于政府和医学专家来说,这是一个需要不断努力的过程,以便让公众在尽可能年轻的时候意识到健康问题的紧迫性。健康教育的范围也从预防癌症扩展到了预防诸如心脏病等其他一些疾病的健康生活方式的宣教,如今食品包装上都要求清晰地列出盐、脂肪和糖的含量。甚至连食品包装本身也受法律的管控,在食品及其包装上禁止使用可能致癌的物质。

事实证明,在发展中国家,预防也比治疗更重要。得益于医务人员、慈善机构和团体(比如红十字会和世界卫生组织)的努力,像疟疾这样一度十分猖獗的疾病如今已经得到了控制,这些组织在全球各地工作,教育和帮助那些风险最高的人群。在医学研究者的实验室里,这场战斗也在持续着,新药不断被研发出来以应对在发展中国家所面对的种种挑战,这些急需解决的难题包括蚊虫对疫苗所产生的

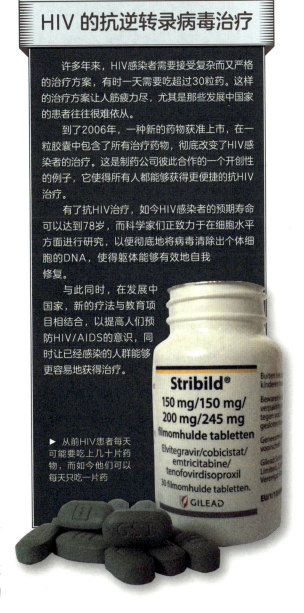

HIV 的抗逆转录病毒治疗

许多年来,HIV感染者需要接受复杂而又严格的治疗方案,有时一天需要吃超过30粒药。这样的治疗方案让人筋疲力尽,尤其是那些发展中国家的患者往往很难依从。

到了2006年,一种新的药物获准上市,在一粒胶囊中包含了所有治疗药物,彻底改变了HIV感染者的治疗。这是制药公司彼此合作的一个开创性的例子,它使得所有人都能够获得更便捷的抗HIV治疗。

有了抗HIV治疗,如今HIV感染者的预期寿命可以达到78岁,而科学家们正致力于在细胞水平方面进行研究,以便彻底地将病毒清除出个体细胞的DNA,使得躯体能够有效地自我修复。

与此同时,在发展中国家,新的疗法与教育项目相结合,以提高人们预防HIV/AIDS的意识,同时让已经感染的人群能够更容易地获得治疗。

▶ 从前HIV患者每天可能要吃上几十片药物,而如今他们可以每天只吃一片药

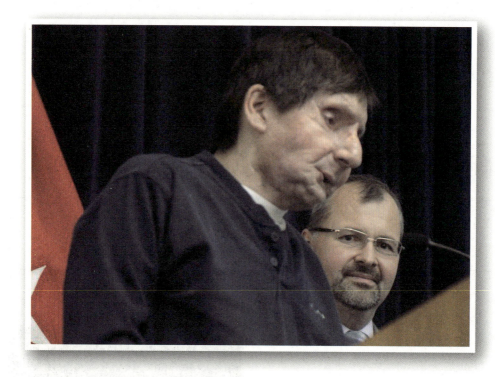

▲ 吉姆·梅基（Jim Maki）是美国首例接受面部移植的患者。这是他与自己的外科医生博丹·波马哈克（Bohdan Pomohac）的合影

▼ 在远程和精细外科领域，机器人得到越来越广泛的应用，比如这台腹腔镜机器人

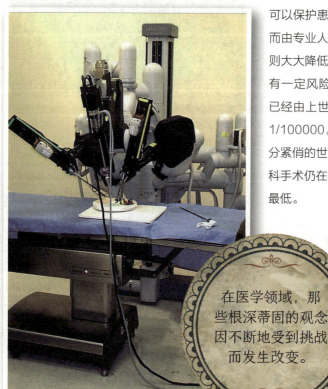

群体免疫问题、至关重要的饮用水清洁问题，等等。

也许上个世纪里外科最大的进步就是麻醉术和对感染控制的认识。麻醉术的到来，让医生可以保护患者不至于在手术期间出现外科休克，而由专业人员进行恰当的消毒及手术区域的准备则大大降低了致命感染的风险。尽管外科手术仍有一定风险，但是全身麻醉所致的患者死亡率已经由上世纪中叶的1/1000降至了上世纪末的1/100000。即便如此，在如今这个医院空间十分紧俏的世界里，重视效率和康复速度的现代外科手术仍在不断地致力于将全身麻醉的需求降至最低。

当然，在进行心脏外科手术、器官移植以及一些神经外科手术时，全身麻醉仍然是必须的。这些领域是外科进展的前沿，到了21世纪，越来越普遍的面部移植手术首次登上了医学的舞台。从前这被认为是科幻小说中的情节，

> 在医学领域，那些根深蒂固的观念因不断地受到挑战而发生改变。

但是随着2005年第一例局部面部移植手术在法国开展，这一切都改变了。2010年，西班牙的医生们给一名患者进行了世界第一例全面部移植手术，该患者在一次射击事故中遭受了灾难性的永久损伤。在接下来的一年里，法国的外科医生们再次在他们所开创的领域里取得了领先，他们完成了包括泪管和眼睑的全面部移植手术，标志着人们首次有能力完成如此复杂的操作。这一领域在不断地发展，如今外科医生们已经可以利用3D影像完美地重塑供者的面部以匹配受者的头骨。这意味着他们可以尽可能地还原患者本来的面容，有理由相信一旦受者们康复，他们就能过上接近正常的生活。

当然，面部移植也是一个充满风险的医学领域，更不用说还有伦理方面的问题——这经常是当代医学科学家们的战场。患者要终身服用免疫抑制剂以确保他们的躯体不会排斥移植物，这些药物会带来肿瘤的风险。此外，有些移植手术的候选人健康状况良好但是因为严重毁容才考虑面部移植手术。在这些病例中，其他方面健康的患者要接受可能导致死亡的外科手术和术后治疗。和现代医学的许多领域一样，这其中有很多伦理学问题值得思考。

随着基因治疗等疗法的发展，一些患者可以完全不必接受外科手术了。这些充满争议的研究前所未有地激发了公众的想象力。干细胞研究指明了未来医学的方向，研究者们能够操纵患者的单个细胞，对它们进行重新编程，以便控制和终止一些致死或缩短寿命的疾病的进展过程。基因治疗已经成功地用于镰状

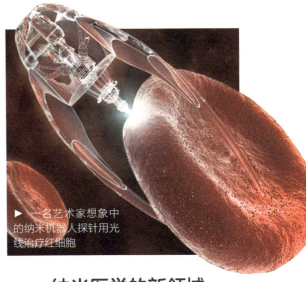

▶ 一名艺术家想象中的纳米机器人探针用光线治疗红细胞

纳米医学的新领域

纳米技术让科学家们可以在分子水平开展工作。简单来说，他们使用显微工具和设备，可以对比人类的头发丝还细一千倍的细胞碎片、DNA或病毒进行研究。

这种技术让医学科学家们可以操纵DNA片段，最终让我们可以理解和分析基因的每一个部分，从而治疗任何与基因相关的疾病。现在研究者们已经致力于研发纳米机器人，这种微型机器人受编程控制，可以一个分子一个分子地修复哪怕最细微的DNA片段。

科学家们已经从理论上证明，如果需要药物来修复受损的细胞，他们可以在受损的分子上建造"纳米工厂"，在必要时制造所需的药物。

纳米药物正逐步应用于医学影像领域，这一技术甚至可以在分子水平修复神经系统损伤，其应用前景是十分广阔的。

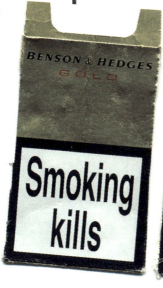
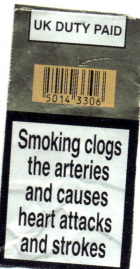

▶ 针对香烟包装和公共场所吸烟所出台的新法令表明，公共卫生政策更关注预防而不是治疗

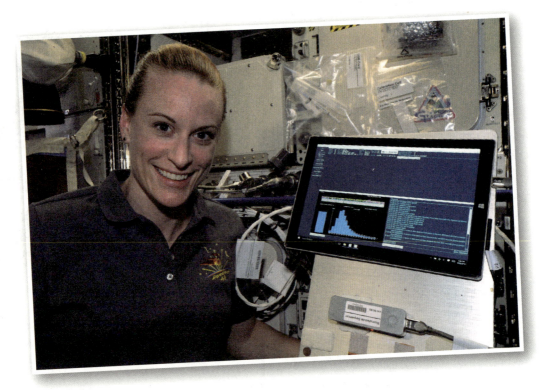

▲ 2016年美国宇航员把MinION带上了太空。这种便携式基因测序仪在2014年追踪了埃博拉疫情的暴发

癌症靶向治疗

目前的癌症治疗手段比如放疗或化疗都会对患者的身体造成损害，因为这些疗法不仅攻击肿瘤细胞也攻击健康细胞。21世纪的科学家们已经能够识别出单个的肿瘤细胞并对它们进行分析，以便了解如何更有效地治疗每一种癌症。

在此基础上研发的靶向治疗药物可以阻断肿瘤细胞的生长或破坏肿瘤细胞本身。尽管目前已有应用在患者身上的靶向治疗，但并不是每一种癌症都适合这种治疗。此外，一些肿瘤细胞会发生突变产生药物抵抗力，降低药物的疗效。

靶向治疗通常与化疗一起进行，目前的研究一直致力于如何增加药物的疗效以及更好地理解癌症的突变机制，以便研发出可以应对突变的药物，不断地抗击肿瘤。

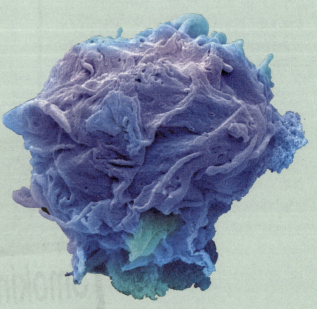

▲ 癌症靶向治疗可以针对单一的肿瘤细胞，比如这个淋巴瘤细胞

细胞病，研究者们相信未来他们将可以逆转某些癌症，让患者免于痛苦的放疗或化疗，也不必经历创伤性的外科手术。与此密切相关的是肿瘤的靶向治疗，这种疗法只针对疾病细胞而不影响体内其他健康细胞。

2003年，研究团队成功地测序了人类基因组，如果没有这一举世闻名的突破性进展，上述治疗方案都不可能成真。研究者们终于首次成功绘制了构成我们DNA的30亿个基因的地图，这一成果所带来的影响是难以估量的。如今研究者们可以对单个细胞进行观察找出那些可能引起疾病的个体。这意味着那些有患病风险的人不用等到发病再接受治疗，而是可以采取预防措施。

20世纪90年代进行人类基因组研究需要许多间布满研究人员的实验室，而如今则只需要一台便携仪器和相应的软件就可以在世界各地开展。这一仪器在2014年西非埃博拉病毒暴发的时候被用于追踪和预测病毒的播散，让医生们可以在一小时之内确诊患者并开始必要的治疗。这一技术也被用于追踪和治疗寨卡病毒和疟疾，避免了昂贵而又耗时的移动实验室。这使得灵活有效的医疗可以普及到最偏僻遥远的区域。

当年参与人类基因组图谱绘制的团队如今已经可以创造出人造细胞，并致力于把这一新技术应用于健康领域。理论上讲，如果科学家可以人工创造不同的致病菌株并使其突变，他们就可以为应对突变的病原菌做好准备，甚至可以找到办法永久地消除突变。干细胞和基因组研究的最终目标是为每个人提供个体化的预防治疗方案，从而把外科手术和其他诊断后治疗的需要降至最低。

诸如3D打印这样的工业技术一开始并没有立刻显示出医学应用的前景，如今却使得器官移植和外科等领域有了更多的可能性。研究者们现在不仅能打印骨骼和血管，甚至还可以打印有功能的人类耳朵。最近他们打印出可以移植在伤口上的皮肤细胞以促进愈合，未来他们将继续拓宽这一技术的应用范围，努力打印出具有完整功能的人类器官用于器官移植，以解决这一领域永远供不应求的难题。

当外科手术不可避免时，新技术使得外科医生能够进行更精细的手术，在很多病例中避免了创伤性的操作。机器人在外科领域的应用越来越多，这指明了医学未来发展的方向，比如20世纪60年代首次出现的机器人手臂，其21世纪的改良版本已经应用于一些外科操作。

机器人外科非常精确，创伤很小。这一技术使得外科医生能够使用更小的切口并获得更大的放大倍数，从而做到只切除病变或损伤的组织，保留健康的组织，同时也让术中出血量降到最低。精准的机器人外科手术也使得那些从前没

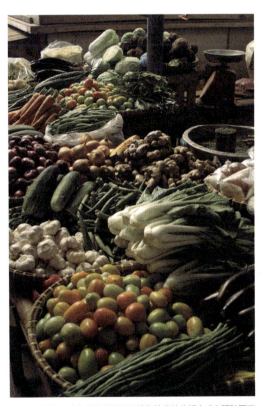

▲ 在21世纪，人们越来越关注于推行健康的生活方式来预防而不是治疗疾病

新技术使得外科医生能够进行更精细的手术，在很多病例中避免了创伤性的操作。

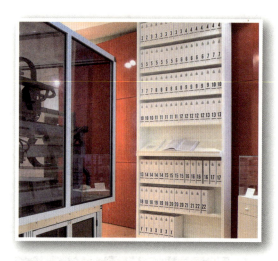

▲ 第一份打印出来的人类基因组保存在惠康收藏馆（Wellcome Collection），以书籍的形式展览

有手术机会的患者可以接受拯救生命的移植手术。举例来说，从前那些肥胖的患者被认为无法接受肾移植手术。到了2009年，美国医生在一例肥胖患者身上进行了机器人移植手术，此后有100例移植候选人接受了这一手术。

更小的创伤意味着更短的恢复时间，这不仅是患者的福音，对健康服务提供者来说也是如此。不过这是一个有争议的话题，因为购买外科机器人以及训练外科医生花费惊人。尽管患者们对于疼痛的减轻和恢复时间的缩短一致表达了满意，但是由于很多地方的健康财政预算已经十分紧张，这一技术一时还难以广泛普及。

机器人不仅可以应用于外科，也逐渐成为一些患者日常生活的一部分。可以通过复杂的生物传感器读取神经信号的机器人假肢逐渐出现在医学假体领域。假臂和假腿已经应用于截肢的患者，而如今的假手已经拥有五个带有可活动关节的手指，几乎可以完成各种动作。如今研究者们正在研发可以直接受神经系统控制的假体，作为永久的部件连接在使用者身上，这让仿生人的出现变得不再遥远。

然而医学领域技术的发展并不仅限于外科和假体，其中一些最前沿的进展微小得无法用肉眼看到。纳米技术如今可以在分子水平工作，把治疗和药物施加于单个细胞或者让MRI成像变得前所未有的清晰和准确。

在日常生活的层面上，新技术改变了医学记录储存的方式。电子病例记录可以在医生之间共享，这大大降低了人为错误的可能性。医学专家们只要敲几下键盘就可以立刻看到患者的最新资料，让他们可以全面了解患者的需求和病史。

当然，世界各地的健康服务水平并不相同，在发达国家，人们可以享受到最新的治疗手段，无论是通过支付费用，还是像在国民医疗服务体系中那样从一开始就免费，然而很不幸在发

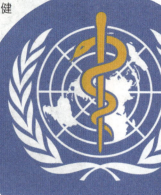

▲ 在发展中国家，世界卫生组织为专业人士和公众提供健康服务和教育

展中国家事情就没有那么简单了。不过有了预防和教育为医学打头阵，在这些国家获得健康服务和教育的机会一直在增加。

今天的研究者比从前任何时候都更了解人体及其在外部和内部所面临的挑战。这些知识让21世纪患者的生存率和康复率远超从前。不仅如此，如今的医学科学家对生命的理解已经深入到细节，这使得我们不仅战胜疾病，而且能在它们发生之前就加以预防。不过随着这些技术飞跃而来的是数量空前的充满争议的伦理问题，这些问题在未来还会越来越多。

在发达国家，重点已经从治疗转向了预防以及如何用简单的方法保持健康的生活方式，而在发展中国家，新的技术和药物使得更多急需治疗与教育的社区能够受惠。这就是医学科学未来发展的方向。

干细胞研究

通过分裂不断自我更新的干细胞重新编程后可以发育成任何类型的细胞，这意味着它们可以转化为组织特异性的细胞用于修复组织损伤。移植手术总是需要更多的器官，而干细胞研究提供了一种可能性，让我们可以修复器官从而避免了移植手术。干细胞也可以用于基因治疗，通过病毒载体把一段健康的基因插入干细胞，再把这些细胞运送到所需的部位。

由于涉及胚胎干细胞，干细胞的研究充满了争议，这种被科学家们用于实验的细胞在不同的条件下可以发育成人体。正因为如此，美国的许多州和一些欧洲国家完全禁止胚胎干细胞研究。然而，利用干细胞进行基因治疗的研究一直在继续，这种疗法可以战胜那些如今被认为不可治愈的疾病。

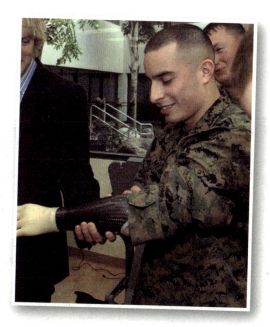

▲ 布兰登·门德斯准下士正在展示他的肌电手臂，这只手臂被他自己肌肉所产生的电张力所驱动

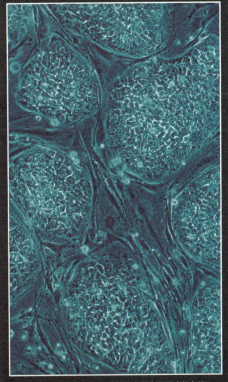

▲ 利用类似这样的干细胞进行研究带来了巨大的争议

医学先驱

见识那些最优秀最智慧的革新者,
他们通过不知疲倦的研究和艰苦的实验改变了医学领域。

120	十位医学先驱	150	爱德华·詹纳:免疫学之父
124	希波克拉底:神话背后的人	156	路易斯·巴斯德:微生物学大师
131	克劳狄乌斯·盖伦:希腊罗马医生	162	弗罗伦斯·南丁格尔:现代护理学之母
136	莱昂纳多·达·芬奇:解剖艺术家	173	玛丽·居里:放射学开拓者
143	安布鲁瓦兹·帕雷:现代外科之父	178	亚历山大·弗莱明:神奇药物的发明者

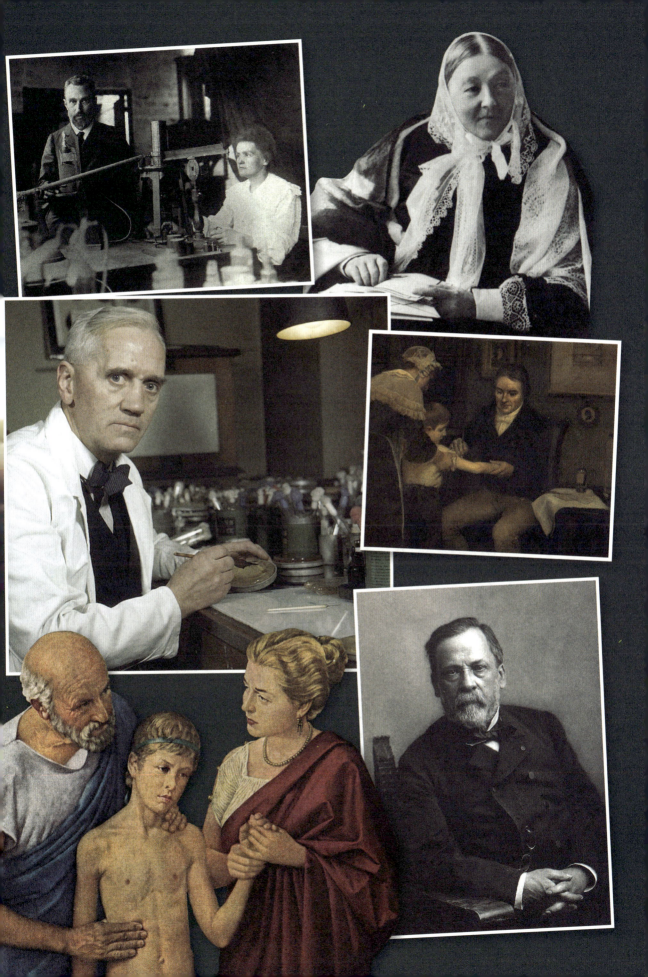

名人堂

十位医学先驱

这些人的发明、勇气和智慧拯救了上百万人。

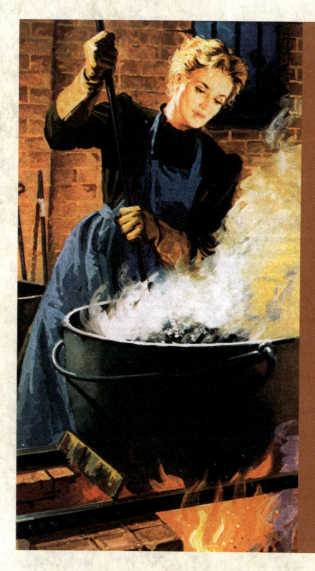

玛丽·居里

波兰 1867—1934 年

玛丽·居里所研究的放射线理论对X射线设备的发明至关重要。在第一次世界大战期间,她开着装备有便携式X光机的救护车来到前线。红十字会随后任命她为放射部门的主管,让她帮助训练其他医务人员使用这种新型的设备。她曾两次获得诺贝尔奖——一次是因为她在化学方面的开创性研究,一次是因为她在物理学方面的工作。

◀ 玛丽·居里的研究对于研发拯救生命的X射线机至关重要

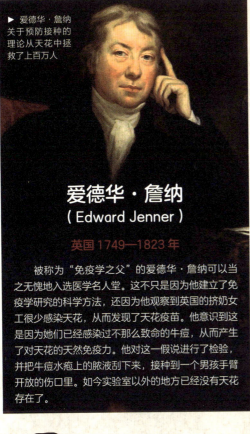

▶ 爱德华·詹纳关于预防接种的理论从天花中拯救了上百万人

爱德华·詹纳
(Edward Jenner)
英国 1749—1823 年

被称为"免疫学之父"的爱德华·詹纳可以当之无愧地入选医学名人堂。这不只是因为他建立了免疫学研究的科学方法，还因为他观察到英国的挤奶女工很少感染天花，从而发现了天花疫苗。他意识到这是因为她们已经感染过不那么致命的牛痘，从而产生了对天花的天然免疫力。他对这一假说进行了检验，并把牛痘水疱上的脓液刮下来，接种到一个男孩手臂开放的伤口里。如今实验室以外的地方已经没有天花存在了。

爱罗斯·阿尔茨海默
(Alois Alzheimer)
德国 1864—1915 年

爱罗斯·阿尔兹海默在1906年首次发现了以他的名字命名的精神疾病，当时他是法兰克福精神疾病诊所的所长。他发现一个来就诊的患者有短期记忆丧失、幻觉和高级神经功能丧失的症状。这位患者死后，她的尸体被解剖，阿尔兹海默注意到她的皮质变薄，神经细胞也发生了改变。经过对类似病例的进一步研究，这种症候群被归类为阿尔兹海默病。直到最近，这种疾病才得到了详细的阐述，而这一疾病仍有很多未知的领域。

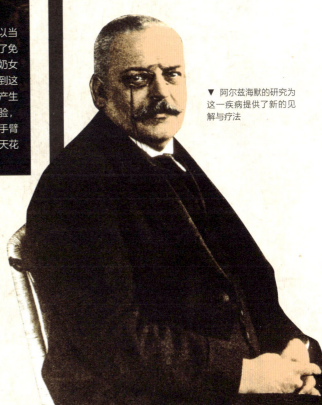

▼ 阿尔兹海默的研究为这一疾病提供了新的见解与疗法

马格迪·雅库布
(Magdi Yacoub)
埃及 1935 至今

马格迪·雅库布是世界顶尖的心脏移植医生，曾经做过上千例移植手术。他不仅开创了移植手术中移除器官的关键方法，还第一个把心脏移植手术引入了英国。他和团队中的医生们一起，用干细胞培育了一小块心脏瓣膜，为获得更多的可移植人体器官铺平了道路。他相信每个人都有权享受医疗保健，是慈善组织"希望之链"的主要创始人，这个组织为发展中国家提供心胸外科服务。

> 生活中没有什么可怕的东西，只有需要理解的东西。
> ——玛丽·居里

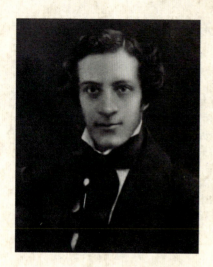

亨利·格雷

英国 1827—1861 年

《格氏解剖学》被当成第一年医学生的标准教材。亨利·格雷在1858年写了这本百科全书式的医学科学指南,以来自尸体的骨骼和其他保存下来的器官为模板亲自绘制了插图。正因为如此,《格氏解剖学》比同时代的任何其他教材都精确得多。他还写了一系列论文,包括研究动物眼睛神经支配的论文。他一丝不苟地解剖标本的每一个部分以揭示其真实的结构,因此所花费的时间堪称传奇。他在34岁时从侄子身上感染了天花,不幸去世。

阿维森纳

波斯 980—1037 年

人们普遍认为阿维森纳是最早的医生之一,他把哲学和医学知识结合在了一起。他所作的《医典》被翻译成拉丁文进入了欧洲的图书馆,影响了距他的故乡波斯数千里之外的医学生。《医典》中建议要隔离感染的人群,还提到了空气中难闻的气味对人体正常功能的危害。尽管《医典》中大部分建议都被现代医学科学推翻了,但阿维森纳把医学从一门神秘的技艺变成了按部就班的实践,这在那个时代是巨大的进步。

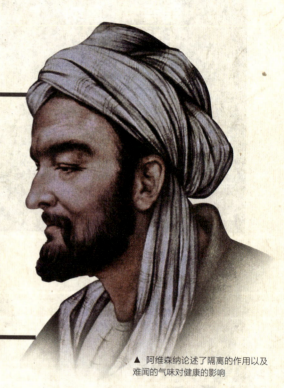

▲ 阿维森纳论述了隔离的作用以及难闻的气味对健康的影响

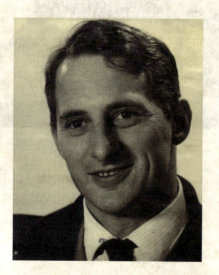

卡尔·伍德
(Carl Wood)

澳大利亚 1929—2011 年

卡尔·伍德在体外受精方面的研究给了上百万妇女怀孕的希望。他制备出世界上第一个体外受精卵,又将它移植回母体。这是一个划时代的成就,随着进一步的研究,他在1980年成功地让澳大利亚第一例试管婴儿诞生。他在冰冻胚胎方面的研究使得胚胎可以被储存,从而为每个人都可以获得的商业化体外受精治疗铺平了道路。尽管他的疗法带来了一些争议,一些人批评他在扮演上帝,但他革命性的方法给了几百万夫妇拥有孩子的机会。

查尔斯·R. 德鲁
（Charles R Drew）

美国 1904—1950 年

德鲁在血液储存和输注方面的研究成果是一个重大突破。他致力于研究如何储存没有细胞的血浆，使其可以随时用于患者。这把患者从死亡的边缘拉了回来，也意味着复杂的医学操作可以安全地进行。德鲁做出发现的年代正是美国种族隔离的高峰，非裔美国人的血不能用于白人患者，反之亦然，尽管这样做毫无医学上的根据，这使得他极为愤怒。

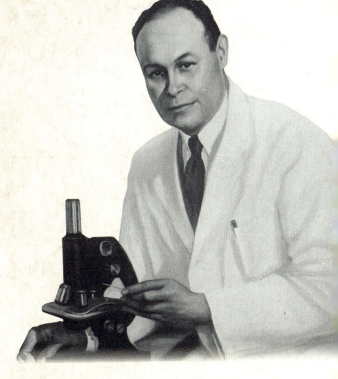

▶ 查尔斯·R. 德鲁在输血方面的成果在"二战"期间拯救了成千上万名士兵的生命

安东尼奥·埃加斯·莫尼斯
（Antonio Egas Moniz）

葡萄牙 1874—1955 年

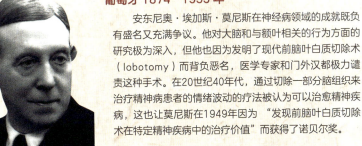

安东尼奥·埃加斯·莫尼斯在神经病领域的成就既负有盛名又充满争议。他对大脑和与额叶相关的行为方面的研究极为深入，但他也因为发明了现代前脑叶白质切除术（lobotomy）而背负恶名，医学专家和门外汉都极力谴责这种手术。在20世纪40年代，通过切除一部分脑组织来治疗精神病患者的情绪波动的疗法被认为可以治愈精神疾病，这也让莫尼斯在1949年因为"发现前脑叶白质切除术在特定精神疾病中的治疗价值"而获得了诺贝尔奖。

弗罗伦斯·南丁格尔

英国 1820—1910 年

弗罗伦斯·南丁格尔被称为"提灯天使"，因为她喜欢在深夜巡视病人。她被认为是现代护理的奠基人。在目睹了克里米亚战争期间英国伤兵得不到良好治疗的现状后，她于1860年在伦敦建立了第一个非宗教的护理项目。她还推进了卫生改革计划以降低英国和印度医院可怕的死亡率。至今英国的护理学校仍在教授她关于医院护理规范的著作。

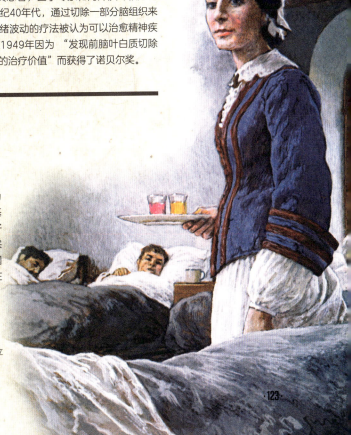

▶ 弗罗伦斯·南丁格尔建立了医院护理的规范

希波克拉底神话背后的人

尽管他生活在2000多年前,但全世界的人都认识他的面容(和胡须)。不过关于这位医生的原型,我们所知道的究竟有多少是真实的呢?

人们认为希波克拉底是现代医学之父。他给古希腊医学带来了翻天覆地的变革——他把医学从哲学和宗教中分离出来,让它变成了独立的专业。然而一旦谈到其生平和成就的细节,我们就很难分清神话和事实了。有60多篇保存至今的文献曾被认为是他的著作,汇编成《希波克拉底文集》,但如今我们知道这其实是十几位作者共同创作的。尽管他为医疗实践树立了伦理规范——这一规范以希波克拉底誓言的形式名垂千古,他本人也因此备受推崇,但有很多证据表明这一誓言产生的年代其实早于他本人。

尽管有这么多无法确定的传说,但我们确实知道他大约于公元前490年出生于名为寇斯(Kos)的小岛,紧邻如今的土耳其海岸。根据亚里士多德的记载,他是一位"慈祥、庄重的老乡村医生",来自古希腊的半身雕像显示他有着浓密的胡须和布满皱纹的前额。希波克拉底在漫长的一生中曾经云游四方,到过希腊本土和色雷斯——如今的保加利亚——分享他的知识与方法。

公元2世纪的编年史作家以弗所的索兰纳斯(Soranus of Ephesus)告诉我们,希波克拉底的父亲是一名内科医生,他早期的知识都来自于父亲。此后希波克拉底来到当地的阿斯克勒庇俄斯神庙——古希腊的治疗神庙——

> 希波克拉底誓言在拜占庭基督教世界仍然继续被使用,只是把其中涉及异教神灵的部分去掉了。

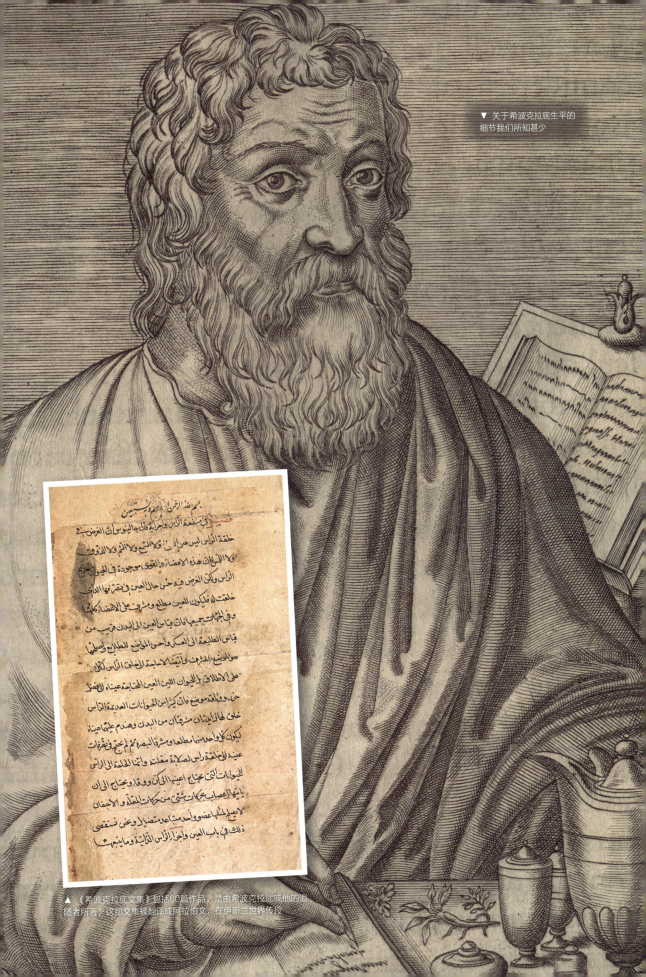

▼ 关于希波克拉底生平的细节我们所知甚少

▲ 《希波克拉底文集》包括60篇作品,是由希波克拉底或他的追随者所著。这部文集被翻译成阿拉伯文,在伊斯兰世界传授

希波克拉底誓言

在《希波克拉底文集》中最著名的一篇就是希波克拉底誓言了——这是医学教师和他们的学生需要遵守的一系列准则。据估计这篇誓言写作于公元前3到5世纪之间，因此是西方世界已知最早的医学伦理守则。多年以来，誓言已经经过了无数次修改，其中一个版本至今仍被医学毕业生们背诵——虽然只是作为一种仪式。

目前所存的最老的版本来自公元前3世纪，在这个版本的誓言中，一个新入行的医生要对着一系列神明发誓："根据他们的能力和判断来救治病患，从不做损害患者或不道德的事"，此外他们"绝不能泄露"患者的隐私。誓言中其他的承诺还包括不施行堕胎术以及从不用刀。

然而，《希波克拉底文集》中的其他文章中却描述了上述两种操作，说明并不是所有的医生都遵循这一守则。大多数现代的学者都认为希波克拉底很可能不是这篇誓言的作者，誓言写作的年代可能比他更早。

> 希波克拉底在寇斯的治疗神庙接受了医学训练，不过之后他却相信宗教和健康没有关系。

接受训练，在这里他学习了梦境治疗的技艺。祭司-医生会鼓励患者回忆他们的梦境并加以解读，以此找出治疗疾病的最佳方法。

尽管在阿斯克勒庇俄斯神庙接受了这种训练，但希波克拉底通常被认为是西方世界第一个把疾病归结为自然原因而不是神的惩罚的人。由于直言不讳地批判以宗教为基础的医疗实践，他被判处了20年监禁，在此期间他写出了自己最著名的一些论著。在这些论文中，他正确地指出，环境因素、饮食和其他一些生活习惯都影响着一个人的健康。

在希波克拉底之前，医生并不怎么受到重视。为了把医生变成一个受人尊敬的职业，希波克拉底提倡严格的训练和对细节一丝不苟的关注。医生应该仪表端庄、诚实而严肃。卫生和精确是至关重要的，对于古代医生的外科手术，他给出了非常详尽的指示，包括"光线、手术人员、设备、患者的体位、包扎和夹板固定的方法"。他甚至还建议医生要保持指甲在特定的长度。

希波克拉底建立了自己的"学派"，这更像是一种思维方式而不是一个实体机构，他制定了观察与论证的现代标准。他鼓励医生尽可能客观地记录自己的发现和治疗方法，这样未来别的医生就能加以借鉴。他将观察的范围扩大到了解患者的家族史、生活状况和健康习惯——这一方法至今仍被应用。

他所推崇的一项技术被称为预测。这种技术要在几天里连续观察患者，记录其症状的进展。这样就能了解一种疾病的自然病程。在他的论文《论疾病的预测》中，他写道："我相信对于医生来说预测是一种极好的方法，如果

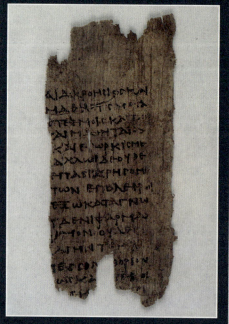

▲ 这是希波克拉底誓言流传至今的最早的版本，写作于公元前3世纪

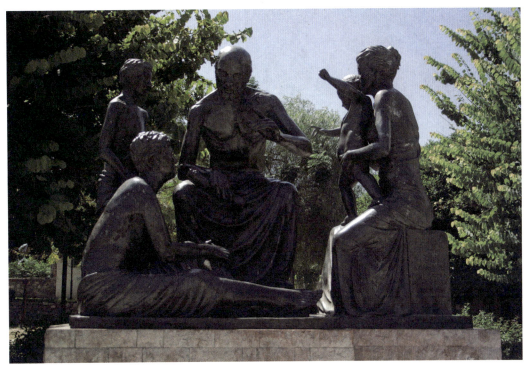

▲ 在希波克拉底诞生的寇斯岛上矗立着这位"医学之父"的雕像

他能够预先知道目前的症状将来会发展成什么样子,那他一定能够最好地开展治疗。"

观察的过程如下:"首先所有的医生都应该观察患者的面部。如果患者看起来和平常一样就是个好兆头。然而如果不是这样,那么以下这些是不良的征象——变尖的鼻子、空洞的眼神、冰冷的耳朵、干燥的前额皮肤以及奇怪的面部颜色,比如绿色、黑色、红色或铅色。如果在疾病的初期患者出现了上述面容,医生一定要询问患者是否睡眠不足、严重腹泻或者没有进食。"

希波克拉底和他的学生们首先描述了许多疾病和医学状况,其中包括杵状指,这是一种心肺疾病的体征。他治疗痔疮的方法至今仍在应用,只不过采用了更精细的器械。他还是最早进行胸外科手术的医生,尽管他的手术方法已经得到了很大的改进,但其中一些很难被取代——其中包括使用导管引流胸壁脓肿。他的著作中论述了如

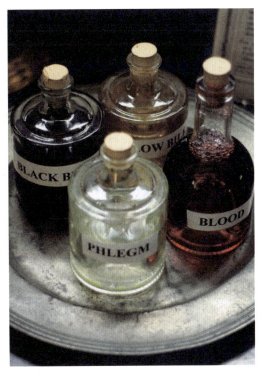

▲ 希波克拉底相信人体的健康取决于四种体液的平衡

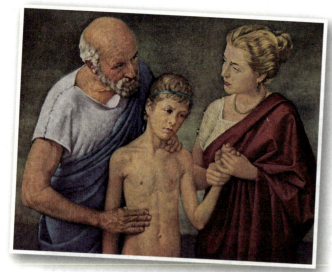

▲ 希波克拉底学派鼓励通过全面地检查患者来获得临床诊断，如今这种方法被称为临床观察

一个在文集中详细描述的理论是体液学说——这一学说相信人体健康受四种体液平衡的影响：黑胆汁、黄胆汁、黏液和血液。尽管很难把这些体液和现代医学的术语相对应，不过其根源很可能来自血液沉降试验，希波克拉底观察到沉降后血液会自动分为四层：血凝块（黑胆汁）、未凝集的红细胞（血液）、白细胞（黏液）和血清（黄胆汁）。希波克拉底相信如果一个人某种体液过量或缺乏，其人格或身体健康就会受到影响。

体液学说流行了好几个世纪，到了公元2世纪再一次成为医学的主流观点，这得益于盖伦的工作，他是希波克拉底医学狂热的支持者。他在希波克拉底工作的基础上提出，不同的食物会导致躯体产生不同的体液。比如说，温暖的食物会产生黄胆汁，而冷食则产生黏液。不同的季

何复位骨折、治疗创伤，如何照顾患者的饮食并使其舒适，以及如何保养身体避免生病。他还论述了妇科、产科以及儿科疾病。

希波克拉底从整体的角度看待医学，他的很多疗法仅仅是改变饮食或加强身体和精神锻炼。他认为按摩和散步对于恢复健康和保持灵魂健全是必不可少的。他还相信不健康的饮食会导致不消化的食物残渣产生蒸汽，这些蒸汽会进入体内导致疾病。因此催吐剂和泻药是希波克拉底会使用的两个更猛烈的处方。他允许疾病按照自然病程发展，治疗主要限于使用草药。对于发热或创伤的患者，他推荐采用流食，他还注意到以植物饮食为主的人活得更久更健康。

上述观点大部分记录在《希波克拉底文集》中，由于其中论文不同的写作风格和观点，我们相信这些文章是在几个世纪里陆续完成的。这些文章的观点有些甚至有明显的冲突，一位历史学家提出这本文集至少有19位不同的作者。这些文章很可能是"寇斯图书馆"遗留下来的残篇，希波克拉底正是在这里建立了他的学院。

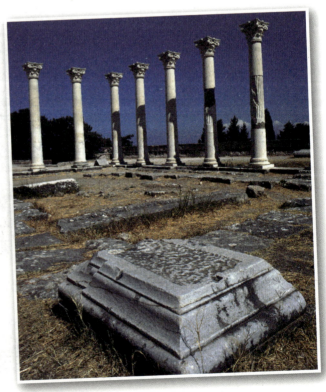

▲ 寇斯的阿斯克勒庇俄斯神庙遗址，这里是希波克拉底求学的地方

节、生命的不同阶段、地理位置和职业也会影响体内胆汁、血液和黏液的水平。

罗马和伊斯兰的医生都接受了这一理论，这使得体液理论成了欧洲最流行的体液理论。直到19世纪，德国医生鲁道夫·魏尔啸（Rudolf Virchow）发表了他的细胞病理学理论之后，四种体液的神话才被彻底放弃。

在希波克拉底死后大约1世纪的希腊化时期，他的声望日益增长，关于其生平的神话也越来越多。其中一篇名为《大使》的传记激发了把希波克拉底视为英雄的观点，这篇传记收录在亚历山大图书馆的《希波克拉底文集》原稿中。它把希波克拉底和他的家族与寇斯和希腊历史上的七个关键事件联系起来，特别是强调了希波克拉底在瘟疫暴发时的作用，如今人们认为这是一部过分虚构的作品。

《大使》中提到希波克拉底把他的学生们派往希腊各地去治愈那些染上瘟疫的人，当蛮族们出高价请求希波克拉底也帮助他们的时候，他拒绝了——希腊因此免于蛮族的入侵。在此后的4个世纪里，《大使》的故事不断发展，成了更多神话传说的素材，其中还加入了他与波斯国王互动的故事。希波克拉底作为一名伟大医生的声望也随之不断增长，最终塑造了他医学之父的传统形象。

据说希波克拉底去世的时候大约是85岁的高龄。在他死后，医学的发展停滞了。他的成就如此伟大，以至很少有人相信自己能够更进一步，在某些方面医学甚至开始倒退。可以说直到启蒙时代，教会的势力开始衰落之后，医学才再次开始取得真正的进展。不过我们依然对希波克拉底所知甚少，有些人甚至提出他从来就没有存在过——他只是好几个世纪里许多医生的集合。真相可能已经迷失在历史的长河之中。

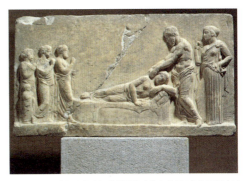

▲ 希波克拉底相信休息与放松是治疗健康状况不佳的最好方法

关键期的概念

希波克拉底相信所有疾病最终都会达到一个关键点——在这一刻患者要么好转，要么屈服于疾病而死亡。如果发生的是前者，那么患者总还是有可能再次复发，从而经历下一个关键期。关键期应该在患者发病之后的特定时间内出现，被称为"危急时刻"。如果关键期与预期的时间相比出现得过早或过晚，那么复发将是不可避免的。

希波克拉底认为，让疾病顺其自然地发展才能让患者有最大的机会康复。他相信自然的治愈能力，教导人们说身体有自我调节恢复平衡和对抗疾病的能力。因此他的治疗方案都很柔和，主要致力于让患者休息和制动。有时他会建议患者禁食，只在很偶然的情况下他才使用药物。

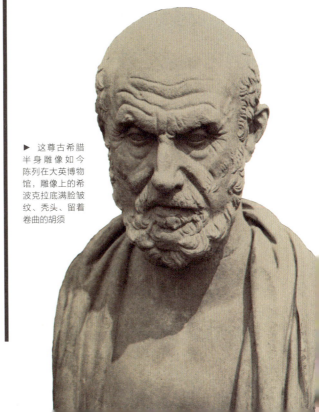

▶ 这尊古希腊半身雕像如今陈列在大英博物馆，雕像上的希波克拉底满脸皱纹、秃头、留着卷曲的胡须

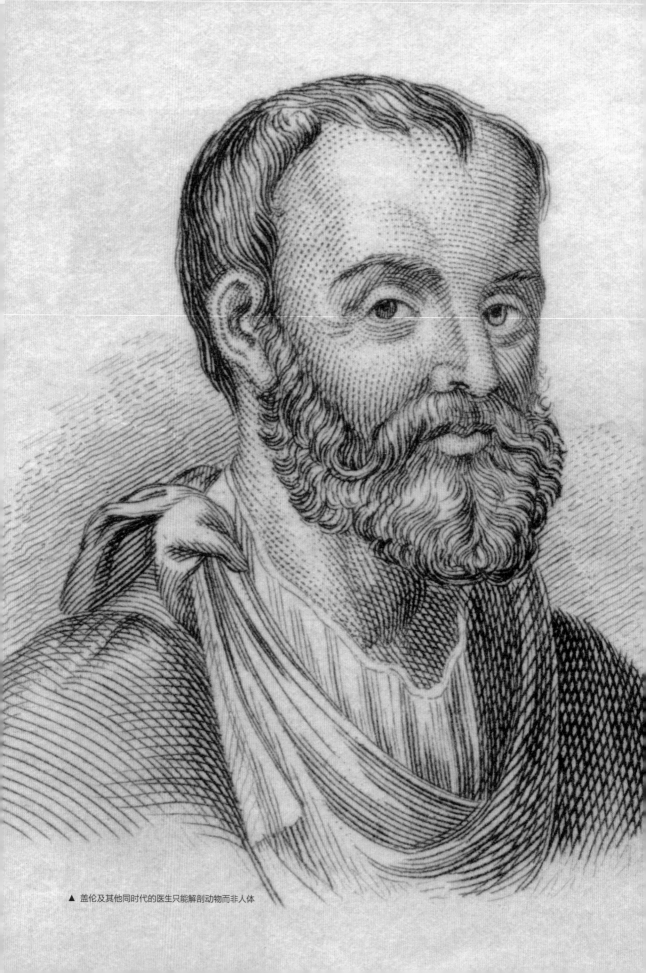

▲ 盖伦及其他同时代的医生只能解剖动物而非人体

克劳狄乌斯·盖伦
希腊罗马医生

这位罗马皇帝的医生对罗马医学产生了深远的影响。

罗马最伟大的医生并没有生在首都——他生于安纳托利亚（Anatolia）的一个名为帕加马（Pergamun）的小镇，位于如今的土耳其。克劳狄乌斯·盖伦大约生于公元130年，他对人体及其运行机制进行了深入的研究，获得了丰富的知识，因此在古代世界闻名。

盖伦的人生有一个美好的开始，因为他的父亲尼孔（Nicon）是一名建筑师，有着不菲的收入，可以为盖伦的未来提供资助。和许多古希腊和罗马世界的思想家一样，盖伦首先接受的是哲学教育。然而，在公元144—145年间，尼孔做了一个梦——治疗之神阿斯克勒庇俄斯降临到他的梦中，告诉尼孔他的儿子应该学医。在16岁时，盖伦的人生轨迹发生了转折，他开始在阿斯克勒庇俄斯的神殿里跟着帕加马著名的医生们学习。

尼孔大约在公元149年去世，他给自己的儿子留下了一笔可观的遗产，盖伦觉得是时候离开自己的家乡了。他旅行到士麦那、克里特岛、科林斯和塞浦路斯继续自己的学习，如饥似渴地接收各种能够获得的信息，最终定居在亚历山大，那里是古代世界最伟大的医学中心和学术中心。

经过10年的学习，盖伦于公元157年返回帕加马，迅速成为了由亚洲的高阶祭司所供养的角斗士部队的首席医师。正是在这个时期，他得以通过战士们所遭受的可怕创伤来研

> 四种体液理论是古希腊和罗马的主流学说，盖伦是它的坚定支持者。

究人体,在他任职期间,只有5名角斗士死亡——这是一个了不起的成就,与之相比,前任外科医生的任期内有60名角斗士死亡。然而他并没有在这个位置上待太久——他太有天赋和野心,很难长期留在一个外省的城市中。公元162年,他来到了伟大的罗马城。繁忙的罗马城充满了想要出人头地的医生,医疗行业中竞争与腐败并存。盖伦通过一系列公开演讲和解剖演示脱颖而出。正是这些活动把他带到聚光灯之下,引起了执政官佛拉维斯·波爱修斯(Flavius Boethius)的注意,接着引起了皇帝马可·奥勒留(Marcus Aurelius)本人的注意。当然他巨额的财产也帮了不少忙。他还治好了那些其他医生认为无望治愈的达官贵人,因此获得了声望。

> 盖伦成了罗马帝国最著名的医生,他的理论统治了医学界1500年。

公元166年,一场瘟疫席卷了首都,盖伦决定离开。他回到了帕加马,不过有人认为这是出于同事的嫉妒。就算这不是真的,当共同执政的两位皇帝马可·奥勒留以及路奇乌斯·维鲁斯(Lucius Verus)一起要求他返回意大利时,人们也一定会嫉妒了。他们希望他去位于阿奎莱亚的指挥部,就在今天的的里雅斯特附近,他们正在那里与威胁到多瑙河边境的两个蛮族部落作战。

盖伦出发去与皇帝们会合,但瘟疫迫使他们退回到首都,盖伦在那里遇到了他们,此后他一直待在那里直到去世,只有几次偶然外出去探寻科学现象。有了罗马皇帝作为他最显耀的客户,盖伦的声望扶摇直上。他一定积累了不少财富,因为他在罗马南部的行省坎帕尼亚又购置了第二份家业。

他写了几本关于解剖和医学的书,对动物进行了尸体解剖,因为法律规定任何人都不得进行尸体解剖(不过他还是设法解剖了几具绞刑犯的尸体)。他研究了巴巴利猕猴、猪、绵阳和山羊的解剖,这让他对人体如何运转以及如何治愈病患有了更多的认识。举例来说,他发现了7对颅神经,描述了心脏瓣膜,观察到了动脉和静脉结构上的差异。

不过盖伦并没有止步于此。他发现动脉把血液而不是空气运送到全身,他结扎了喉返神经以证明是大脑控制了声音。他还通

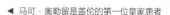
◀ 马可·奥勒留是盖伦的第一位皇家患者

过横断脊髓明确了脊神经的功能，并论证了肾脏和膀胱的功能。然而，由于他不能对人类的尸体进行试验，他的一些结论最终被证明是错误的。比如他认为人类的子宫和狗的一样以及血液是肝脏制造的。

和那个时代大多数医生一样，盖伦是四种体液理论的坚定支持者，这种理论把疾病与四种体液：黄胆汁、黑胆汁、血液和黏液联系起来，而这四种体液又和四种元素：火、土、空气和水对应。虽然他尊崇希波克拉底是所有医学知识的源泉，也经常引用柏拉图和亚里士多德的著作，但盖伦自己在医学领域的影响怎样描述都不会被夸大。

除了上述发现之外，这位医生还建立了盖伦分级体系——这是第一次有人试图精确地评估药物的疗效。他一生中还写下了大约300部著作，虽然只有150部流传至今。这些著作遗失的一部分原因是盖伦租用的一处仓库在公元191年发生了火灾。除了他的一部分著作之外，还有一些很难找到的药材也付之一炬，这是最让盖伦心疼的。

盖伦的著作涉及了医学的各个领域，从生理学和解剖学到卫生学、各种疗法和处方。在《关于希波克拉底的元素理论》一文中，他讨论了四种体液，在《关于脉搏的应用》一文中，他阐述了自己对脉搏及其在诊治患者中的重要性的研究。通过阅读他的《关于那些易于制备的药剂》和《关于解毒剂》，人们可以了解到他的治疗方法，而《关于骨骼》的内容则恰如其名。

盖伦大约在公元216年去世，那时他已经为好几位皇帝服务过，包括马可·奥勒留、路奇乌斯·维鲁斯、康茂德和塞普蒂米乌斯·塞维鲁，而他所带来的影响在他死后依然存在。从罗马帝国剩余的时光到中世纪的欧洲和伊斯兰世界，盖伦的理论在几个世纪里都没有受到过挑战。在公

医学学术中心

在古代世界，亚历山大是学习医学的圣地，是位于埃及北部海岸的学术和文化中心，来自地中海各地的访问者云集于此，有些甚至来自更远的地方，比如今天的伊拉克。

也许更重要的是，这座城市是著名的亚历山大图书馆的所在地，其中收藏了来自世界各地的书籍。这些著作接着又被翻译成希腊文，好让更多的人能够理解，从而影响了从历史到科学的各个领域。

自从托勒密二世（他于公元前285—246年统治埃及）建成这座图书馆以来，关于其藏书的数量一直争论不休，一些历史学家认为大约有7万卷，而另一些人则激进得多，认为大约有50万卷。遗憾的是我们永远也不可能知道真相了，因为这座图书馆已经化为灰烬。

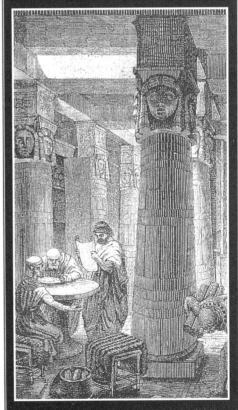

▲ 一位艺术家根据文献的记载，描绘了亚历山大图书馆

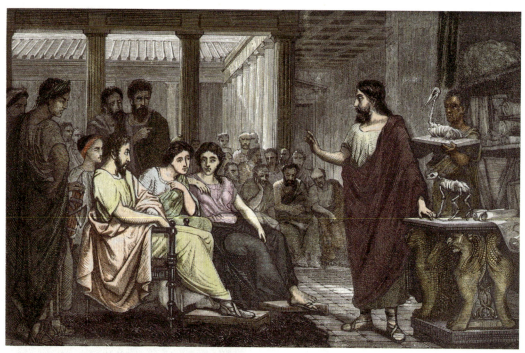

▲ 大约公元162年，帕加马的盖伦——一位讲希腊语的罗马内科和外科医生正在进行解剖演示

元500年，他的理论在亚历山大被教授，那里正是盖伦本人曾经学习的地方，而拜占庭人则会不厌其烦地在医学手册里引用他的著作。

在公元9世纪，伊斯兰的学者开始把希腊著作翻译成阿拉伯文，盖伦的影响传播到了亚洲。巴格达的侯奈因·伊本·伊斯哈格（Hunayn ibn Ishaq）就是这样一位伊斯兰学者，他翻译了柏拉图、亚里士多德和希波克拉底的著作，好让他们的理论能够用于提高中东及更远地区的医疗水平。然后，当这些译本和希腊原著被翻译成拉丁文之后，盖伦的学说成了欧洲的主流。在15世纪文艺复兴时期，意大利人把希腊著作翻译成拉丁文，于是这些文献就传播到了欧洲大陆的各个学术中心。

不过，这并不意味着盖伦的著作没有受到过挑战。在13世纪，伊斯兰的医生和学者伊本·纳菲斯就曾经质疑过关于心脏的理论，而16世纪安德雷亚斯·维萨里则指出盖伦的解剖学知识大多

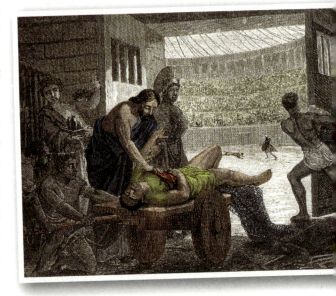

▲ 在意大利工作期间，盖伦通过治疗在帕加马竞技场受伤的角斗士获得了技能与知识

数是基于动物而不是人体。

尽管如此，盖伦的著作和研究无疑十分重要。他在罗马医治病人的履历十分漂亮，甚至成为了四位罗马皇帝相当于官方指认的御医。他根据解剖肌肉和骨骼所获得的发现命名了很多结构，这些名称至今仍在使用，在公元160年前后的天花大流行中，他提倡要观察每一例患者，详细地记录症状，以找到更有效的治疗方法。

盖伦可能是古代世界中最敏锐和多产的作家——在他死后的很多个世纪里他的理论都经久不衰，直到19世纪，他关于脊髓的知识才得到充分的认识。尽管在他生涯的早期，他的财富为他提供了很多帮助，但如果他没有在2000年前的古罗马进行研究和医治病人，今天医学的面貌可能大不相同。

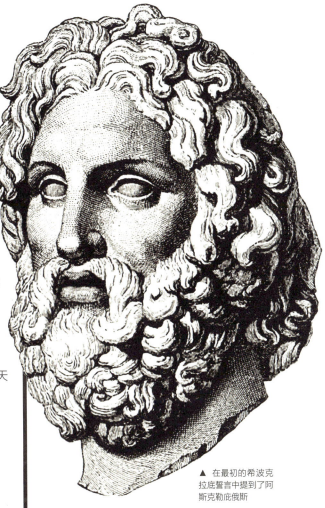

▲ 在最初的希波克拉底誓言中提到了阿斯克勒庇俄斯

治疗之神

在希腊神话中，阿斯克勒庇俄斯是阿波罗的儿子，希腊的医学之神。他的父亲赐予了他治疗的天赋，让他能够使用植物和草药治愈患者。

在古希腊有许多侍奉阿斯克勒庇俄斯的神庙，其中最重要的一个在埃皮达鲁斯。那些渴望通过神灵和他的祭司治愈疾病的人都会去拜访这里。他们还会在这里过上一夜，等待阿斯克勒庇俄斯在梦中给予他们治疗。

其他的神庙位于雅典和科斯岛，那里从公元前5世纪开始就有一家医学院。不过盖伦是在帕加马的神庙学习的。这家神庙建于公元前5世纪，此后在那里矗立了很多年。罗马时代这里兴旺发达起来，在公元2世纪达到巅峰，成了仅次于埃皮达鲁斯的神庙。在基督教横扫欧洲之后，这里依然被当成医学和治疗中心。

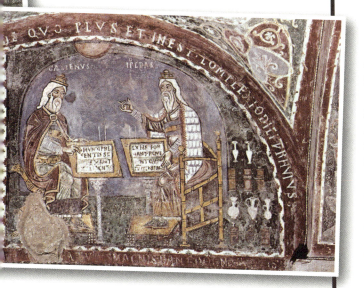

▲ 这幅12世纪的壁画展出于意大利的阿纳尼。画中描绘了希波克拉底（右）和公元2世纪的医生盖伦，后者重振了希波克拉底医学

莱昂纳多·达·芬奇
解剖艺术家

文艺复兴时期的博学大师莱昂纳多·达·芬奇，是如何满怀着对人体结构的痴迷，为医学界留下了永恒的瑰宝的。

提到莱昂纳多·达·芬奇，人们会一下想到他是一位艺术家以及他的代表作《蒙娜丽莎的微笑》和《最后的晚餐》。毫无疑问，他是迄今为止最伟大的画家之一，但同时达·芬奇也是一位非常有才华的解剖学家。尽管他对人体结构的观察描述在几个世纪后才为人所知，但这些开创性的探索，塑造了现代医学科学的雏形。

直到莱昂纳多·达·芬奇去世后，他的才智工作才被世人认可追捧，因此对于其早年生活，人们知之甚少。1452年，他出生于一个叫芬奇的小镇上，是一位富有的公证人皮耶罗·达·芬奇和一位农妇卡特琳娜的私生子。5岁以前一直和母亲生活在一起，后来他搬去和父亲同住。

14岁时，达·芬奇拜安德烈·德尔·韦罗基奥为师。韦罗基奥是位著名的艺术家，他教会达·芬奇很多技能。在韦罗基奥的鼓励下，达·芬奇首先对解剖学产生了兴趣。这使得他的观察力大大提升，绘画更为精准，并在他的艺术和绘画作品中得以清楚的展现。然而，达·芬奇真正对人体解剖狂热的追求，是从他为米兰公爵卢多维科·斯福尔扎工作后才开始的。1489年4月2日，他在一个新笔记本上开始写一本名为《在人体上》的书，并创作了一系列人类头骨的解剖图，这本书现在叫作《解剖学手稿B》。但

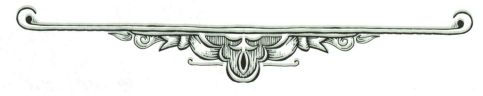

达·芬奇从一名艺术家，发展成了一位精通人体肌肉和肌腱的局部解剖学家。

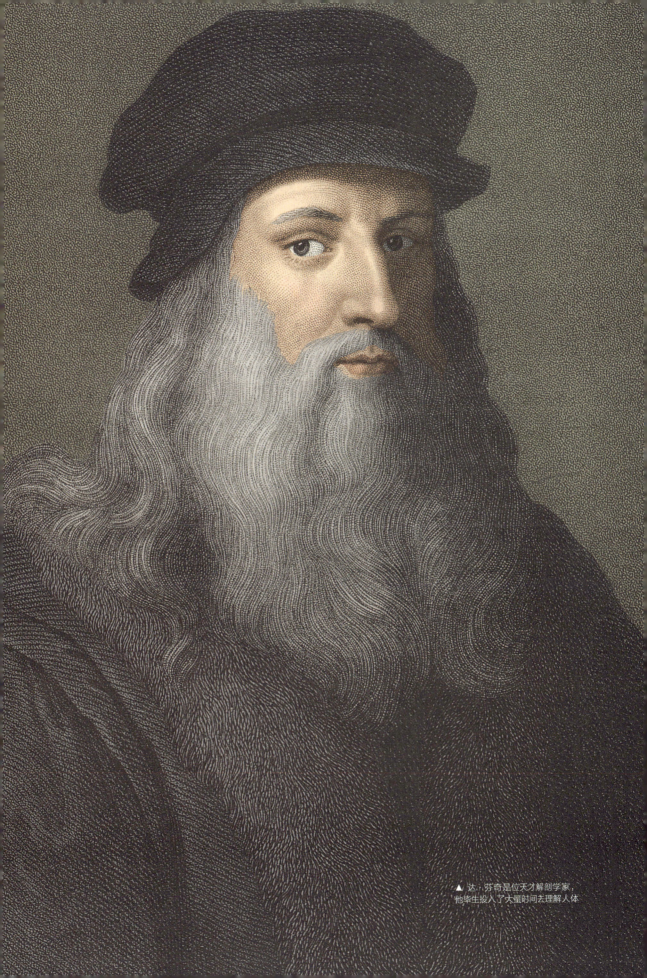

▲ 达·芬奇是位天才解剖学家,他毕生投入了大量时间去理解人体

达·芬奇需要一个强大的胃来支持他对知识的追求。

达·芬奇的玻璃心脏

在达·芬奇对于人体解剖的观察中，最著名的无疑是关于心脏的研究。他对血流的研究，以及其如何导致动脉瓣膜的打开和关闭，启发他创造了自己的模型。

他在等牛心脏完全停跳前，将蜡倒进牛心脏。随后，达·芬奇以这个蜡铸型为模型做成玻璃心脏，好让他把内部结构看清楚。接下来他将水和草籽注入玻璃心脏，发现主动脉底部增宽导致形成旋涡，使草籽旋转，从而帮助主动脉瓣关闭。

达·芬奇还成功地观察到了心脏的旋转运动，这在当时也是不为人知的。就像玻璃心脏那般与众不同一样，这些观察到的现象直到20世纪才再度被人复制出来。不过他没有研究出心脏是负责将血液泵入到全身的，威廉·哈维在1628年发现了这一点。

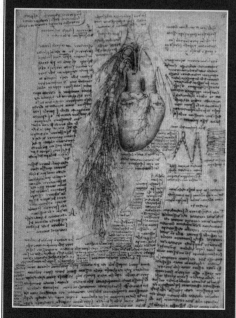

▲ 达·芬奇的一份素描作品，描绘了心脏的复杂细节

很快他便因为无法接近观察真人尸体而受挫败，并把注意力转移到了其他事情上，这种经历在他的一生中经常发生。

不管怎样，达·芬奇从未忘记对人体的迷恋，他计划创作关于人体解剖学的专著。1507到1508年间，在距他首次画出复杂的头骨20年后，达·芬奇重新开始了他的工程。他在医院里遇到一位100岁高龄的老先生。老人告诉达·芬奇，除了年老有些虚弱外，他的身体没有其他问题。

达·芬奇看着老人慢慢死去，然后决定解剖他的尸体。这当然不是正常的本能，但用达·芬奇的原话说，他想"看看如此安详死亡的病因"。通过观察，他给出了目前已知最早的关于肝硬化的描述。他甚至还在世界历史上首次画出了阑尾。

达·芬奇的观察中最吸引人的就是对于心脏的描述。根据检查，他首次描述了冠状动脉疾病，提出如果动脉上有"垢"，可能对健康有危害。同样，这一结论此前在医学界也从未有人提出，再次彰显出了他的洞察力。

后来加之达·芬奇又对一头牛和一头猪的心脏进行了解剖，使得他对心脏的理解超越了那个时代的医学思想。他指出血液是流动的，心脏不是用来加热血液的，而是肌肉，这些事实此前无人知晓。他还意识到心脏有四个心室，脉搏与左心室的收缩有关。

然而，这位天才做的工作远不止这些。为了进行更多的人体解剖，达·芬奇得到了允许使用佛罗伦萨、米兰和罗马医院的尸体。这并不是惯例，但达·芬奇的声誉给了他提需求的机会。由于16世纪没有办法保存这些尸体，它们都处于一种腐烂的状态，带有强烈的刺鼻气味，达·芬奇需要一个强大的胃来支持他对知识的追求。

1510年至1511年的冬天，在达·芬奇解剖百岁老人的两年后，他又创作了一个系列，共有18张纸，多数为双面书写，里面有240多幅解剖图和大约13000字的笔记，其中包含了许多详细的素描来说明人体不同的骨骼和肌肉。这些手稿后来都被收集成册，就是我们现在熟悉的《解剖学手稿A》，目前保存于伦敦皇家收藏馆。

> 达·芬奇解剖过至少30具尸体，因此他对人体解剖有着更深刻的理解。

这些手稿是达·芬奇与一位年轻的解剖学教授马肯托尼欧·黛拉·托雷共同完成的，他们计划编写一部专著，这些是其中一部分。不幸的是，1511年黛拉·托雷突然死于瘟疫，他们的出版计划戛然而止，达·芬奇的计划也就此终止没能完成。尽管这对达·芬奇来说是个挫折，但他仍然继续进行解剖，到1513年，他已经在健康和患病的尸体上做了30多次解剖。在这段时间里，他继续绘制身体不同部位和器官的解剖图，如手臂、肌肉、血管和大脑。他最著名的研究之一是脊柱，由此他

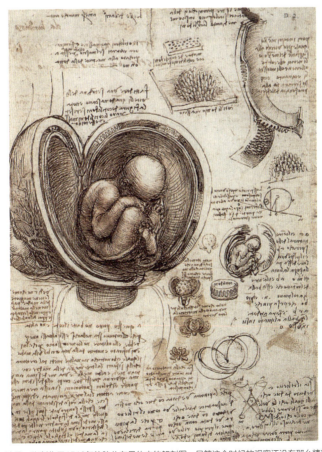

▲ 这是一张创作于1510年的胎儿在母体内的解剖图，尽管这个时候的观察还没有那么精准

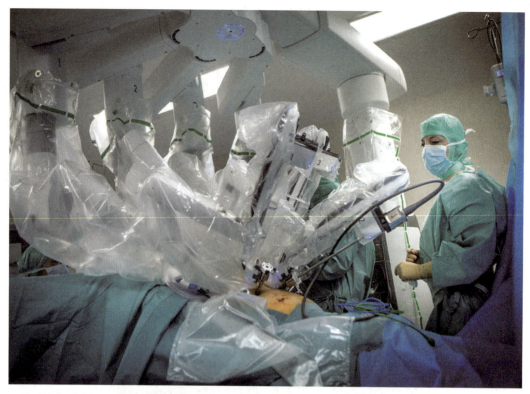

▲ 达·芬奇的工作启发后人设计了达芬奇手术机器人，目前已在全世界范围内应用

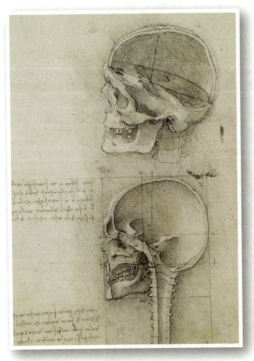

▲ 在《解剖学手稿B》中发现的，创作于1489年的一幅人颅骨解剖图

成为第一个精确描绘脊柱弯曲形状的人。

当然，不可否认的是，达·芬奇是一位拥有非凡解剖学技巧的天才，但他的观察并不总是正确的。例如，他画的女性生殖器官是不正确的，更接近于动物而不是人类的生殖器官。这很可能就是为什么其著名的子宫内胎儿的插图，是在解剖一只怀孕母牛的基础上创作的。说到这里，应该指出的是，虽然达·芬奇能够接触到人类尸体，但找到女性尸体要困难得多，这限制了他正确观察女性身体的能力。

随着达·芬奇对人体研究的继续，关于他的解剖图又有了新的故事。起初他花费了很大精力来创作精美的插图，但随着对生理学兴趣的增加，这些插图最终变得不那么艺术化了。现在他关心的不仅是身体的结构，而是机体内部运作的功能，包括情绪如何影响人体。他尤其关注肌肉和骨骼，研究它们是如何运动的，单对于前臂，他就进行了至少10项研究。正如达芬奇本人所言，他相信"运动是一切生命的根源"。

达·芬奇凭借他对运动力学的理解，创造了自己设计的机器人。达·芬奇的机器人、他的解剖图和机械知识启发科学家们开发了达·芬奇手术系统，这是一种用于进行侵入性和微创手术的机器人。达·芬奇系统于1999年推出，目前已在全球范围内治疗了超过300万名患者，从心脏手术、子宫切除术到关节置换术。它有许多优点，比如可以缩短恢复时间，并且尽量减小切口的大小。

达·芬奇还利用他对机器人的兴趣和对人体解剖的了解，设计了假肢。尽管当时的科技水平还不够先进，无法满足他完成这些发明的需要，但达·芬奇知道这是有可能实现的。5个世纪后，他的知识和设计理念影响了假肢乃至人造器官的发展。

1517年，达·芬奇再度想将他大量人体研究的手稿出版，然而遗憾的是，两年后他还没来得及这么做就去世了。因此，尽管他的受益人弗朗西斯科·梅尔齐曾试图整理这些画作，但很多内容还是在他去世约250年后才被看到。

如果达·芬奇的作品能早点儿被发现，可能会彻底改变医学和全世界对人体解剖学的理解。2013年，皇家收藏基金会举办了一次展览，展出了他的30幅解剖图，旁边配以CT和MRI扫描图像，以显示他的画作有多么精准，并且在500年后他的工作仍然被证实是正确的。达·芬奇可能还有很多作品一直不被外界所知，但他对医学界的影响和他留下的宝贵遗产仍留存至今。

> 达·芬奇的众多素描和想法，为很多沿用至今的医学方法的创造提供了思路。

维特鲁威人

1490年左右，达·芬奇受罗马建筑师维特鲁威作品的影响，创作了素描代表作《维特鲁威人》。他阐述了自己的信念"人是世界的模型"，以人体的理想比例为基础，并结合了几何学进行创作。《维特鲁威人》画作中每一个独立部分的比例，都与整个身体比例相关，例如他伸出的手臂的长度与身体的高度是一样的。

达·芬奇这张代表性的素描展示了他对人体比例的理解，也进一步证明了他创作精确解剖图的能力。他致力于创造科学精确的研究成果，试图将人与自然联系起来，并总结出他的观点，即人体与宇宙的运转机制是类似的。

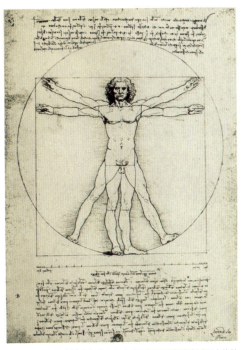

▲ 达·芬奇的《维特鲁威人》充分展现了解剖学家对于人体的理解

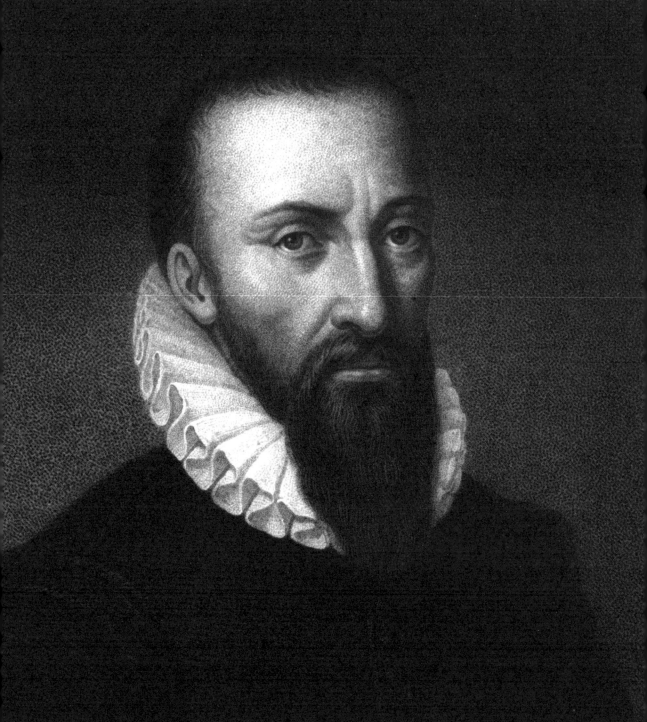

▲ 据说在战场上帕雷一个人顶得上1万人,因为士兵们知道,有他在场他们存活的希望就会大增

安布鲁瓦兹·帕雷
现代外科之父

安布鲁瓦兹·帕雷是外科技艺的先驱，
他处理火器伤的开创性技术在法国战争期间拯救了许多生命。

安布鲁瓦茨·帕雷在1510年文艺复兴早期生于法国西北部的小镇布尔-埃尔桑特（Bourg-Hersent），帕雷的青年时期正处于这个国家发生重大变革的时代。当时法国的版图比今天小得多，刚刚从严重的人口下降中恢复。14世纪中叶袭来的黑死病杀死了这个国家1/3的人口，再加上随后的百年战争，让人口的恢复和国家的发展都大大减缓。到了16世纪早期帕雷还是个孩子的时候，法国已经迫不及待地等着一个多姿多彩、充满变革与进步的时代来临了。

帕雷成长于理发师-外科医生之家，这个职业出现于中世纪，是由挥舞着剃刀、目不识丁的理发师担任，其职业范围从理发到拔牙，有时还会在没有接受过任何正规医学训练的情况下进行截肢手术。在大学接受训练的医生看不起理发师-外科医生，由于大多数受过正规训练的医生都是教士，而天主教廷严格控制着诊疗行为，出于各种原因禁止教士接触体液，所以外科手术通常是由没有受过训练的从业者施行的。

理发师-外科医生通常在漫长的学徒期接受训练，然后在公立医院学习，这些医院和今天的医院不同，并不能有效地治疗病患，只是给予他们姑息治疗。

长大以后，帕雷继续接受教育，不过并没有什么引人注目的

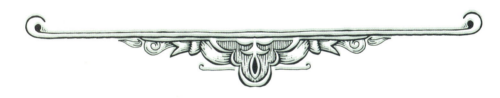

帕雷在一生中为4位法国国王当过外科医生，其中包括法王亨利二世。

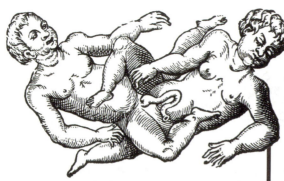

帕雷的妊娠奇迹

在61岁的时候，帕雷的"专业方向"转向了产科，他发表了一些关于出生缺陷的著作。在他的《怪物与奇迹》一书中，帕雷列出了出生缺陷的原因。其中很多原因听起来都有些古怪，但帕雷相信下面任何一条都和出生缺陷有关：上帝的荣耀、上帝的愤怒、精子太多、精子太少、精子腐败、精子混合、采用不雅姿势受孕的母亲、子宫窄小、魔鬼和恶魔以及母亲的幻想。他在书中进一步描述了这些因素可能造成的结果——从连体婴到长着马头人身的婴儿。在没有医学证据的情况下，帕雷进一步将特定的畸形归因于妊娠期间的某些行为，比如双头畸形就是"太多精子"的结果。

地方。他作为学徒跟着哥哥学习理发师外科，在22—25岁之间，在巴黎主宫医院做外科医生——这是一家举世闻名的医学训练中心，也是巴黎迄今为止最古老的医院。帕雷在这里作为临床助理学习解剖和外科知识，这段经历对他未来的职业生涯具有重要意义。

自从公元2世纪以来，在一千多年的时间里希腊医生克劳狄乌斯·盖伦的著作都是医学的主流内容。直到16世纪，内科医生、外科医生和普通大众还恪守着盖伦的教条和经验知识，许多医生关于疾病治疗和人体解剖的著作都是以盖伦的思想为主题。尽管盖伦一直强调观察是医学教育必不可少的一部分，但是这一点却被大众忽略了。盖伦根据希波克拉底理论所发展出的教条成了医生们医治病患的主要根据。在1536年早期，由于付不起执照考试的费用，帕雷无法继续从事医学职业，他离开了巴黎的这家培训医院。

由于国王弗朗西斯一世和意大利国王查尔斯五世之间的纠纷，意大利战争在3月爆发了，我们不知道这场战争是否影响了帕雷的下一步行动。这场战争标志着法国版图的又一次重大变革，同时也是帕雷职业生涯的转折点，他跟随自己的赞助人陆军上将勒内·德·蒙让（René de Montjean）加入了国王佛朗西斯一世对意大利的战争。

> 帕雷在其一生中作为战地医生参加过至少17场战役。

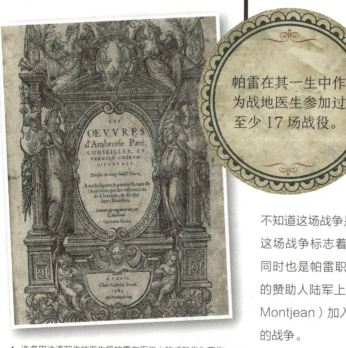

▲ 许多用法语写作的医生把帕雷在医学上的成就作为著作的主题，使其更容易被人阅读

是不是这件事影响了他的外科信条？

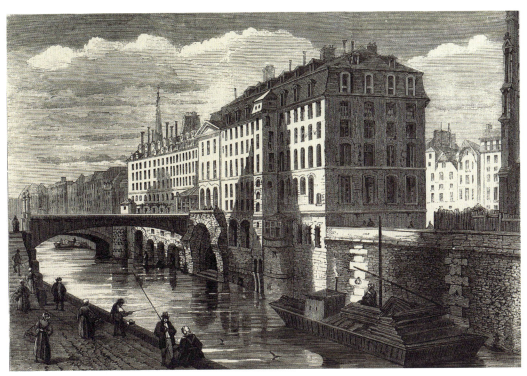

▲ 帕雷作为一名年轻的受训者加入了巴黎著名的主宫医院，在那里学习成为一名临床助理

帕雷在一生中作为军医参加了许多场战役，不过他在意大利北部山区的第一次任务成了现代医学的转折点。随着新式武器和火药第一次应用于战场，怎样处理火器伤成了外科医学的前沿任务。在16世纪以前，医生们对于如何有效地处理这类伤口一无所知，那些严重受伤的士兵并没有什么选择。在帕雷的职业生涯中发生了这样一件意义重大的事情，一位士兵来找他寻求建议。他身旁有两个人被火药烧伤了。这位士兵问帕雷可以做什么帮助他们。在检查了他们的伤口之后，外科医生摇了摇头——这两个人的创伤已经无法医治了。士兵于是冷静地抽出了他的匕首，割断了他们的喉咙。帕雷大惊失色，惊呼那位士兵为"凶手"，而士兵只是回答说："如果我也陷入这样的境地，我会向上帝祈祷有人能对我做同样的事。"这些话会不会成为帕雷此后研究的起点？是不是这件事影响了他的外科信条，让他致力于救助那些备受痛苦与折磨的伤员？

对于那些有可能被拯救的患者来说，外科手术带来的巨大痛苦是可以接受的。创伤最严重部位的肢体被截断，伤口用火消毒，再用沸腾的油溶液灼烧以预防大量出血。在没有抗生素的时代，减少痛苦只有靠鸦片、莨菪碱、曼德拉草和强大的意志。如果患者能够存活，感染往往也会要了他们的命，无论是因为被灼烧损伤的机体组织无法修复伤口，还是因为残留的子弹让伤口溃烂。有一天，在进行截肢手术的时候，他发现灼烧伤口的油溶液用光了，于是他用自己的配方：蛋黄、玫瑰油和松节油混在一起制成的油膏来替代。在结束了一天艰苦的手术之后，帕雷回到床上度过了焦虑的一晚。第二天早上，这位军医本以为用他的配方治疗的患者会被疼痛击垮或者已经死亡。然而在他检查两组病人（一组用热油治疗一组用他配置的油膏）的时候，却发现后一组病人的状况比前一组好得多，相比之下，前一组患者发热、伤口红肿、疼痛难忍，这要归功于松

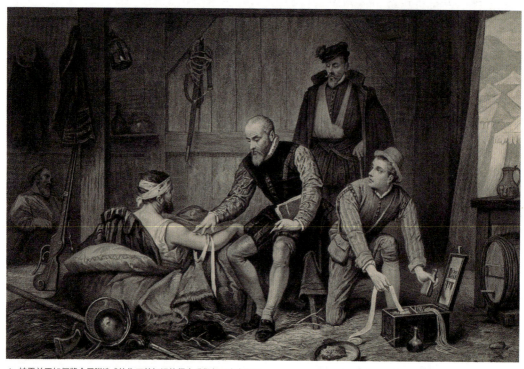

▲ 帕雷关于如何缝合子弹造成的伤口的知识使得士兵们免于失血而死

节油的抗菌作用。看到这两种疗法戏剧性的差异之后,帕雷决定以后只采用他亲自观察有效的这种疗法。

在1539年他的赞助人死后,帕雷暂时回到了巴黎,如今他已经付得起执照考试的费用了,他加入了理发师-外科医生协会。几个月以后,他与一名葡萄酒商人的女儿珍妮·梅斯林结婚。在30多年的婚姻里,这对夫妇养育了3个孩子。帕雷的医学知识迅速传播开来,不过是印刷机的发明让他有机会把知识带给世界各地受训的理发师-外科医生。著名的医生雅克·杜布瓦（Jacques Dubois）鼓励帕雷把自己关于枪伤的知识写成著作。然而,法国和西班牙之间爆发的战争延误了他的写作。直到1545年,帕雷的第一部著作《治疗火绳枪及其他枪支所致创伤的方法》才完成出版。这本书凝聚了帕雷的切身经验,比如在佩皮尼昂之围中,帕雷跟随法国军队,发明了一种取出子弹的新技术。帕雷的主要外科思想是可以通过截肢来降低患者的死亡率,减少他们的痛苦。

尽管盖伦是第一个建议在截肢术时使用缝线结扎止血的人,不过帕雷在著作中把这一想法发扬光大,变成了成功手术的一部分,此外他还革新了一些疗法,比如治疗胸部吮吸式伤口和慢性

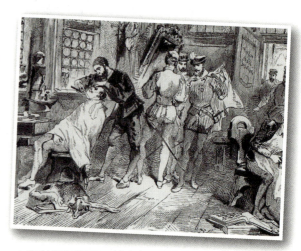

▲ 随着14至15世纪黑死病的大流行,许多学院派的医生死去了,这使得对理发师-外科医生的需求大大增加

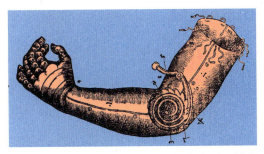

▲ 帕雷对医学的贡献不仅限于进行拯救生命的外科手术，也包括通过设计义肢来帮助术后的患者

皮肤溃疡。当时大部分著作都用拉丁文写作，但帕雷希望把他的知识传授给崭露头角的理发师-外科医生，培养一批技巧娴熟、知识渊博的医生，因此他使用本国语言写作。一开始，这一想法备受嘲弄，但随着越来越多的外科医生获得了拯救生命的宝贵技能，嘲讽的声音渐渐消失了。到了1552年，随着帕雷声名鹊起，他成了御用外科医生，先后被受伤的法王亨利二世、弗朗西斯二世、查尔斯九世和亨利三世召唤过。

在帕雷的一生中，差不多每隔10年他就出版一系列著作，每一部都推动了外科技术的发展，使那些被外科医生普遍采用的陈旧疗法淘汰。他在书中详尽描述了义肢的设计，使得那些因外科手术而失去肢体的人能够从中获益。他还设计了很多新的外科工具，用于取出体内的异物并使得外科手术变得更简单。帕雷根据自己在战场上的经验，提出要在伤口的上方切断肢体，以防止坏疽和感染侵蚀充满弹片的伤口，他是第一个提出这种建议的外科医生。他的观念是革命性的，不过可惜一切都有终点。帕雷在1585年出版了最后一本书，作为对法国医生埃蒂安·古尔默朗的回应，后者在自己的外科著作中攻击了帕雷。古尔默朗质疑帕雷把盖伦的缝线结扎止血法用于截肢手术，他的依据是自己的连襟就在帕雷使用这一方法为其截肢后死去。古尔默朗将自己连襟的死归罪于结扎止血术的失败。

胃石实验

在15世纪有一个流传已久的迷信，认为胃石可以解毒。这种经常出现在中东山羊胃内的不消化食团被认为能够对抗有毒的液体。帕雷在他1575年的著作《致歉与论述》中写道："几年前，一位绅士在查尔斯国王面前吹嘘说胃石可以对抗一切毒物。"帕雷并不相信这一点，于是设计了一个实验。他找来了一个被判处绞刑的罪犯，建议把行刑的方式换成服毒，然后再用胃石"治疗"。如果他存活下来就可以获得自由。在他服毒后的一小时，帕雷发现"他手脚着地像动物一样趴在地上，舌头从嘴里伸出来，双目圆睁，不停地呕吐，鲜血从他的耳朵、鼻孔和嘴里流出来"。在服毒7小时之后，罪犯死去了。帕雷写道："我剖开他的身体，发现他的胃底变得又黑又干，仿佛被烧焦了一般，因此我意识到他服下的是纯化汞，而胃石没能够对抗它的毒力"。

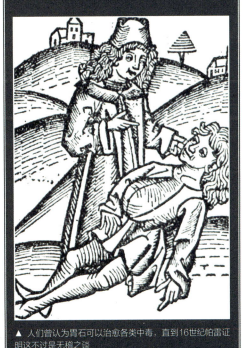

▲ 人们曾认为胃石可以治愈各类中毒，直到16世纪帕雷证明这不过是无稽之谈

帕雷于1590年80岁时死于自然原因。幸运的是，作为现代外科之父他所留下的遗产一直是现代医学的亮点，这些来自16世纪的疗法超越了那些用于战场上的野蛮外科技术。

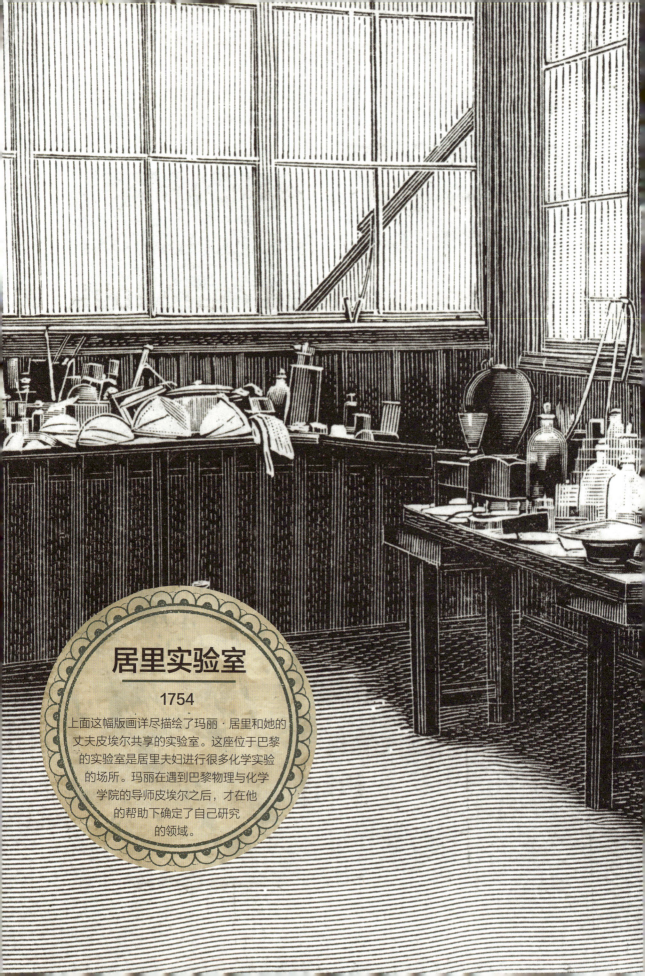

居里实验室

1754

上面这幅版画详尽描绘了玛丽·居里和她的丈夫皮埃尔共享的实验室。这座位于巴黎的实验室是居里夫妇进行很多化学实验的场所。玛丽在遇到巴黎物理与化学学院的导师皮埃尔之后,才在他的帮助下确定了自己研究的领域。

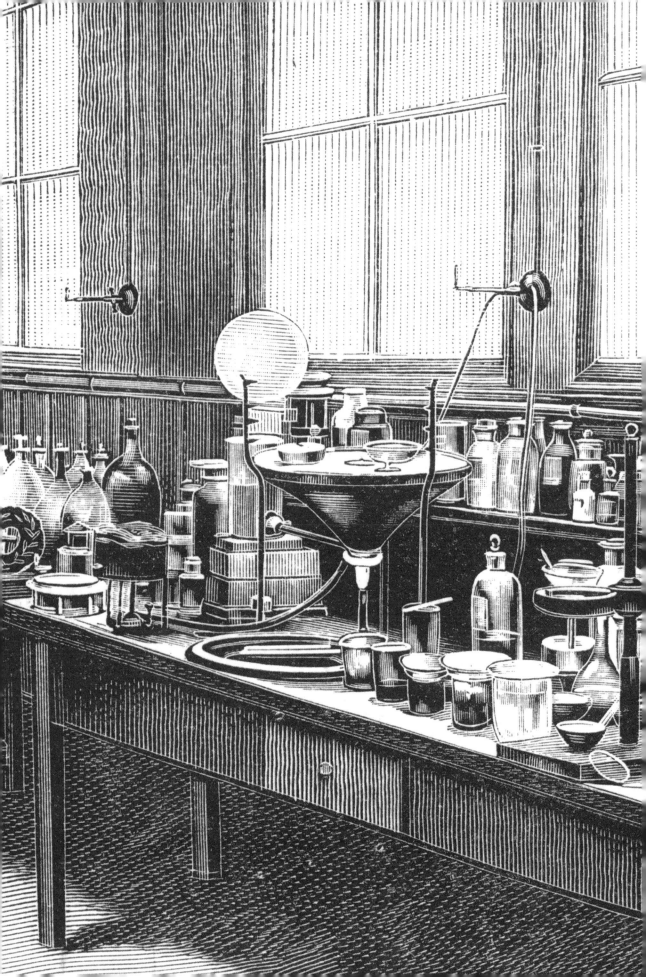

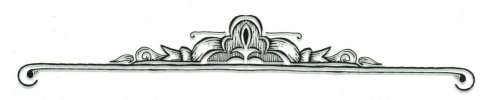

爱德华·詹纳
免疫学之父

爱德华·詹纳开发了一套有效对抗天花的免疫流程，挽救了数百万人的生命。

天花的出现最早可以追溯到公元前3000年左右的古埃及时代，当时在一具法老的木乃伊头上发现了致死性脓疱的证据。随着时间的推移，这种疾病夺去了数百万人的生命，人们不断扩大贸易路线、不停征服拓展领土、探索和传播文明，使得天花在全球蔓延开来。

直到18世纪末，天花都仍然是一种常见的疾病，其死亡率惊人。60%的人都感染过天花，其中1/3的患者会死亡。天花病毒常见表现包括发热、头痛、肌肉痛、黏液脓疱，随后破溃、结痂。幸存者也通常因为伤疤而毁容。

天花困扰人类长达近5000年，直到来自英国格洛斯特郡伯克利的乡村医生爱德华·詹纳揭开了免疫的神秘面纱。詹纳观察到，奶牛场的挤奶女工因总与牲畜接触，有时会感染牛痘，它与天花病毒有关，但毒性要小得多。感染牛痘病毒的奶牛乳房上会长水泡。挤奶女工偶尔手上也会长出水泡。尽管感染后有些不舒服，但她们很快就能恢复。

这些挤奶女工的情况激发起詹纳的科学好奇心，因为她们很少感染天花病毒。这一现象此前在医学界几乎很少被关注，因此促使詹纳进行进一步的研究。人类可以通过接触致死性相对较弱的牛痘病毒而获得免疫力，来抵抗可怕的天花病毒感染吗？

詹纳并不是第一个考虑过这种

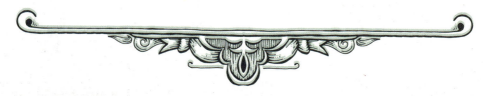

在詹纳生活的年代，天花夺去了全世界将近10%人口的生命，在人员稠密的地区，这个比例达到了20%。

▲ 詹纳是消灭天花的开拓者，被誉为免疫学之父

大杜鹃之谜

爱德华·詹纳对大杜鹃的研究颠覆了人们既往广泛接受的观点,并迫使查尔斯·达尔文具有里程碑意义的代表作《物种起源》进行了修订。众所周知,大杜鹃会盗取其他鸟类的巢穴,并在盗取的地方下蛋。此前人们普遍认为是成年的大杜鹃将宿主鸟巢里的蛋或幼鸟移走的。

詹纳发现,大杜鹃幼鸟有一种能适应生存环境的解剖结构,实际上是大杜鹃的幼鸟将宿主的后代逐走的。在刚出生的12天,它们的脊柱有一道很深的裂,使其能把宿主鸟巢里的蛋或幼鸟移走。此后,裂会慢慢变平,年轻的大杜鹃会发育成正常的形态。这个全新的发现起初并未被科学界承认。但是艺术家和狂热的观鸟爱好者杰米玛·布莱克本确实观察到一只瞎的大杜鹃进行这个过程,从而证实了詹纳的断言。

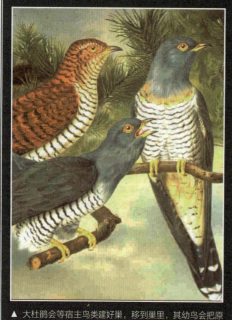

▲ 大杜鹃会等宿主鸟类建好巢,移到巢里,其幼鸟会把原来鸟巢里的蛋或幼鸟推出去

免疫可能的人。事实上,另一位英国内科医生约翰·费斯特早在1768年就已经得出结论,这个假设是正确的。此后直至1791年,又有至少6位来自英国、法国、德国的医生成功地验证了这一理论。后来,多塞特的一位名叫本杰明·杰斯蒂的农民在1774年的一场天花疫情中,故意用牛痘病毒感染了他的妻子和两个孩子,使他的家人获得了免疫。

然而,詹纳填补了从假设到证明的关键鸿沟。1796年5月14日,他从一位名叫莎拉·内尔姆斯的挤奶女工手上的活动性牛痘病灶中提取了脓液。詹纳的病人是他的园丁的儿子,8岁的詹姆斯·菲普斯。他在男孩的两个手臂上各切了个小口,将提取的脓液滴入进去。很快,詹姆斯开始发低烧并且感到不适。詹纳观察着、等待着。

一周后,詹纳写道,年轻的菲普斯"在第七天……抱怨腋窝(手臂和肩膀连接处正下方的区域)不舒服,第九天他有一点儿畏寒、食欲不振,还有轻微的头痛。这一整天,他都明显感到不舒服,整夜都有些不安,但第二天他就完全恢复正常了。"

在70多年的时间里,接种天花病毒都是西欧抗天花治疗的公认方案。其方式是将天花病人脓疱的液体或将结痂磨成粉抹到患者的皮肤上,希望用这种轻度感染的方式使患者获得免疫力。英国贵族玛丽·沃特利·蒙塔古夫人游历广泛,她在奥斯曼帝国的君士坦丁堡看到了这种方法,1721年将这一概念带到了英国。

詹纳在医学界和学术界都广受尊敬,被授予了很多名誉会员的称号。

詹纳追踪了这个免疫试验,在年轻的菲普斯接种牛痘病毒6周后,他用各种各样的办法测试患者的免疫情况。菲普斯没有被感染,詹纳又增测了20多次,结果均相同。之后他又对另外23名受试者重复了这个过程。詹纳还证明,不需要直接从牛痘脓疱中提取病毒,手臂间的传播就是有效的。他把这个神奇的物质命名为"疫苗(vaccine)",这个过程称作"疫苗接种(vaccination)",其词根源自拉丁语"vacca",意思就是奶牛。

1801年,詹纳得意地写道:"现在毫无争议,通过这种方法,最终一定能够消灭天花这一人类最可怕的祸害。"提取牛痘病毒的那头奶牛名叫布鲁姆,它的皮毛现在被悬挂展示在伦敦圣乔治医学院内。

詹纳开始进行攻克天花这一开创性的工作时,已经47岁了。在此之前,他在家乡做一名乡村医生,从小就对医学和科学怀有浓厚的兴趣。他的父亲斯蒂芬·詹纳是伯克利的牧师,一共有9个孩子,詹纳排行第8。14岁时,他便给奇平索德伯里附近的外科医生丹尼尔·路德洛当学徒。在接下来的7年里,他学习了医学的基本知识。他也接种过天花,可能是因为接种天花,对他的身体产生了持久的不良影响。

1770年,詹纳搬到伦敦,在圣乔治医院接受外科培训。在他的学习生涯中,最重要的人便是约翰·亨特,两人一起合作并保持了一段时间的联系。很可能就是亨特向詹纳提供了17世纪英国医生威廉·哈维的建议:"不要只是想,要试试看。"

3年后,詹纳回到伯克利,开始了医疗工作,他对当地野生动物感兴趣,并且紧跟医学进展。他参加了格洛斯特郡医学会,俗称"羊毛医学会",因为会议是在罗德堡当地的羊毛旅馆举办的。此外他还加入了布里斯托尔附近的另一个医学协会。协会成员会一起讨论热门话题,并就医学问题发表意见和论文。詹纳在心脏瓣膜病、结膜炎、眼部感染、心绞痛这些疾病方面也做了许多工作。

1788年,詹纳发表了一篇非常有影响力的关于大杜鹃生活习性的研究文章,之后在朋友亨特的推荐下,他被选为享有盛名的、世界上最早的国家科学机构——英国皇家学会的会员。同年3月,他与凯瑟琳·金斯科特结婚,育有两儿

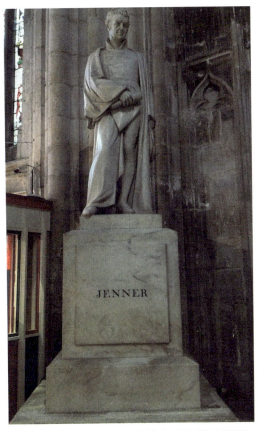

▲ 这尊詹纳的雕像矗立在英格兰格洛斯特郡格洛斯特大教堂里,教室离他的家乡伯克利不远

詹纳在动物学领域也有很大成就,他第一个描述了杜鹃的巢内寄生行为。

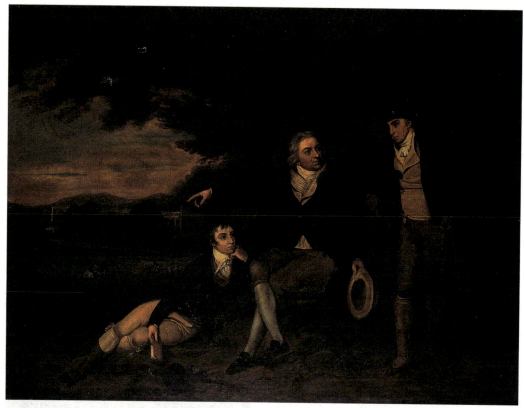
▲ 在这张1910年的画作中，詹纳建议一个英国农民给他的家人接种天花疫苗

子和一个女儿。1792年，他获得了苏格兰圣安德鲁斯大学的医学学位。凯瑟琳于1815年死于肺结核。

詹纳对自己关于天花治疗方面的发现非常有信心，将他阻止天花病毒传播的工作写成论文，并于1797年提交给皇家学会。最初的投稿因为没有定论而被拒稿，但詹纳并没有放弃。在后续的研究中，他自己11个月大的儿子都被纳入进来。在皇家学会最终接受了他更为详尽的研究报告后，他说："一想到将要把世界上最大的灾祸之一消灭，我实在太激动了，以至觉得自己像是在做梦一般。"

当詹纳的研究被发表后，并没有立即被接受。牧师们谴责他将有传染性的物质从动物传到人类身上，而其他人则对此嗤之以鼻。漫画家还画了人在接种疫苗后，长出牛器官的漫画。但是，接种疫苗比以往获得免疫的方法有明显的优势，而且流程越来越优化。詹纳很快就离开了他所在的医疗机构去从事免疫学方面的工作。

1803年，他建立了詹尼亚学会，致力于扩大天花的免疫治疗，并希望在未来根除天花。尽管该学会只开设了6年，但政府后来协助成立了国家疫苗机构。詹纳由于反对这个机构领导层的组成，辞去了主席一职。

詹纳在医学界和学术界都广受

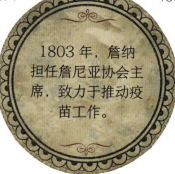
1803年，詹纳担任詹尼亚协会主席，致力于推动疫苗工作。

爱与战争中的疫苗

1804年，西班牙的弗朗西斯科医生携带天花疫苗从西班牙远航到美国。他还去了菲律宾，爱德华·詹纳说："我想在历史上从没有人做慈善像他一样如此高尚、如此广泛。"

在北美，疫苗传到得克萨斯州，之后传到南巴尔米斯，后来在墨西哥，詹纳说服了新西班牙总督给儿子接种了疫苗。他还写了一本小册子，题为"疫苗的介绍和保存说明"。詹纳去世后，他的一位助手继续在19世纪40年代中期传播疫苗接种。

当詹纳介绍他的疫苗接种程序时，英国正与拿破仑时代的法国交战，法国国王一定也让他的士兵们接种了疫苗。据英国皇家学会称，应詹纳的要求，拿破仑还释放了英国囚犯，并将他们遣送回国，说他无法"拒绝人类最伟大的恩人之一提出的任何要求"。

▲ 1796年5月14日，爱德华·詹纳给8岁的詹姆斯·菲普斯首次进行了天花疫苗接种

尊敬，被多个医学会授予名誉会员称号。1821年，他被任命为乔治四世国王的私人医生。他还成为伯克利市市长，并担任治安法官。詹纳一生都对动物学怀有浓厚的兴趣，1823年，他向皇家学会提交了一篇题为《鸟类迁徙观察》的研究报告。同年，詹纳因脑卒中去世。

詹纳被后人称为免疫学之父，他的工作挽救了数百万人的生命，并为未来研究出很多潜在致死性疾病的有效疫苗开启了大门。1979年，在他去世150多年后，世界卫生组织宣布天花已经被彻底消灭。现在只有实验室还保存着天花病毒的样本，人们对它的恐怖记忆逐渐消失。

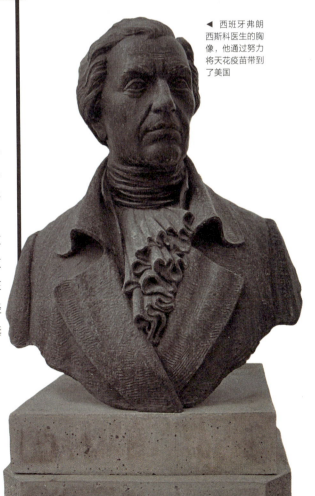

◀ 西班牙弗朗西斯科医生的胸像，他通过努力将天花疫苗带到了美国

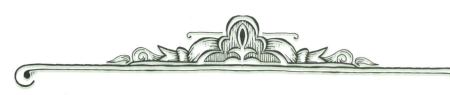

路易斯·巴斯德
微生物学大师

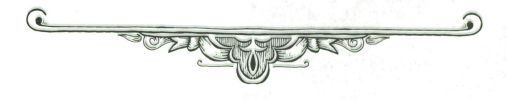

路易斯·巴斯德有许多开创性的科学发现，其中最著名的是给许多种食物消毒的方法，这些方法至今仍在应用。

巴氏消毒法如今是一种普遍应用的灭菌方法，一个多世纪以来这种方法一直用来给各种各样的食物消毒——从牛奶到啤酒再到各种罐头食品。这种方法是法国科学家"微生物学之父"路易斯·巴斯德的遗产。

巴斯德在生物学和化学领域也进行了划时代的研究，把医学科学和感染性疾病治疗的前沿性推向了新的高度。由于他在发酵领域进行的研究、由于他支持病原微生物理论从而大大推进了狂犬病和炭疽疫苗的开发，也由于他发现了厌氧菌，他被认为是微生物学的奠基人。他对分子结构的研究导致了有机分子镜像异构的发现。

尽管巴斯德的科学研究有时会遭受争议，但他革命性地改进了食品储存方法，阻止了欧洲丝绸工业的崩溃，靠他的发现和疫苗拯救了无数的生命，这使得他享有盛名。具有讽刺意味的是，他小时候看起来绝无可能获得这样的成就。他最早的老师认为他在学术方面资质平平。

巴斯德于1822年12月27日出生于法国东部的多勒（Dole）。他的父亲吉恩·约瑟夫·巴斯德（Jean Joseph Pasteur）是拿破仑·波拿巴麾下的老兵。他的母亲珍妮·伊蒂尼特·罗蒂（Jeanne-Etiennette Roqui）此前已经生下一个女儿和一个死于襁褓之中的儿子。

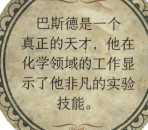

巴斯德是一个真正的天才，他在化学领域的工作显示了他非凡的实验技能。

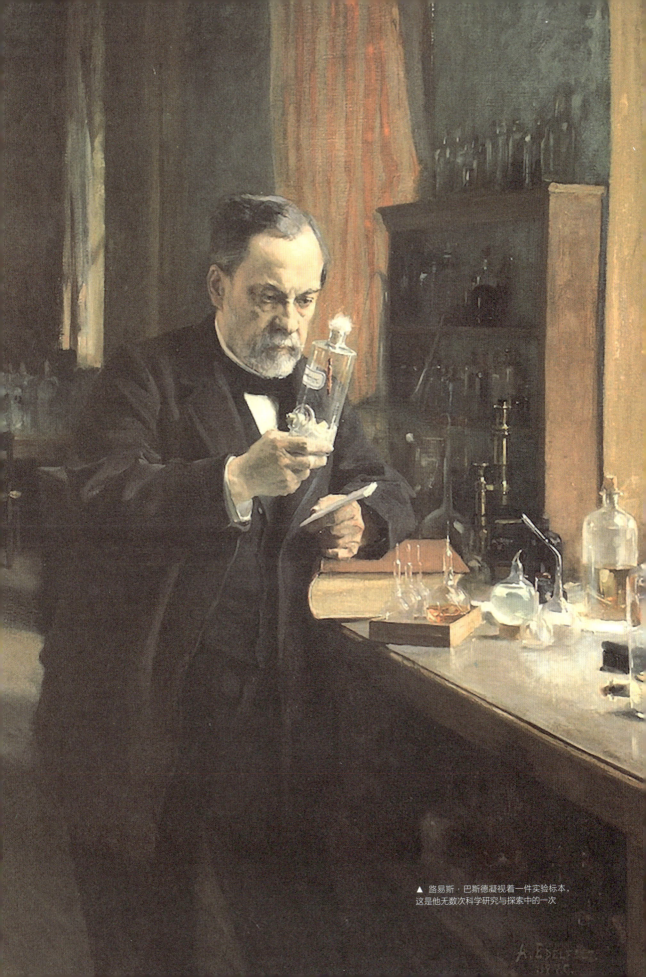

▲ 路易斯·巴斯德凝视着一件实验标本,这是他无数次科学研究与探索中的一次

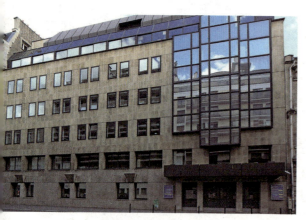

▲ 巴斯德研究院1887年建立于巴黎，至今仍是对抗感染性疾病的中坚力量

巴斯德研究院

巴斯德在研发狂犬病疫苗方面的工作是巴斯德研究院建立的基础，这家位于巴黎的享有盛名的研究机构致力于疾病的预防和微生物的研究，至今仍活跃在研究一线。

巴斯德研究院于1887年开始筹资，一年之后开始运转。在第一次世界大战期间，研究院生产了6.7万份伤寒疫苗来保护协约国的部队。在第二次世界大战期间，一位参加了法国抵抗运动的工人偷偷地把可以导致伤寒的细菌提供给了为德国部队生产黄油的工厂工人们。自1908年以来，研究院有8名研究人员先后获得了诺贝尔生理学和医学奖。其中，弗朗索瓦丝·巴尔-西诺西（Françoise Barré-Sinoussi）与吕克·蒙塔尼耶（Luc Montagnier）因为分离出两株可以导致AIDS的HIV病毒而共享了2008年的诺贝尔奖。研究院在治疗流感、脊髓灰质炎、腺鼠疫、结核、破伤风、黄热病和白喉方面也做出了巨大贡献。

巴斯德在研究院的公寓里度过了晚年，他的妻子也一直生活在这里直到1910年去世。如今巴斯德研究院已经在全世界29个国家的32个不同地点建立了机构。

他的发现推动了药理学、化学和生物化学的发展。

在路易斯之后她又生下两名女儿。老巴斯德是一名制革匠，一家人过着小康的生活，在1826年搬到了马尔诺（Marnoz），第二年又搬到了阿尔布瓦（Arbois），在那里路易斯度过了童年大部分时光。

1831年巴斯德进入阿尔布瓦的小学时，他的父亲已经教会了他阅读。不过巴斯德对学术并没有什么兴趣，他更喜欢钓鱼和绘画。等他到了上中学的年纪，他接受了家里一个朋友布特森·德·梅雷特的辅导。他的成绩有所提高，于是他的父母希望他能够成为一名教师。

在他十五岁的时候，巴斯德被送到了巴黎的一所寄宿学校巴贝特学院，在那里准备参加久负盛名的高等师范学院（École Normale Supérieure，ENS）的考试。背井离乡的生活让他难以忍受。仅仅过了两周，他的父亲就只好让患了思乡病的男孩回到阿尔布瓦。

1839年，他进入了离阿尔布瓦49公里远的贝桑松皇家学院。这一次他把精力用在了学习上，在1840年拿到了哲学学位。此后他一边在贝桑松做助教，一边学习数学、物理学和化学，但却没能通过1841年的第二学位考试。虽然第二年他通过了考试，但他的化学成绩却平平无奇。

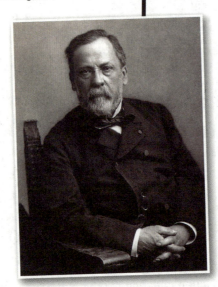

◀ 1895年1月1日巴斯德坐在这里画了这幅肖像，这一年他死于中风，享年72岁

巴斯德仍然渴望进入ENS，于是他参加了圣路易斯高中的补习班。他成功通过了ENS的考试并于1845年获得了科学学位。于是他继续在第戎高中进行研究。他没有接受图尔农镇的教职，而是去ENS做安托万·杰罗姆·巴拉尔（Antoine Jérome Balard）教授的助教，后者相信这位年轻的科学家大有前途。巴斯德提交了化学和物理学方面的论文，获得了博士学位。巴斯德于1848年25岁时成为斯特拉斯堡大学的化学教授。同一年，他做出了人生中第一个重大的科学发现。

一段时间以来，科学家们一直在研究酒石酸的特性，这是一种在红酒发酵过程中产生的化学物质。人们使用偏振光进行研究，光线穿过酒石酸溶液后平面会发生旋转。巴斯德研究了发酵过程中产生的另一种化合物消旋酒石酸。尽管其他科学家都认为这两种化合物是同一种物质，巴斯德却发现消旋酒石酸不能旋转偏振光。因此这两种化合物在结构上一定有差异。

进一步的研究发现，酒石酸有两种互为镜像的晶体结构。当它们同时存在于溶液中时，偏振光通过就不会发生旋转。巴斯德的研究证明，要确定一种化学物质的行为，就必须研究它的分子结构和性质，而不仅仅是搞清楚它的构成。他的发现使得药理学、化学和生物化学都得到了发展。在斯特拉斯堡大学任职期间，他认识了校长的女儿玛丽·洛朗（Marie Laurent），他们在1849年5月29日结婚，共养育了5个孩子，其中有两个活到了成年。

巴斯德的声望日增，1854年他成了里尔大学理学院的院长。一个名叫埃米尔·比高-丹尼尔（Emile Bigo-Daniel）的学生，其父亲经营当地的一家酿酒厂，通过发酵甜菜制酒，他带来的

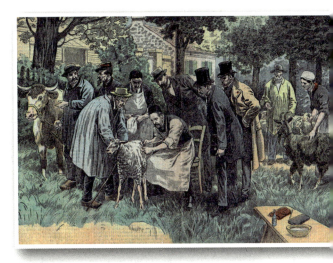

▲ 巴斯德不恰当地宣传自己是炭疽疫苗的发明者，这引来了广泛的争议

样本引起了教授的注意。巴斯德相信细菌理论，这种假说认为来自宿主体外的微生物会导致感染性疾病，而发酵与腐败是由空气中的微生物导致的。

巴斯德思考了将糖转化为酒精的发酵过程，研究了泰奥多尔·施旺（Theodor Schwann）在20多年前的工作。施旺认为发酵过程不是死亡微生物的降解过程，而是和活酵母有关。经过4年的实验，巴斯德证明了施旺的假说是正确的。在妻子的支持下，他把全部精力都放在了工作上，他的妻子写道："路易斯现在泡在了甜菜汁里，整天都在酿酒厂里度过。"

巴斯德于1858年发表了他的成果，并且进一步指出，牛奶变酸的原因是一种特殊的酵母将糖转化成了乳酸。他还发明了一种通过加热煮沸然后再冷却液体来清除微生物的方法。他于1862年4月20日成功验证了他的巴氏消毒法。

此后他回到了ENS，自己出资在阁楼上建立了实验室继续进行研究，从而发现了厌氧菌，这

> 巴斯德出生于法国的多勒，父亲是一名制革匠。

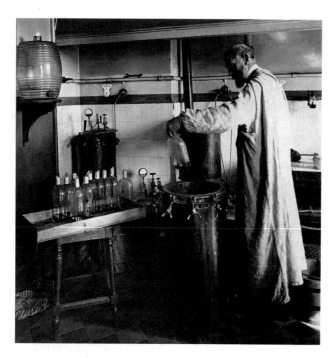

▲ 巴斯德在他的实验室中工作。尽管他是历史上最伟大的科学家之一，但他的一些做法还是饱受争议

是一种以前未知的生命形式，可以不依赖空气或氧气而存活。他推翻了认为活的有机体可以从无生命物质中产生的自然发生理论。通过对无菌和非无菌的物质进行大量的实验，他证明微生物不会在无菌的溶液中生长，除非接触了非无菌的空气。实验能得到的唯一结论就是微生物存在于非无菌的空气中。

高强度的工作终于摧毁了巴斯德的健康，1868年他年仅45岁的时候就得了中风，然而他依然没有停止追逐新发现的步伐。对微生物的熟悉让他更加坚信细菌理论的正确性，并使他进一步开始研究感染性疾病。他培养出了导致鸡霍乱的细菌并对其进行实验，更好地理解了免疫力的产生，从而于1879年开发出了疫苗。

巴斯德也对炭疽进行了研究，这是一种导致许多牲畜死亡的疾病。与此同时，兽医外科医生让·约瑟夫·亨利·图森（Jean Joseph Henri Toussaint）也在研究这种疾病。图森使用死亡的炭疽细菌来研发疫苗，而巴斯德更喜欢使用减毒的活菌。为了准备在默伦农业协会的演示，巴斯德偷偷采用了和图森类似的过程来制备疫苗。

巴斯德也致力于研发能够有效对抗狂犬病的疫苗，人类一旦染上这种疾病几乎都会死亡。巴斯德从兔子身上分离出病毒，将神经组织萃取并干燥以有效降低病原的毒力。在狗身上进行过实验之后，并没有行医执照的巴斯德冒着被捕的风险给9岁的男孩约瑟夫·迈斯特（Joseph Meister）接种了狂犬疫苗，后者被患了狂犬病的狗咬了。

从1885年7月6日开始，迈斯特接受了为期11天的疫苗接种，共接种了13剂，每一剂都包含有比上一剂毒力更强的狂犬病毒。在最后一次接种90天后，巴斯德检查了患者，发现他非常健康。在之后的1年里，巴斯德为350名患者接种，其中只有一例狂犬病发作。巴斯德成了民族英雄。

第一次中风令巴斯德偏瘫，到了1890年，他的身体开始每况愈下。1894年第二次中风让他更加虚弱，而第二年的第三次中风则在72岁时夺去了他的生命。巴斯德最初被埋葬在巴黎圣母院，后来他的遗体被取出重新安葬在巴斯德研究院。

尽管有如此多的发现和荣誉，巴斯德的职业生涯还是充满争议。在他的一生中，竞争对手和旁观者一直在质疑他的职业操守。除了盗用图森的炭疽疫苗制备方法以外，巴斯德的实验笔记还显示他只在11条狗身上进行过狂犬疫苗的测试，而不是他对外宣传的50只。显然，在公开对迈斯特进行接种并取得成功以前，他还秘密地给两名受试者进行了接种。另一名科学家安托万·贝

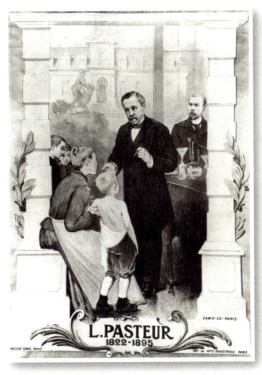

▲ 巴氏消毒法让很多食品和饮料可以安全食用

尚（Antoine Béchamp）宣称是自己发现了发酵的过程，一直到巴斯德去世都在为此与他争论不休。

1878年，巴斯德55岁时指示他的家人将他的实验记录保密。这位伟大科学家工作的证据最终传到了他的孙子也是最后一名男性后裔巴斯德·瓦列里-拉多特（Pasteur Vallery-Radot）手里，他把这份记录捐给了法国国家图书馆。在瓦列里-拉多特1970年去世后，这份记录得以公开。巴斯德胜利、挫败与欺骗的细节公诸于世。

不管怎样，巴斯德对科学的贡献是不可磨灭的。他的遗产是能够改善人类生活的有益发现与科学进步。

蚕之谜

尽管巴斯德没有生物学方面的背景，但他却成了1860年代晚期欧洲丝绸业的救星。当时疾病在蚕群中肆虐，使蚕丝这种宝贵的纺织原材料的产量暴跌，随之下降的是政府的税收和农民的收入。巴斯德接受了挑战去寻找这种传染病的源头并找到了解决的方案。他于1865年来到阿莱斯镇，在这里工作了5年。

当时已经发现了两种具有毁灭性的疾病——蚕微粒子病（pébrine）和蚕软腐病（flacherie）。很快，巴斯德注意到患微粒子病的蚕身上都覆盖有独立的微粒。进一步的研究显示，这些微粒就是疾病的病因而不仅仅是症状，而这种疾病是可以传播到下一代的。为了限制这种疾病的传播，要检查产卵后的雌蛾，如果发现它们患有蚕微粒子病，就要把它们产下的卵销毁。巴斯德认为蚕软腐病的病因也是微生物，很可能是细菌，尽管后来的研究发现罪魁祸首是一种病毒。不过，巴斯德还是建议采用未感染的雌蛾产下的卵繁殖用于丝绸工业。

巴斯德为欧洲经济所做的贡献进一步提高了他的声望。

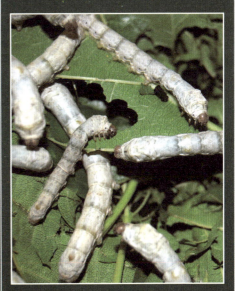

▲ 蚕所产生的纤维是纺织业的重要原料，巴斯德是消灭蚕疾病的领军人物

弗罗伦斯·南丁格尔
现代护理学之母

一个女人如何用她的无畏和坚定永远地改变了全世界护理事业的面貌。

弗罗伦斯并非天生的护士,事实上,她生来也是一个平凡的人。她出身于19世纪20年代一个富裕的上流社会家庭,人生道路已经被安排得井井有条。她本应该嫁给一个同样富有的上流社会的男人,成为妻子和母亲。但对于历史和今天的我们来说,幸运的是,弗罗伦斯偏离了她原本的人生轨道。

她的名字取自出生的城市——意大利的佛罗伦萨,1821年她移居英国,在汉普郡的埃姆布里和德比郡的莉亚赫斯特的家中长大。她的父亲是一个非常富有的地主,家族与英国最高层的上流社会都有联系。然而,她的父亲违背了传统,他坚定地认为女性不应该只做母亲和妻子,还应该接受教育。他教弗罗伦斯和她的姐姐拉丁语、希腊语、哲学、历史,以及写作和数学这两门在那个时代只有男性才学习的学科。弗罗伦斯在数学和科学方面表现得尤其出色,她对记录和组织信息有着浓厚的爱好,从她对贝壳收藏的大量文件记录中可以看出这一点。这些技能在她以后的生活中是必不可少的。

弗罗伦斯18岁那年,陪父亲去欧洲旅行,其间遇到了玛丽·克拉克。两人迅速建立了联系,克拉克对弗罗伦斯的

> 弗罗伦斯儿时擅长数学和科学,她将收集的贝壳用精确的表格和清单记录了下来。

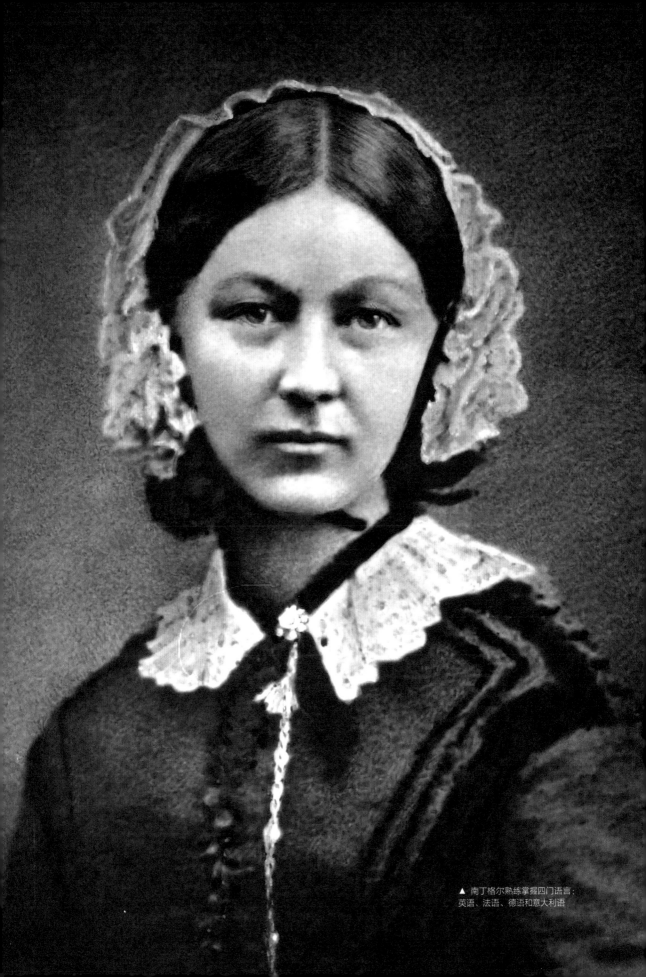

▲ 南丁格尔熟练掌握四门语言：英语、法语、德语和意大利语

西科尔妈妈

弗罗伦斯并不是克里米亚战争中唯一一位杰出的护士——玛丽·西科尔也是一位非常重要的女性,她也是因为在战争中出色的护理工作而崭露头角。西科尔出生在牙买加,母亲是牙买加人,父亲是苏格兰人,她的母亲经营着一家收容伤残军人的寄宿所,她从母亲那里学习了护理技巧。通过频繁的旅行,她将传统医学思想与欧洲医学思想结合了起来。

1854年,她请求去往战争前线,但遭到拒绝。然而,这位富有事业心的女性不能接受被拒绝,于是她自己出资前往前线,建了所英国旅馆来照顾生病的士兵。西科尔有令人难以置信的无畏精神,她甚至到战场上照顾伤员和垂死的人。她受到士兵们的爱戴,士兵们称她为西科尔妈妈,当时她的名声与南丁格尔不相上下。

不幸的是,西科尔去世后,她几乎从公众的意识中消失了,很多人把这引为歧视黑人的例子。然而,到了21世纪,她成了一个更为突出的人物,被追授荣誉,许多医疗机构以她的名字命名。尽管有人认为她对医学的贡献被夸大了,但在没有治愈方法的情况下,她确实尽其所能减轻了士兵的痛苦。她端上来的热茶和柠檬水也许救不了人的命,但在最艰难的时候,她的友善就像是指引他人的灯塔。

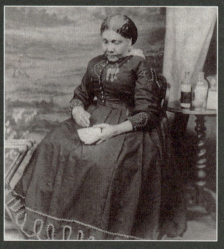

▲ 2004年西科尔被评为最伟大的英国黑人

> 弗罗伦斯坚信上帝召唤了她,让她为上帝服务,服务的方式是投身于护理事业。

影响十分巨大。克拉克是个直率、大胆的女人,她不在乎自己的外表,也不尊敬那些上流社会妇女,认为她们的生活都是琐事,没有意义。对弗罗伦斯来说,这是她第一次遇到一个女人,告诉她男女可以平等,这与弗罗伦斯保守的母亲的观点截然不同。

母亲对弗罗伦斯怀有非常传统的愿望,希望她结婚过家庭生活。这个女孩当然是可以过上这样的生活的,她十分引人注目、聪明,但这并不是弗罗伦斯喜欢的生活。1837年,南丁格尔认为自己是接受了上帝的召唤,要把自己的一生奉献给他人。弗罗伦斯开始相信自己将踏上一条护理之路,她的父母对此感到非常不满。当时,护理被视为是一种低级职业,只有穷人、寡妇和仆人才会从事。南丁格尔的父母不让她去索尔兹伯里培训,希望就此打消她的想法。然而,弗罗伦斯很坚持她的想法。她甚至拒绝了一个交往很长时间男友的求婚,因为她认为这会影响到她对护理事业的追求。

她不顾父母的反对,努力学习护理的知识与技艺,她走访了伦敦、巴黎和罗马的医院,沿途学习了她所能学到的一切。她的旅程远达希腊和埃及,并声称在那里再次接受了上帝的召唤,她说"上帝早上叫醒我并问我,如果没有名誉,我是否依然会为他行善"。1850年,弗罗伦斯的父母终于在她坚定的决心面前屈服,她的父亲允

弗罗伦斯读到伤者所遭受的可怕境况后,立刻行动起来。

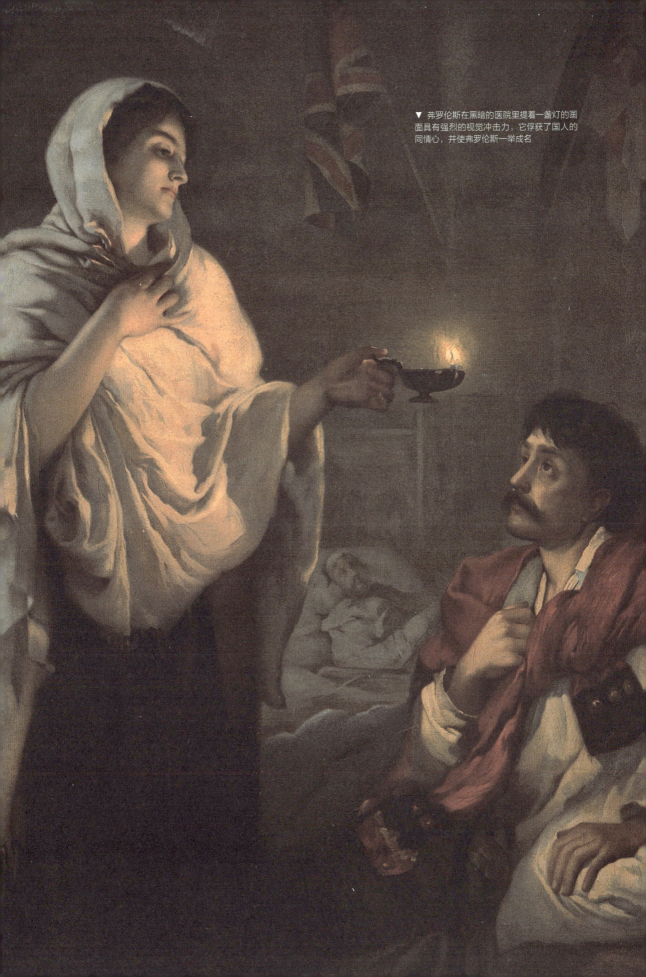

▼ 弗罗伦斯在黑暗的医院里提着一盏灯的画面具有强烈的视觉冲击力,它俘获了国人的同情心,并使弗罗伦斯一举成名

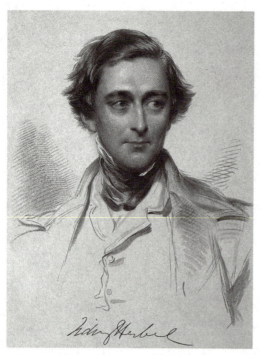

▲ 政治家西德尼·赫伯特与南丁格尔成为亲密的朋友,并帮助她实现了许多事业目标

许她在德国接受护士培训。

3年后,也就是为自己的独立争取了近10年后,弗罗伦斯终于实现了成为一名护士的雄心壮志,她接受了上哈雷街一家女子医院的院长职位。但是南丁格尔的工作远没有结束。1853年10月,克里米亚战争爆发,这是历史上第一次被广泛报道和拍摄的战争。弗罗伦斯读到伤者所遭受的可怕境况后,立刻行动起来。1854年10月21日,弗罗伦斯和由她自己训练的护士志愿者,以及15名天主教修女被派往奥斯曼帝国。

弗罗伦斯并没有准备好应对在斯卡塔里的塞利米耶兵营里等待她的一切。不仅医务人员超负荷工作,而且他们提供的医疗服务也很差,药品供应严重不足,毫无卫生标准,官员们似乎也不在乎。有人描述医院的地板,说有一英寸厚的粪便。弗罗伦斯感到非常震惊,迅速动员她的工作人员打扫医院,并确保士兵们有充足的食物和衣服。

南丁格尔决定恳求政府改善士兵们可怕的救治条件,于是她向《泰晤士报》发出呼吁,要求政府按照仁基欧医院的形式采取行动。这座新的民用设施在英国建造并被海运过来,随着其应用,死亡人数降至在斯卡塔里兵营的1/10。

据估计,由于弗罗伦斯开创性的改进,以及她恳求卫生委员会采取的行动,成功地将士兵的死亡率从42%降至2%。其中一些是我们今天认为理所当然的事情,例如洗手的步骤和其他被忽视的卫生习惯。在弗罗伦斯建议下,医院的下水道被疏通了,通风条件也得到了改善。那些造成士兵死亡人数超过战伤的疾病,如斑疹伤寒、伤寒、霍乱和痢疾等,死亡率都大大降低。

尽管弗罗伦斯本人从来不把这些归功于自己,但她的工作为她赢得了开拓者的称号。在被她照顾过的士兵们眼里,她非常有威望,一位英国士兵写道:"如果有人敢冒犯她,那他一定很

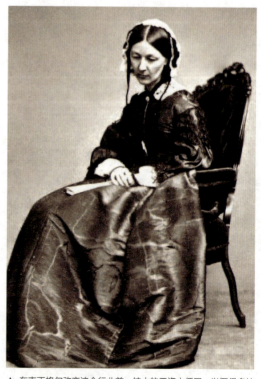

▲ 在南丁格尔改变这个行业前,护士的工资太低了,以至很多护士同时还在卖淫

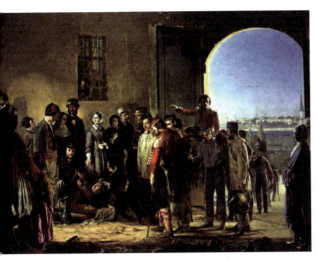

▲ 维多利亚女王非常欣赏南丁格尔本人以及她在克里米亚的工作，送给她一枚特别的胸针以示感谢

功勋勋章

功勋勋章是为表彰在军事、科学、艺术、文学或文化推广方面的杰出贡献而设立的奖项。该奖项于1902年由爱德华七世首次设立，只能由在位君主自行决定，一次最多授予24名在世者。设立勋章的想法很早之前就被提出过，1805年特拉法尔加战役之后讨论过，后来维多利亚女王也讨论过。自它设立以来，获得此荣誉并非容易的事情，政客们会为候选人游说，但君主通常会非常谨慎地做出决定。1907年，弗罗伦斯·南丁格尔成为第一位获此殊荣的女性。

这并不是弗罗伦斯获得的唯一一个功勋勋章，她也是皇家红十字会的第一位会员。1883年维多利亚女王为弗罗伦斯创造了这样一个杰出护理工作的军事荣誉。这个奖项至今仍然存在，以表彰那些在长期工作中表现出卓越的奉献精神和能力的人，或者是表彰非常突出的勇敢或有奉献精神的行为。

有勇气……我不会给他一丝机会。"《泰晤士报》的一篇文章刊登了一张弗罗伦斯提着灯照顾病人的照片之后，她获得了一个著名的称号"提灯天使"。她立刻拥有了大批忠实的拥趸。人们形容她是"守护天使……当她纤细的身躯静静走过每条走廊时，每个可怜人的脸上都写满了感激"。弗罗伦斯在克里米亚战地医院的拼搏工作被媒体报道赞扬，一拨又一拨的崇拜者在她的家门口歌颂她。她的肖像甚至被印在纪念品上，她成为维多利亚时期的名人。然而弗罗伦斯本人却并不喜欢这样被关注，她用了化名史密斯女士，来躲避崇拜者的追捧。

弗罗伦斯违背传统成为一名护士，这位新晋的名人非常令人惊讶，但却拥有很大的力量。这位提灯天使不想浪费这种力量，她从战地回来后便立即行动起来。弗罗伦斯开始搜集证据，并与她坚定的支持者维多利亚女王结盟，说服政府成立了皇家委员会来调查军队的健康状况。弗罗伦斯和委员会的结论是，恶劣的生活条件是院内死亡的主要原因，18000人中有16000人死于因卫生条件差而传播的可预防疾病。她致力于促进所有医院卫生条件的改善，在她的大力支持下，成

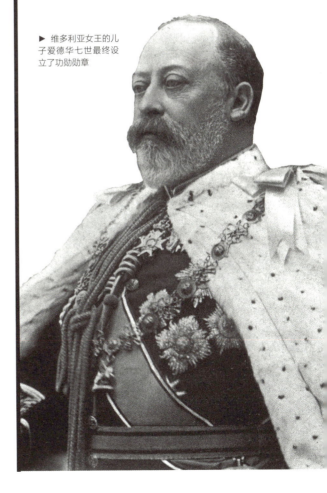

▶ 维多利亚女王的儿子爱德华七世最终设立了功勋勋章

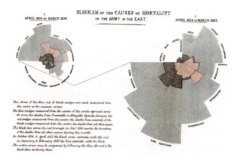

▲ 南丁格尔设计了这张图表,来阐释在东方士兵死亡的原因

南丁格尔,数学高手

虽然很多人记住的都是弗罗伦斯圣洁的护士形象,但也许帮助她挽救无数条生命的最重要的能力不是同情心,而是数学天赋。在很小的时候,弗罗伦斯就喜欢学习数学,她特别擅长记录和组织信息。

在接下来的一生中,弗罗伦斯成为统计学、图表和信息视觉呈现的先驱者。她经常使用饼图,这在当时是一个相对较新的概念。目前认为是弗罗伦斯发明了极坐标区域图,这也被称为南丁格尔玫瑰图。这个图能够帮助她以一种简明易懂的方式来表示患者死亡的原因。

弗罗伦斯对调查结果的直观展示方式,使得那些被冗长复杂书面报告折磨的公务员和国会议员,能够迅速理解调查内容。她的贡献非常大,所以1859年,皇家统计学会接纳她为第一位女性会员。她后来还成为美国统计协会的名誉会员。如果没有她天生的数学天赋和对统计学的探索,弗罗伦斯不太可能在医学上取得如此大的进步。

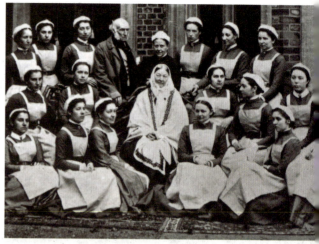

▲ 南丁格尔尽可能地培训更多的护士来学习她先进的新技术

立了南丁格尔基金,以帮助培训新护士掌握护理技术。

弗罗伦斯通过南丁格尔基金筹集了4.5万英镑,在圣托马斯医院建立了一所培训学校,并继续在利物浦济贫院工作到1865年5月。她对医学界最大的贡献可能是在1859年出版的《护理学》。这本书不仅在她学校的学生中使用,而且也被那些自己在家里护理的人员使用。弗罗伦斯的这本书内容力求具有可操作性,她希望确保任何人,无论什么阶层或能力如何,都可以阅读这本书,并执行里面的实践规范。在那个时代,简单的卫生和健康规程都是具有革命性的,这本书被认为是护理学史上的经典之作。它旨在帮助那些无法支付私人医疗保健费用的人,这意味着人们可以通过学习这本书来照顾生病的亲人和朋友。

弗罗伦斯决心要帮助的还有那些更贫困的生活在济贫院里的人。在那之前,生病的穷人都是由那里身体健全的穷人来照顾的。护士这个职业通常是被人轻视的,都是以前做过用人或者寡妇,为了维持生计才来做护士。这些"护士"中的许多人实际上对护理并不感兴趣,也缺乏同情

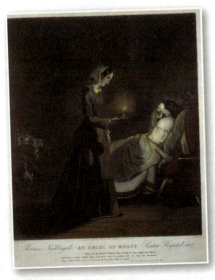

▲ 除了提灯天使,弗罗伦斯还被媒体称为仁慈的天使

心。医院的情况更糟，那是一个没有希望的地方，地上铺满了吸血用的稻草。弗罗伦斯从19世纪60年代开始将训练有素的护士引入济贫院系统，这是一项重大举措。社会上最贫穷和最不幸的人终于得到了真正的医疗和照顾，这一举措对于建立国家健康服务体系而言，是重要的一步。

弗罗伦斯的工作对于护理专业的重要意义怎么夸奖都不为过，因为此前护理这个职业几乎没有被尊重过。她是一个受过良好教育的上流社会女性，有上层社会的朋友，并有实现变革的坚定意志。和她同一时代的很多人说她倔强、固执己见，但这些都是她性格中最重要的部分，使她能够看到这些需要改变的事物并努力去实现。这些改变不仅发生在英国，美国也注意到了这位提灯天使的杰出成就。联邦政府直接向弗罗伦斯寻求指导，在她的建议下，他们创建了美国卫生委员会。弗罗伦斯还指导了琳达·理查兹，她是美国第一位经过正规培训的护士，后来她还建立了自己的护士学校，并将弗罗伦斯的教程传播到了日本。到19世纪80年代初，弗罗伦斯培训的护士在各大一流医院担任护士长——从圣玛丽医院到爱丁堡皇家医院，甚至还有澳大利亚的悉尼医院。

弗罗伦斯的另一个重要成就是她致力于改善驻印度英军的健康状况。她是细菌理论的坚定倡导者，坚持认为供应无污染水非常重要，并且警告了过度拥挤和通风不良的危险。她相信，如果印度人民的卫生条件得到改善，军队的条件也会得到改善，所以她发起了一场运动来改善整个国家的状况。根据她的努力工作和收集的大量统计数据，印度成立了一个皇家委员会，使得印度的公共健康情况得到了显著改善。驻扎在那里的士兵死亡率从6.8%下降到1.8%。

除了医学之外，弗罗伦斯还对神学做出了一些有趣的贡献，常能看到信仰在她职业道德的形成过程中发挥的作用。她相信上帝赋予了她一个

> 由于杰出的工作，弗罗伦斯回国后成为很多人心目中的女英雄，但她却一直化名为史密斯女士生活。

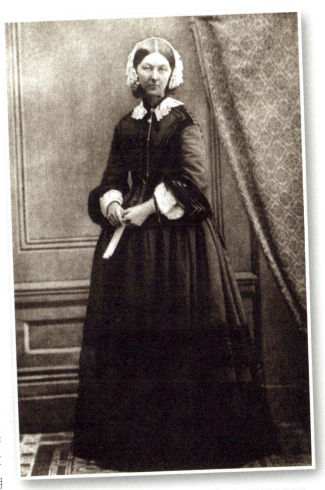

▲ 南丁格尔常常替垂死或阵亡的士兵写信回家，委婉地向他们的家人传达不幸的消息

使命，就是把自己的一生奉献给别人，她一定非常重视这一点，因此她违背了传统，一直没有结婚。虽然她是英国国教的成员，但她的观点却并不正统。她认为宗教最纯粹的表现就是给予他人友善和关心。她也坚信所有人，无论他们信奉什么宗教信仰，或者没有信仰，去世后都会被允许进入天堂。我们之所以知道这一点，是因为她曾安慰那些快要去世的人，说上帝"比任何人或所能想象到的都要仁慈得多"。

虽然弗罗伦斯是基督教徒，但她也坚决反对歧视非基督教宗教，认为所有宗教都鼓励人们去努力工作。她坚信宗教信仰会有助于工作，因此她坚持让她培训的所有护士都参加宗教仪式。但另一方面，弗罗伦斯并不是一个盲目的信徒，她会批评英国国教经常会使穷人的境况更糟，甚至会说，非宗教医院常比宗教机构提供了更好的护理。从弗罗伦斯开放的态度可以明显看出，她不怕提出全新的、不一样的观点，尤其是在她自己的领域，她最终关心的并不是自己的前程，而是确保社会上最不幸的人都能够得到应有的照顾和安慰。

尽管弗罗伦斯充满了事业心，但她毕竟是个凡人，从1857年起她就卧床不起，并因健康不佳而饱受抑郁症的困扰，一些现在的资料显示她

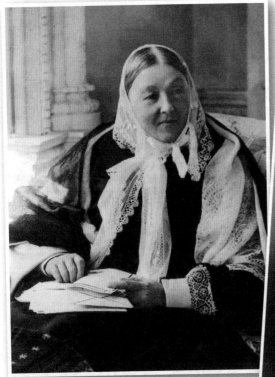
▲ 如今南丁格尔的生日5月12日被定为国际护士节

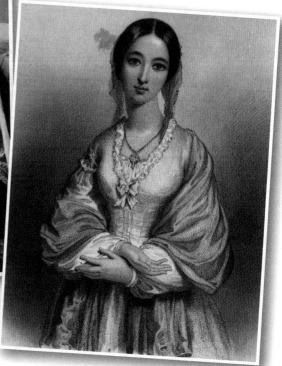
▲ 南丁格尔避免与男性建立爱情关系，更喜欢专注于工作

> **她不怕提出全新的、不一样的观点。**

的病情可能是感染了布鲁氏菌所致。尽管卧病在床,南丁格尔却依然继续创造价值,在世界各地的医院开展开创性的工作。在她生命的最后十年里,由于失明和脑力下降,她的工作进度逐渐放缓。1910年8月13日,弗罗伦斯在伦敦梅菲尔的家中去世,享年90岁。由于她对医学的巨大贡献,人们提议将她埋葬在威斯敏斯特教堂,但她的家人拒绝了,将她埋葬在了汉普郡韦罗的圣玛格丽特教堂的墓地里。

今天,无论怎么夸奖弗罗伦斯对护理事业的贡献都不为过。作为现代护理学的奠基人,她创造了一种同情病人的文化,并且孜孜不倦地投身医院管理事业,这种精神延续至今。1912年设立了弗罗伦斯·南丁格尔奖章,这是国际护理学界的最高荣誉。与医生们背诵的《希波克拉底誓词》相似,护士们在培训结束后的结业仪式上,都会宣读弗罗伦斯·南丁格尔誓词。虽然这些话不是弗罗伦斯本人写的,但正是她无畏的工作和奉献精神构成了誓言的基础。无数的医院和纪念碑都以她的名字命名,人们拍摄了大量关于她生活和工作的戏剧、电影和电视节目。从一开始的一个收集贝壳、违背传统的倔强女孩,一路走来,弗罗伦斯真正证明了人类勇敢无畏的精神。她的工作永远地改变了人们对护士的看法,同时她敦促政府采取行动,避免了成千上万人痛苦死去。

南丁格尔——女权主义者

弗罗伦斯对女人的看法有些出人意料。她认为总的来说,女人没有男人那么能干,她几乎所有的朋友都是男性,尤其是那些有权势的人。她相信男人在帮助她实现自己的目标方面能比女人做得更多,她甚至称自己为"行动的男人"。

尽管这种观点不那么讨人喜欢,但南丁格尔的工作确实改善了许多女性的处境,她已经成为英国女权主义的核心人物。这是因为她做了大量工作,另外为了实现自己的抱负而放弃了对性别的期待。弗罗伦斯为女性提供了更多工作的选择,扩展了她们的视野,并提供了一个远离家庭生活的机会。

对妇女权利做出的另一项重要贡献是弗罗伦斯致力于废除过于严厉的《卖淫法》。根据《传染病法》,警察可以逮捕妓女并强迫她们接受性病测试——结果为阳性的女性都会被关在医院里,以"保护男性"。弗罗伦斯为废除这项法案而斗争,最终在1886年取得成功。

尤其是在20世纪二三十年代,弗罗伦斯被视为全国女权主义者的偶像。尽管她可能并没有因为自己是女性而去进行抗争,但她为改善世界各地女性命运所做的努力不容忽视。

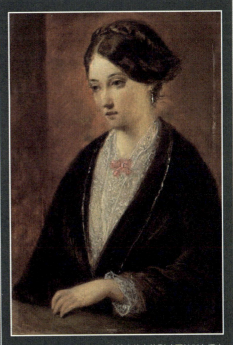

▲ 弗罗伦斯早年与玛丽·克拉克的交往影响了她对女权主义的看法

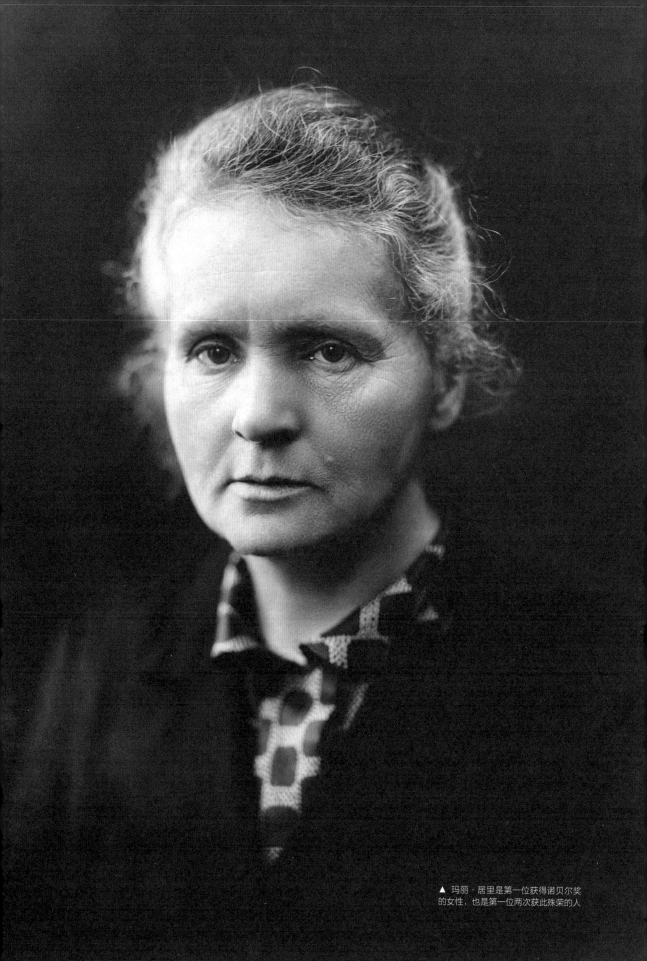

▲ 玛丽·居里是第一位获得诺贝尔奖的女性,也是第一位两次获此殊荣的人

玛丽·居里
放射学开拓者

玛丽·居里是核物理学和化学的先驱,她有很多大胆的发现,为医学科学和其他领域做出了巨大的贡献。

她定义了"放射性"这一术语;她是第一位获得诺贝尔奖的女性;不仅如此,她还获得了两次。

玛丽·居里探索了放射性物质的特性,发现了两种元素:镭和钋。她通过使用诊断性X射线把自己获得的知识应用于医学科学领域,早期评估了放射性用于对抗肿瘤的能力。她的成就斐然,更值得一提的是,在一个从前由男性主导的职业领域里,她的智慧与科学素养也是无可置疑的。

玛丽亚·莎乐美·斯克沃多夫斯卡（Maria Salomea Sklodowska）出生于华沙（那时还是俄国的一部分），她是瓦迪斯瓦夫和布洛尼斯拉娃·布格斯卡·斯克沃多夫斯卡第五个也是最小的孩子,她的父母都是著名的教育家,非常重视对学术成就的追求。玛丽亚的母亲在她十岁的时候死于肺结核。玛丽亚全家都把波兰民族主义运动作为人生的重心,由于资助这样的运动以及在周期性的起义中损失的财产,使得他们在经济上十分窘迫。玛丽亚最初在当地的学校接受教育,而她的父亲作为一名数学和物理教师,则给她提供了额外的学习机会,特别是在俄国政府限制在学校进行实验室教学之后。瓦迪斯瓦夫

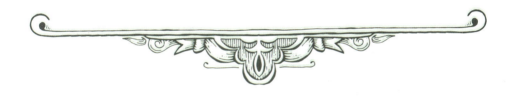

玛丽·居里一生中两次获得了诺贝尔奖,一次是物理学,一次是化学。

皮埃尔·居里悲剧性的死亡

1906年4月19日那天下着雨，皮埃尔·居里刚刚和巴黎的一些同事吃完午饭，步行去参加附近的另一场约会。他来到新桥附近的奥斯定堤岸和多菲内街交叉路口，试图快速穿过这座城市里最危险的十字路口。据说有两名警察全天驻扎在这里指挥交通。不过那一天就算他们在这里，也无力阻止这场悲剧性的交通事故。这位世界上最重要的物理学家撞上了一辆马车，倒在车轮之下被轧碎了头骨。他当场死亡了。

玛丽得知丈夫死亡的消息时，伤心欲绝但不失镇静。其他人认为这场事故至少有一部分原因是由于皮埃尔粗心大意、脚步匆忙。他的父亲得知这场悲剧时，回应说："他当时究竟在做什么白日梦？"一位实验室助手注意到皮埃尔在走路和骑自行车的时候经常漫不经心，"……在想其他事情"。

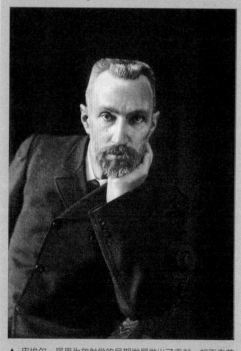

▲ 皮埃尔·居里为放射学的早期发展做出了贡献，却不幸英年早逝

把他的实验设备带回家里，在那里教授孩子。

玛丽亚是一名有天赋的学生，她在中学里表现优异。然而由于是女性，她被禁止上大学。她和姐姐布洛尼斯拉娃一起加入了"流动"或称"飞行"大学，这是一所秘密大学，在当局的管辖之外授课，同时也支持波兰民族主义的理念。

由于在西欧女性接受高等教育的前景更好，姐妹两人达成了协议：由玛丽亚支持布洛尼斯拉娃获得学位，然后姐姐再回头来报答妹妹。在之后的五年里，玛丽亚做家庭教师的工作，她爱上了一个男人，但对方的家人是他父亲的远亲，他们拒绝了这桩婚事，这让她心碎不已。

到了1891年，玛丽亚（在法国被称为玛丽）投奔她在巴黎的姐姐和姐夫，进入了巴黎大学。她被介绍加入了一个由物理学家和化学家组成的团体，这些科学家已经在各自的领域建立了声望。受到他们的激励，玛丽不知疲倦地工作，以获得从事物理学和数学研究的资质，她还在未来的诺贝尔奖获得者、物理学家和发明家加布里埃尔·李普曼（Gabriel Lippmann）的实验室里做助手。长时间的工作损害了玛丽的健康，因为她一直以茶、面包和黄油为生。不过，在不到3年的时间里，她就实现了最初的目标。

1894年，玛丽受全国工业促进协会的委托，研究不同类型钢材的磁特性。她需要一间实验室来开展工作，于是物理学家约瑟夫·维鲁斯·科瓦尔斯基将她介绍给了皮埃尔·居里。皮埃尔在他的住所里腾出了空间，一段浪漫史就此开始，不过那一年夏天玛丽回到波兰探亲，希望能够在雅盖隆大学获得一个教职。性别歧视再一

> 这一对恋人于1895年7月26日结婚，也建立了科研伙伴的关系，奠定了伟大发现的基础。

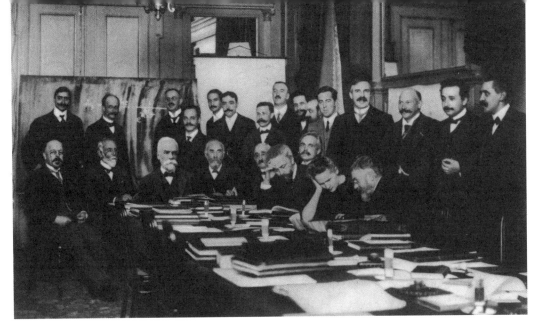

▲ 1911年在布鲁塞尔举办的国际物理学大会也许是最令人惊叹的科学家集会

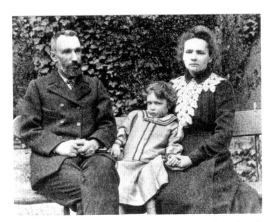

▲ 1902年玛丽和皮埃尔·居里与他们的长女伊蕾娜坐在一起。他们的第二个女儿伊芙·居里出生于1904年

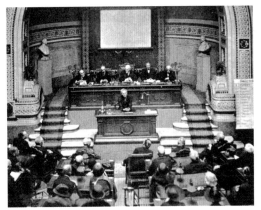

▲ 1925年,玛丽就放射学进行演讲

次挡住了她的道路,皮埃尔说服她回到了巴黎。这一对恋人于1895年7月26日结婚,也建立了科研伙伴的关系,奠定了伟大发现的基础。

在这个科学发现层出不穷的黄金时代,玛丽要找到一个值得进一步研究并撰写论文的领域。1895年,德国工程师和物理学家威廉·伦琴(Wilhelm Röntgen)发现了X射线的存在。

第二年法国物理学家亨利·贝克勒尔(Henri Becquerel)在研究铀的时候发现它能够辐射出类似的射线。这些新发现令居里着迷。射线的产生并不依赖于外部的能源。显然,它们是产生于铀的内部。

利用皮埃尔和他的兄弟在15年前发明的光谱仪,玛丽发现放射性的强度完全取决于所研究的铀的数量,而且不管这种元素以什么形式存在,这种放射性都持续存在。她由此得出结论,这种能量是由原子结构产生的,而不是来源于分子间的相互作用,从而开创了原子物理学领域。

玛丽把这种新发现的能量形式称为"放射性",开始寻找其他具有类似特性的矿物。她发现如今被称为晶质铀矿的沥青铀矿很适合用于做进一步的研究。皮埃尔终止了他在其他项目的工作,加入了玛丽的研究。1898年夏天,这对夫妻发现了钋元素,玛丽以祖国波兰的名字为之命名。这一年晚些时候,他们发现了第二个元素,称之为镭。皮埃尔专注于研究放射性的物理特

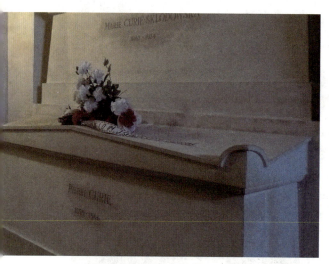
▲ 玛丽和皮埃尔·居里一起葬在巴黎的先贤祠，那里还埋葬着其他法国伟大的科学家和名人

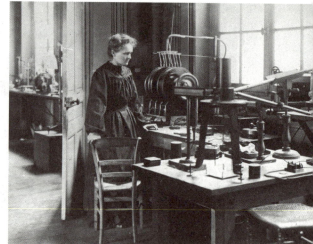
▲ 这张照片是1900年前后玛丽在实验室里照的

征，而玛丽则致力于分离出金属态的镭。

在此期间，居里夫妇和贝克勒尔于1903年12月共同获得了诺贝尔物理学奖，以表彰他们在"放射现象"中共同进行的研究，这一现象最初是由贝克勒尔发现的。尽管最初的提名只包括了皮埃尔·居里和贝克勒尔，但皮埃尔向瑞典皇家科学院抱怨，使得玛丽最终被加入获奖名单，成为第一位获得诺贝尔奖的女性。那一年，居里夫妇还获得了伦敦皇家学会颁发的戴维奖章。

1906年，皮埃尔在巴黎的街头死于交通事故。玛丽大受打击，但努力振作起来继续她的研究，她接任了亡夫巴黎大学物理系主任的职位。4年以后，她成功地分离出了纯金属态的镭。尽管在法国排外时期，她的私生活饱受非议，人们排斥她的外籍身份，右派批评她在宗教信仰上显然持有无神论观点，而在日益高涨的反犹太浪潮中她则被怀疑是犹太人，但她在科学上的贡献是无可否认的。1911年，人们发现她与丈夫从前的学生陷入了一场婚外情，后者已经与妻子分居。不过在同一年，她还是获得了诺贝尔化学奖，以表彰她发现了钋和镭并成功地分离出了金属态的镭。

作为第一个两次获得诺贝尔奖的科学家，她在两个不同的领域都获得了认可，玛丽·居里的声望使她能够说服政府资助巴黎大学于1914年建立镭研究院，这家研究院至今在医学、化学和物理学研究领域仍处于领先地位。随着第一次世界大战的爆发，她致力于研发可通过汽车运载的移动X射线装置，最终制成了20台这样的装置。在她的女儿伊蕾娜帮助下，这种被称为"小居里"的移动装置由于能够被运送到战场附近而拯救了许多生命。

战争过后，玛丽继续她在放射性物质和化学领域的研究。1921年，她前往美国为镭研究院募集资金。她在纽约受到了热烈的欢迎，安德鲁·卡内基夫人在家中为她举办了午宴，并在华尔道夫酒店和卡内基音乐厅为她举行了招待会。在华盛顿特区，沃伦·G.哈定总统送给她1克镭，并称赞她在"科学和智力领域所取得的伟大成就"。

玛丽发表演讲，成为国际知识合作委员会（International Commission on Intellectual Cooperation）的成员，这一委员会是在国际联盟（League of Nations）的支持下建立的。她为亡夫写了一本传记，然后于1925年回到祖国协助在华沙建立镭研究院。1929年她再次来到美国，成功募集到资金来建立新的实验室，该实验室于1932年开始运行，她的姐姐布洛尼斯拉娃是第一任主任。在20世纪30年代粒子加速器发明之前，需要获得放射性物质才能进行原子方面的研究。玛丽意识到储存充足的放射性物质的重要性，她的倡导促成了伊蕾娜和她的丈夫弗雷德里克·约里奥-居里的发现。

年复一年长期暴露于放射性物质之下摧毁了玛丽的健康。那时人们对放射暴露的危害知之甚少，玛丽会把装有放射性物质的试管装在衣服口袋里，储存在书桌抽屉里。据说她注意到了这些试管会发出柔和的光芒，但却从未意识到它们可能是致命的。在第一次世界大战期间，她也因为操作X射线设备而暴露于辐射之下。早在1912年，她就曾因为抑郁而暂时无法工作，并因为肾脏疾病接受了外科手术。长期的放射暴露使她患上了白血病，于1934年7月4日死于巴黎，享年66岁。她和丈夫葬在了一起。

玛丽·居里至今仍是物理学和化学领域的泰斗。她那些开创性的成果也激励了新一代的女性。

女儿的贡献

伊蕾娜·约里奥-居里是皮埃尔和玛丽·居里的长女，也是一名杰出的科学家。1935年，她和丈夫弗雷德里克·约里奥-居里因为原子特性的研究一起获得了诺贝尔化学奖。

这对夫妇最伟大的发现是：当把之前稳定的物质暴露在放射线之下时，这种物质也会变得具有放射性。他们用α粒子（在这个实验中使用的是氢原子核）轰击铝箔而产生了这一发现。当外来的放射被移除之后，铝依然能够持续地产生辐射，因为铝原子已经转化为一种磷的同位素。人工放射线的发现促进了放射化学领域的进一步研究和同位素在医学治疗领域的应用，也取代了从矿石中提取放射性同位素的昂贵过程。伊蕾娜和弗雷德里克的工作也促使了核裂变过程的被发现。

几年以后，伊蕾娜成了巴黎镭研究院的负责人，夫妻两人都成了法国原子能发展的领导者。1956年，伊蕾娜因为长期暴露于放射线之下而死于白血病。

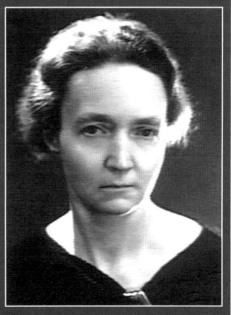

▲ 伊蕾娜·居里和她的丈夫弗雷德里克·约里奥-居里所进行的里程碑式的研究导致了人工放射线被发现

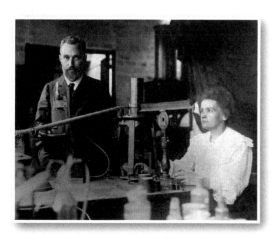

▲ 玛丽和皮埃尔·居里在实验室里为了拍照摆好了姿势。这对夫妇因他们在科学上的发现而闻名

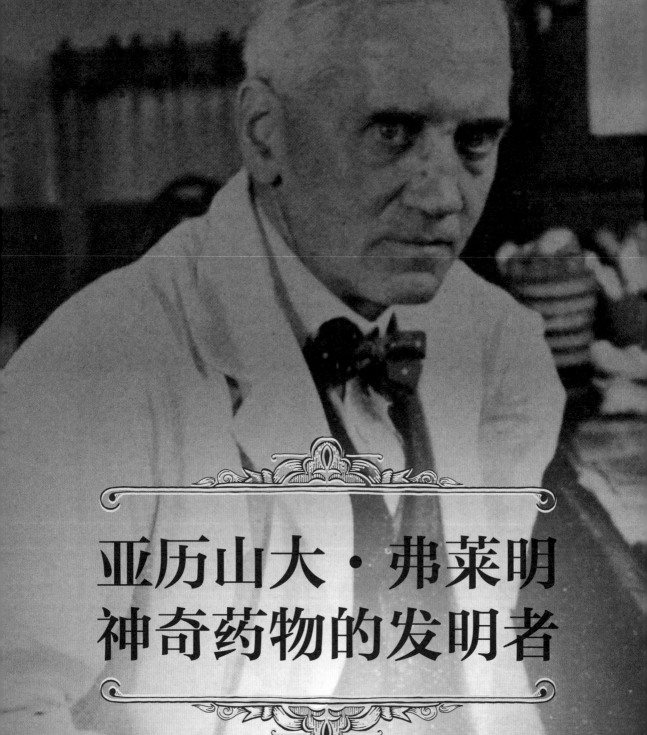

亚历山大·弗莱明
神奇药物的发明者

亚历山大·弗莱明发现了青霉素，
这为世界上第一种抗生素的发明奠定了基础，
拯救了无数的生命。

一间凌乱的办公室，一个没有盖好的培养皿，一粒不应该出现的霉菌孢子，或许还有一扇没有关好的窗户——正是这些偶然事件导致了这个世界上最神奇的药物的发明。

"有时人们会发现自己并没有在寻找的东西。1928年9月28日，我在黎明时分醒来的时候，显然没有计划要发明世界上第一种抗生素或称细菌杀手，从而让医学发生彻底的变革。然而我猜这恰恰是我所做的事情。"亚历山大·弗莱明在谈到自己发现青霉素的过程时评论道。然而这一发现的最终结果对我们所生活的世界产生了深远的影响。数百万人曾经患有使人虚弱或致死的细菌感染（比如肺炎、淋病、白喉和脑膜炎），如今他们得以痊愈——继续生活、工作，做出自己的贡献。

正如有些发现一样，青霉素所展现出的治愈能力完全在意料之外。弗莱明称："这是一场偶然的胜利，是我在进行一项细菌性纯学术研究时意外的收获。"

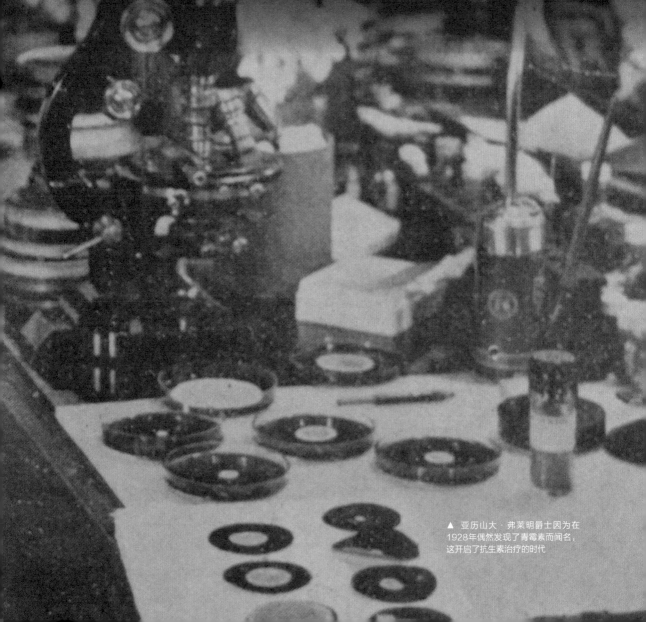

▲ 亚历山大·弗莱明爵士因为在1928年偶然发现了青霉素而闻名，这开启了抗生素治疗的时代

弗洛里完善了抗生素的研究

当亚历山大·弗莱明寻找有化学背景的科学家以迎接青霉素的挑战时,澳籍科学家霍华德·弗洛里(Howard Florey)和他的搭档德国流亡科学家恩斯特·钱恩(Ernst Chain)已经在20世纪20年代早期开始寻找有潜在抗菌作用的物质,当时他们的目标是溶菌酶。当弗洛里和钱恩得知青霉素的发现之后,他们把注意力转向了研究青霉素的抗菌特性。

到了1938年,在洛克菲勒基金会的赞助下,两位科学家成功地设计出了一种限量生产青霉素的方法。他们与诺曼·希特利(Norman Heatley)和爱德华·亚伯拉罕(Edward Abraham)一起,说服了主要的制药企业以工业规模生产青霉素。许多年以后,在弗洛里门下学习的牛津大学内科医生亨利·哈里斯爵士评论说:"没有弗莱明就没有钱恩,没有钱恩就没有弗洛里,没有弗洛里就没有希特利,没有希特利就没有青霉素。"

诺贝尔奖获得者弗洛里在职业生涯里获得了很多荣耀,曾有一次他提到最初驱使他的团队进行研究的是科学上的好奇心而不是关心人类的疾苦。"我不认为我曾经想到过人类的疾苦,"他写道,"这是一项有趣的科学实验,研究的成果能够用于医学这非常振奋人心,但这不是我们开始研究的原因。"他于1968年去世,享年69岁。

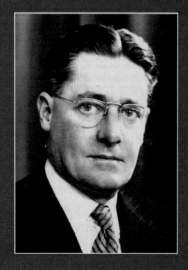

▲ 澳大利亚总理罗伯特·孟席斯(Robert Menzies)称霍华德·弗洛里:"就全世界的福祉而言……诞生于澳大利亚的最伟大的人。"

弗莱明在47岁时有了这一发现,当时他是一名微生物学家和内科医生。他于1881年8月6日出生于苏格兰埃尔郡达弗尔镇附近的洛克菲尔德农场。他是农民休·弗莱明和格雷丝·斯特灵·莫顿·弗莱明四个孩子中的老三。弗莱明出生时休59岁,休于7年后去世。

年幼的弗莱明在家附近读完了小学,在1895年他搬到伦敦与哥哥托马斯住在一起,在摄政街理工学院(也就是今天的威斯敏斯特大学)完成了基础教育。在之后的四年里,他在海运办公室工作,并在布尔战争中短暂服役,从来没有参加过战斗。

在此期间,弗莱明的叔叔约翰去世了,按照遗嘱他将财产分配给了亲戚们。那时托马斯已经是一名医生了,而亚历山大则用这笔遗产去追逐医学事业,他于1906年进入了帕丁顿的圣玛丽医院附属医学院。自1900年以来,亚历山大就在本地陆军(Territorial Army)的伦敦苏格兰军团服役并享有神枪手的盛名。在圣玛丽医院期间,他成为步枪俱乐部射击队的成员。射击队的队长不愿意看到自己最好的队员流失,因此鼓励弗莱明在疫苗治疗界的领军人物阿尔姆罗思·赖特爵士(Sir Almroth Wright)领导的接种部门谋求一个医学细菌学家的职位。

弗莱明继续微生物学的学习,获得了另一个学位,并于1908年作为大学中表现最优异的医学生获得金质奖章,成了圣玛丽医学院的讲师,直到1914年第一次世界大战爆发。赖特相信人体免疫系统对抗疾病的能力,而不愿意依赖"化学治疗"或引入外来的物质,他派弗莱明去研

弗莱明宣称消毒剂无法给深部的伤口消毒。

究一种名叫洒尔佛散（Salvarsan）的新药，这种药物是德国研究者保罗·埃尔利希（Paul Ehrlich）和他的日本同事秦佐八郎（Sahachiro Hata）研发出来用于治疗梅毒的。弗莱明拿到一些样本，通过静脉注射治疗使患者获得了阳性的结果。在一段时间里，他一直用这种有效的疗法治疗那些患有这种性病的富裕患者。

第一次世界大战爆发以后，弗莱明跟随赖特来到法国成为皇家陆军医疗部队的军官。他升任为上尉，在滨海布洛涅的创伤研究实验室里工作。他的勇敢与服务精神得到了肯定，同时他也在继续磨炼自己的研究技巧。在观察了伤兵的治疗过程后，他意识到他们中的许多人是死于感染，但当时的治疗手段只有石碳酸一类的消毒剂。

弗莱明的好奇心被激发了起来，他回忆说："被这些感染的伤口、这些垂死挣扎的人所包围，而我们却无能为力，在经历了所有这些尝试与等待之后，我渴望发现能够杀死这些微生物的东西。"

显然，消毒剂可以杀死皮肤表面和浅层的细菌，但在伤口深处却分离出了不需要自由氧也能生存的厌氧菌。同时，消毒剂不能区分有害的细菌和构成人体免疫系统部分的有益菌，会把两者都杀死。厌氧菌的持续存在导致了致命的感染，使得伤员的死亡率急剧上升。弗莱明宣称消毒剂无法给深部的伤口消毒，并通过观察显微切片上的细胞证明消毒剂实际上会损伤机体的白细胞，同时对致病的厌氧菌并没有消灭作用。然而尽管他的研究和论文得到了赖特的好评，

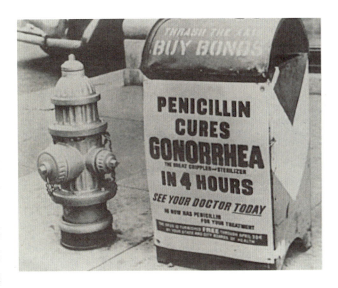

▲ 第二次世界大战期间，人们大肆宣传青霉素治疗淋病（一种常见的性病）的效力

第一次世界大战西部战线的医生们依然在使用消毒剂。

第一次世界大战之后，弗莱明继续自己在免疫系统和白细胞方面的研究。他还成为圣玛丽医院预防接种部的副主任。1921年，他在诸如泪液、黏液、血液、唾液、毛发和指甲的体液与组织中发现了一种有轻微抗菌效力的物质，他称之为溶菌酶。这一重要发现的过程有各种各样的记录。有人说他在治疗一个重症感冒患者时分析了他的鼻黏液。也有人说他自己就是那个感冒患者，在他流鼻涕的时候一滴黏液滴在了培养皿上促成了这一研究。弗莱明把黏液与培养物混合在一起，在短短几个星期里就发现细菌被溶解了。

尽管溶菌酶看起来对抑制无害的微生物有效，但对致病菌却作用甚微。弗莱明从蛋清中提取了更多的溶菌酶，但他试图提纯并增加其效力的努力却失败了。不过不管怎样，溶菌酶的发现还是标志着人们对人类免疫系统特性的

> 1944年，弗莱明因为在科学领域所做的贡献而被国王乔治六世授予爵位。

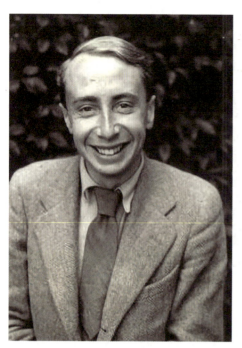
▲ 著名的生物化学家爱德华·亚伯拉罕（Edward Abraham）在牛津大学致力于研发青霉素，此后又研发了具有抗菌效力的头孢菌素

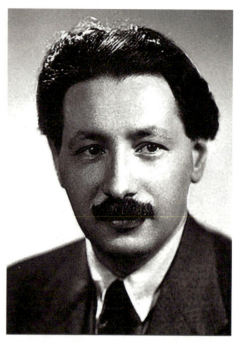
▲ 德国生物化学家恩斯特·钱恩是牛津大学研究团队的领导者，他们把青霉素从乡野传奇变成了神奇的药物

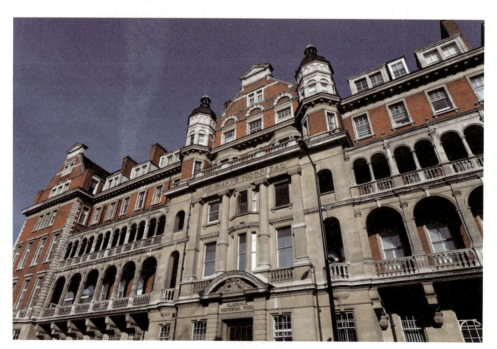
▲ 亚历山大·弗莱明作为学生、讲师和研究者在帕丁顿的圣玛丽医院度过了多年的时光

理解有了进步。

1927年，弗莱明成为伦敦大学微生物学教授。他已经是皇家外科学会的成员和亨特讲座教授。这一年，他进行了一项针对葡萄球菌的研究，这是一种常见的病原体，可以导致疖痈、咽部不适以及可能致命的感染。1928年8月，弗莱明离开实验室，与他的妻子莎拉（昵称莎琳）和小儿子罗伯特一起度假一个月。他离开的时候实验室和平时一样混乱，葡萄球菌培养物并没有被放入恒温箱收好，而是堆在实验室角落的长凳上。其中一个培养皿在制备过程中被霉菌孢子污染了，可能是通过开着的窗户，或者从实验室下面一层的培养基上逃脱，霉菌孢子浮在空气中，飘到了上面一层。弗莱明回来后注意到了被污染的培养物。有趣的是，霉菌和细菌都在室温下生长，但却有一个明显的例外。在霉菌附近的葡萄球菌菌落被破坏了。他分离并鉴定出了这种霉菌，称之为特异青霉菌。尽管弗莱明的实验记录缺少细节而他对当时的回忆又有些自相矛盾，他还是得出了结论认为这并不是另一种酶的作用，就像溶菌酶那样，而是霉菌产生的一种具有抗菌作用的液体，他称之为"霉菌汁"。在1929年3月7日，这种物质被命名为青霉素。

尽管在生产足够量的抗生素以进行实质性的临床试验以及浓缩和稳定这种药物方面都面临着挑战，弗莱明还是设法研究了青霉素的特性。他发现青霉素主要对革兰阳性菌有效（这是一种通过染色区分不同细菌的方法）。他让兔子和老鼠暴露于青霉素下以确定药物的安全性，但并没有对感染葡萄球菌或其他细菌的实验动物进行实验以评价其治疗效果。

1929年春天，弗莱明把他关于青霉素的发现发表在《英国实验病理学杂志》上，然而科学界对此却缺乏兴趣。这其中一部分原因可能是他专注于青霉素在伤口局部的应用，而忽视了其潜在的治疗能力。再加上在分离、稳定和大批量生产青霉素时所面临的挑战，他的进一步研究屡屡受挫，偶尔才有一些进展。在整个20世纪30年代，他都试图引起别的科学家的兴趣，特别是那

> 青霉素改变了疾病治疗的方式，也让弗莱明的名字载入了史册。

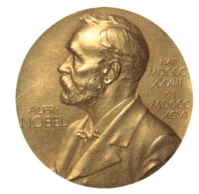

▲ 瑞典科学家阿尔福莱德·诺贝尔立下遗嘱在许多领域设立了奖项，其中就包括生理学和医学

共享诺贝尔奖

在1945年12月10日亚历山大·弗莱明爵士、霍华德·怀特·弗洛里爵士和恩斯特·鲍里斯·钱恩获得诺贝尔生理学和医学奖的颁奖典礼上，皇家卡罗琳学院的戈兰·利耶斯特兰德（Göran Liljestrand）教授评论说："做出这一发现需要克服无数的阻碍，不仅需要许多领域的合作，还需要非同寻常的科学热情和坚定的信念。在这个人类用于灭绝和破坏的发明大行其道的时代，青霉素的发现证明人类也有能力拯救生命、对抗疾病。"

在原子时代来临之际，有理由庆幸这样一种药物的发明，让人类得以避免由细菌感染所造成的不必要的死亡。从发现、研发到制备出可以广泛用于治疗的青霉素确实是团队合作的结果。除了弗莱明、弗洛里和钱恩之外，还有大量的实验室工作人员参与了这一过程。然而提纯并生产出足够量青霉素以进行实验的诺曼·希特利和爱德华·亚伯拉罕却在获奖名单中被遗漏了。

希特利伸出援手

诺曼·希特利是牛津大学科研团队的关键人物，他使得神奇的药物青霉素得以批量生产，从而让大规模治疗细菌感染患者成为可能，他因发明了可以大批量提纯青霉素的逆流萃取技术而闻名。希特利是团队中的次要成员，但在面临大批量提纯这种抗生素的难题时，他建议在进行二次萃取之前，将活性物质转换为液态以改变其酸碱度。这一方法成功了。

希特利使用特制的"便盆"把牛津大学的实验室变成了小型的青霉素工厂，使得他的同事们能够在实验动物身上进行第一个临床试验。希特利还和霍华德·弗洛里一起来到美国，寻找一家至少愿意生产1kg青霉素的制药商。在与伊利诺伊州皮奥瑞亚的设施管理者协商之后他们成功了。

在之后的半个世纪里，希特利对青霉素"奇迹"所做的贡献被忽略了。不过，到了1990年，这位生物化学家和生物学家接受了牛津大学颁发的荣誉医学博士学位，这是牛津大学800年历史中首次将之颁发给非医学人士。希特利于2004年去世，享年92岁。

> 弗莱明、弗洛里和钱恩因为研发出"神奇药物"而共同获得了1945年诺贝尔生理学奖和医学奖。

些拥有化学背景能够帮他克服这些困难的科学家。其他科学家确实也索要过样本，特别是伦敦卫生与热带医学院的哈罗德·瑞斯特里克教授，不过他没能研发出更纯、更有效的青霉素。

到了1940年，弗莱明已经59岁，开始考虑退休。然而，在第二次世界大战的前夕，牛津大学威廉·邓恩爵士病理学院的两名研究者霍华德·弗洛里和恩斯特·钱恩就开始致力于分离和纯化青霉素。他们的工作包括在各式各样的容器——从浴缸到碗中培养青霉菌。通过一种新的处理过程，生物化学家诺曼·希特利和爱德华·亚伯拉罕得以大批量地萃取出青霉素。研究团队雇用了一批"青霉素女孩"，每周付她们两英镑来照看发酵过程。牛津大学的团队发表了他们的第一篇报道之后，弗莱明给弗洛里打电话说他想要来拜访一下。弗洛里告诉钱恩的时候，后者回答说："天啊！我还以为他已经死了。"

后来，弗莱明将他的兴趣转到思索这一发现的过程。"从我最初发表的论文来看，我似乎宣称我是通过认真地研究文献和深入地思考才得出结论，认为霉菌可以产生一种宝贵的抗菌物质，于是着手研究这一问题。事实并不是这样，我更愿意告诉大家真相，青霉素的研究始于一次偶然的观察。我唯一的功绩就是作为细菌学家我没有忽视这一发现，而是继续探寻其根源。我在1929年发表的论文只是研发青霉素的一系列工作的起点。"

弗洛里成了开启青霉素实用研究的促进者。钱恩是一位天才的化学家，1933年他成了犹太流亡者，逃离了纳粹德国，并接受了牛津大学提供的职位。尽管弗洛里和钱恩经常发生争执，但他们还是设法一起合作，他们给50只老鼠注射了

◀ 诺曼·希特利在他的实验室里工作，他是让青霉素得以用于治疗的关键人物

链球菌,其中一半不加治疗,而另一半则给予青霉素治疗,使得它们在这种致命病原体的攻击之下存活。不过大量提纯和生产青霉素的难题依然存在,直到1941年一个偶然的发现。玛丽·亨特是一名实验室助手,有一天她带来一块长满了金色霉菌的甜瓜。分析之后发现这种霉菌是青霉菌科的产黄青霉菌,其产生青霉素的能力是弗莱明最初发现的特异青霉菌的200倍。经过进一步的实验和处理,最终能够获得的青霉素是早期使用特异青霉菌时的1000倍。

与此同时,英国的制药公司也参与进来,弗洛里和希特利来到美国,以获得制药商的支持。在第一次世界大战期间,青霉素的生产量呈指数增长。当时感染的死亡率高得吓人,士兵中细菌性肺炎的死亡率高达18%,随着青霉素的应用,死亡率直线下降,在第二次世界大战期间降到了1%以下,这无可辩驳地证明了它的疗效。

无数的生命得到了拯救,在1942年上半年,一共生产了40亿单位的青霉素。到1945年战争结束的时候,仅美国的制药商每月就要生产6.5万亿单位的青霉素。

可以理解的是,弗莱明从20世纪30年代以后就淡出了青霉素的研发领域。他继续进行实验室研究,并于1943年被选为皇家学会的院士。在1949年莎琳去世之后,弗莱明在工作中寻找慰藉,他把大量的时间都花在实验室里。1953年,他和阿玛利亚·库苏里-沃丽卡(Amalia Koutsouri-Vourekas)博士结婚,后者是圣玛丽医院的研究员。

弗莱明安静、内敛、谦逊,通常总是躲在聚光灯之外。然而随着青霉素变成了一种神奇的药物,他受到了前所未有的关注。他的发现受到了媒体的追捧,有时让青霉素得以广

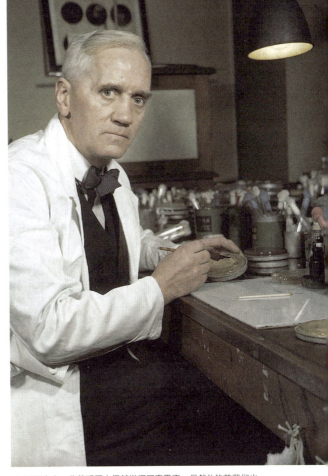

▲ 亚历山大·弗莱明爵士偶然发现了青霉素,虽然他的前辈们也曾记载过其明显的抗菌特性

泛应用的牛津研究团队的功劳也被加在他头上。1945年,弗莱明、弗洛里和钱恩一起获得了诺贝尔生理学和医学奖。在弗莱明的获奖感言中,他依然不失远见地指出,青霉素的滥用可能会造成耐药细菌的产生,这一点如今已成为现实。

"要制造青霉素耐药的微生物并不困难,只需要把它们暴露在不足以杀死它们的青霉素浓度之下就行了。"他评论说,"这样的情况偶尔会发生在人体上。总有一天,任何人都能在药房买到青霉素。这时就有一种风险,一个无知的人很可能会因用药剂量不足,而让他体内的微生物保留在非致死剂量下,于是产生了耐药性。"

弗莱明在晚年获得了大量荣誉。他在1944年被国王乔治六世册封为下级勋位爵士,1946

> 青霉素的偶然发现开启了1945年之后的抗生素时代。

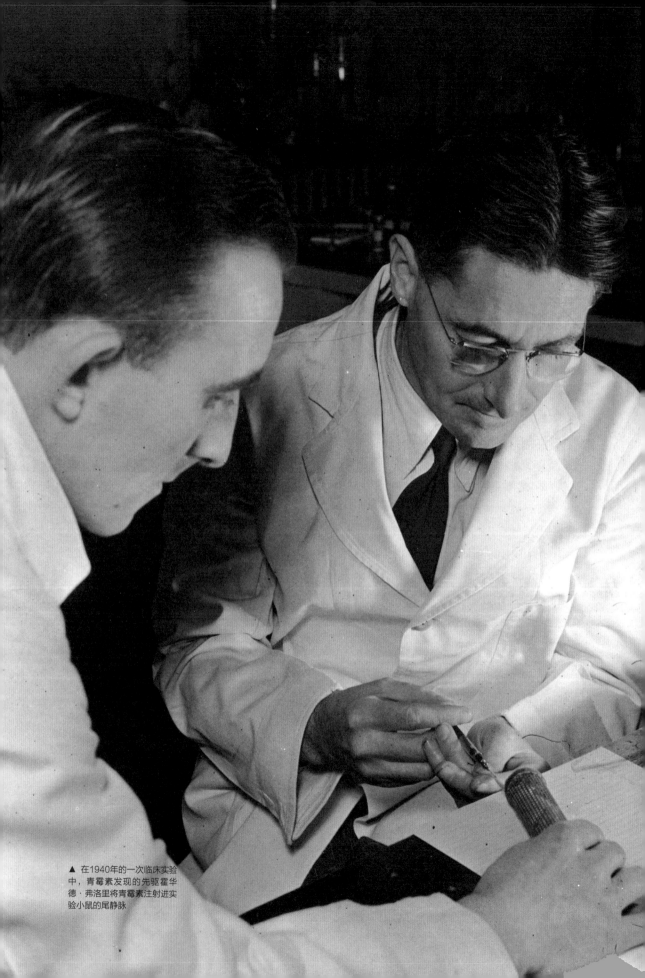

▲ 在1940年的一次临床实验中，青霉素发现的先驱霍华德·弗洛里将青霉素注射进实验小鼠的尾静脉

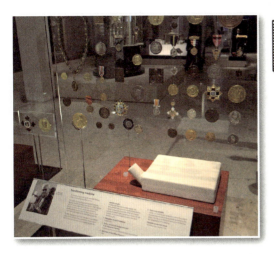

▲ 弗莱明在一生中接受过许多奖项，其中包括1945年共享了诺贝尔生理学和医学奖

年接受了皇家文艺学会颁发的艾伯特金质奖章，1947年又接受了美国政府颁发的代表公民最高荣誉的功勋勋章。1948年，西班牙为他颁发了智慧国王阿方索十世十字骑士勋章，此后他从圣玛丽医院退休。1951—1954年，他担任宗座科学院院士及普通微生物学会的主席，还担任爱丁堡大学的校长，这期间他接受了接近30所美国和欧洲大学所颁发的荣誉学位。他的儿子罗伯特成为一名执业医师。

1955年3月11日，弗莱明在切尔西的家中因心脏病猝死，他把之前的不适症状当成了胃病。在他感到恶心的时候，他的妻子打电话给医生，但弗莱明告诉他们没有必要到家出诊。几分钟之后他就去世了。他被安葬在伦敦的圣保罗座堂。

弗莱明作为微生物学界的泰斗被人铭记，1999年《时代周刊》把他列为20世纪最重要的100位人物之一。2002年，BBC将他选为100位最伟大的英国人之一，2009年，有线电视网的民意调查中，他在最伟大的苏格兰人评选中排名第三，仅次于威廉·华莱士和罗伯特·彭斯。

进行临床试验

1941年，霍华德·弗洛里开展了第一项青霉素治疗的临床试验。1940年的秋天，牛津郡警察局的一名预备警官艾伯特·亚历山大在自己的玫瑰园工作时不小心割伤了面部。这一轻微的损伤却导致了葡萄球菌和链球菌的感染。他被送至德拉克利夫医院，接受磺胺类药物的治疗，然而疗效甚微。亚历山大的情况不断恶化，感染播散至他的眼睛、肺和肩部。

当亚历山大的病例引起弗洛里的注意时，青霉素仅在动物身上进行过试验。人类对大剂量抗生素的反应还不得而知。然而亚历山大已经生命垂危，于是青霉素的使用得到了批准。1941年2月12日，患者接受了青霉素注射，一天之内他的情况就全面好转。然而那时还没有足够数量的青霉素来维持必要的疗程。

5天之后药物就耗尽了。亚历山大的病情反复，于3月15日死去。一年以后，终于有了足够数量的青霉素来治愈第一例患者。康涅狄格州纽黑文的一名家庭主妇安妮·米勒在一次流产中感染了链球菌。青霉素把她从死亡的边缘拯救了回来。她的住院记录被保存在史密森尼学会。

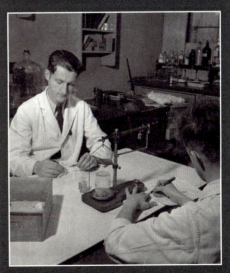

▲ 20世纪40年代青霉素开始大批量生产，这种抗生素在1942年拯救了康涅狄格州的一名家庭主妇

重大发现

发掘你需要知道的关于最伟大的发明、挽救生命的疗法以及令人印象深刻的医学首创的一切。

190 医疗设备
194 历史上最伟大的医学发明
208 有史以来最伟大的药物
220 医学史上的先河

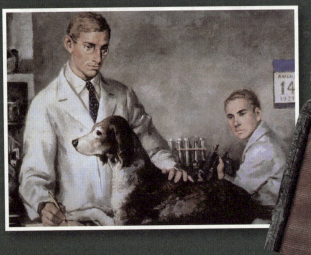
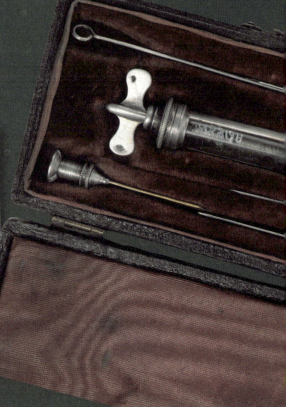

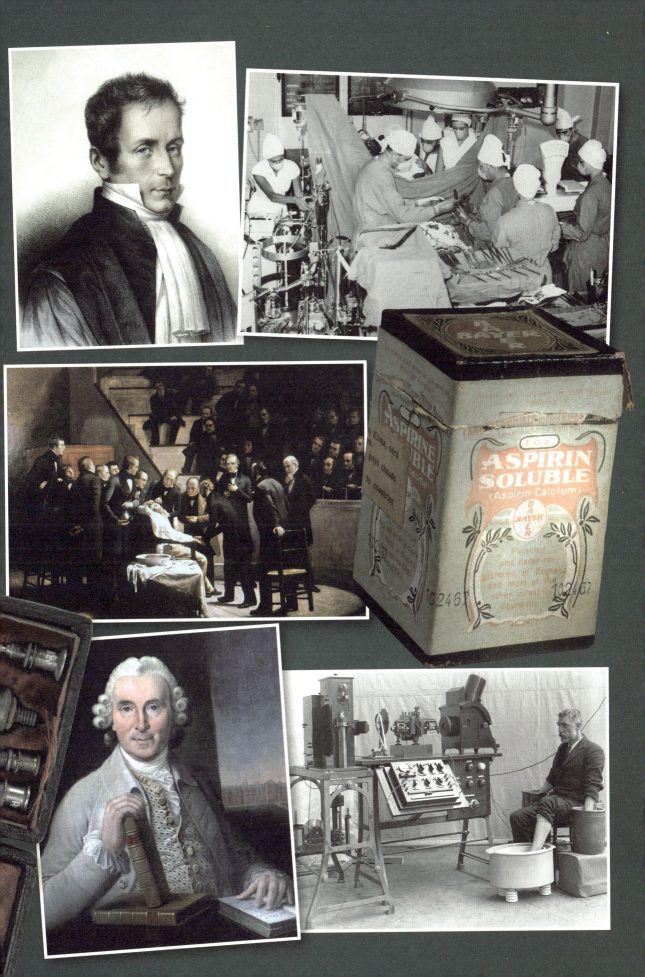

医疗设备

这些看起来像刑具的设备和机器其实是设计用来拯救生命的!

贯穿历史

阿布·盖西姆·扎拉维
936—1013 年，阿拉伯

扎拉维一生致力于医学发展。他是电灼术的倡导者，引入了超过 200 种手术器械，包括极大降低婴儿死亡率的产钳。他还是第一个描述了异位妊娠的医生，也是第一个鉴定了血友病的遗传性的医生。

环锯

公元前6500年，欧洲

如果头疼了，现在的我们可以吃阿司匹林，喝一杯水，症状通常会在一两个小时内就消失。可在新石器时代，治疗方法就可怕得多了。他们会在患者的头骨开一个洞，暴露出硬脑膜——大脑坚硬的外层。这是通过环锯完成的，在新石器时代，这种工具不过是在木轴上附一块火石。在世界上的某些地区，这种穿孔术如今依然被用来治疗精神障碍。

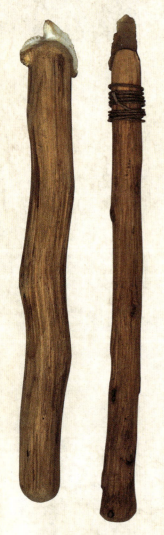

▲ 新石器时代的环锯是由火石或鲨鱼的牙齿制成的

窥镜

公元79年，意大利

尽管维苏威火山的爆发摧毁了成千上万的罗马人的生活，从灰烬覆盖的庞贝城中发现的文物却为他们的生活带来了前所未有的顿悟。这其中就有药物。在这里发现了几种外科手术器械，包括这种看起来令人恐惧的窥镜。罗马的妇科相对落后，医生甚至认为女人的子宫能在身体中"游走"，能对内部器官造成严重破坏并引起歇斯底里。

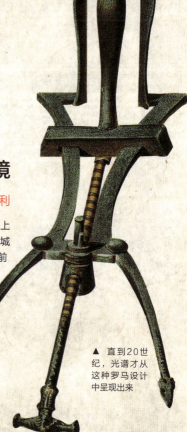

▲ 直到20世纪，光谱才从这种罗马设计中呈现出来

人造水蛭

1840年，德国

在历史上的很多时期，放血是一种用于很多医学症状的非常普遍的疗法。1840年，德国发明家和机械师卡尔·鲍恩沙伊德（Carl Baunscheidt）发明了一种装置，这种装置的作用与那种蠕动的吸血生物相同。多个刀片能够切开患者的皮肤，形成浅伤口，而后后面的柱体会制造真空从而吸出患者的血液。它诞生的时代，人们宣称它可以治疗秃头、牙痛、百日咳和某些精神障碍疾病。

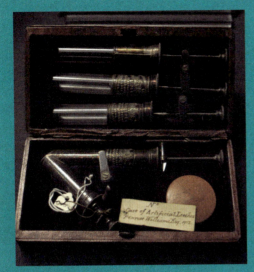

▲ 放血是一种顺势疗法

> 与其使用抗生素来治疗牙痛，不如使用牙键拔出受感染的牙齿。

骨刀

1830年，德国

在全身麻醉被发明出来前的日子里，截肢手术是极其痛苦且非常危险的。锤子、凿子的剧烈撞击或锯子的振动常常会导致骨头的碎裂并对周围的组织造成损伤。医生需要找到一种方法来加快手术速度并降低并发症的风险。骨刀成了一种解决方案——一种可以通过手摇驱动并带有链条和锋利锯齿的设备。实际上，这种设备是有史以来最早的电锯。

▶ 这台16世纪的子弹提取器是用钢制成的，有着华丽的手柄

子弹提取器

16世纪，欧洲

13世纪初，枪支的引入改变了战争的面貌。在这种革命性的设备被发明前，只有靠近体表的子弹能被取出。这种子弹提取器让外科医生能挖掘得更深。它是由空心管和里面的螺丝构成的，可以使用顶部的手柄进行加长或缩短。将这种工具放入创口，延伸螺丝即可刺穿子弹并将其取出。

昂布鲁瓦兹·帕雷

1510—1590年，法国

一名军医——在战场上为士兵治疗的医生——他曾为多位法国国王服务。他被认为是外科手术及战地医学的先驱，发现用松节油治疗伤口要优于用火烧。他还发明了几种医疗器械和假肢，包括人造义眼。

复位装置

公元前5世纪，希腊

希波克拉底被认为是西医之父，他详细介绍了已知最古老的肩关节脱位的治疗方法。他开发了一种类似于梯子的装置，将受伤的手臂交叉吊在上面用极大的力向下拉。在16世纪，法国皇室外科医生昂布鲁瓦兹帕雷重新引入了希波克拉底的方法，这种方法至今仍在使用。

▶ 希波克拉底的梯子使他可以轻松地将肩关节复位

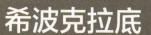

希波克拉底

公元前460—370年，希腊

这位古希腊医师可能是医学史上最重要的人物。他创立了希波克拉底医学院，将医学与哲学和巫术分开并使其自成一派。如今，许多新晋合格的医生都在希波克拉底誓言中承诺不会伤害患者。

膀胱石刀

1780年，英国

这种长而呈爪状的医疗器械经尿道插入并进入膀胱。然后外科医生会用它抓紧小膀胱结石并将其拉出，或使用刀片切开较大的膀胱结石以便将其清除。这一切都是在病人清醒的情况下发生的——毫无疑问非常痛苦！外科医生还必须确保在此过程中没有割到膀胱，否则患者可能会流血而死。

包皮环切剪刀

10世纪/11世纪，穆斯林西班牙

中世纪的外科医生阿布·盖西姆·扎拉维将包皮环切术从宗教仪式转变为外科手术。他发明了几种手术器械，据说是历史上首位在手术中使用剪刀的人。相比刀，他更喜欢在割礼中使用这些剪刀，因为他说这样可以使得切口更整齐。

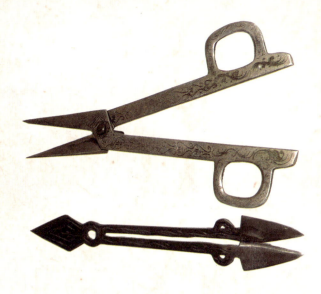

▲ 扎拉维通过发明许多新工具彻底改变了外科手术的方式

▼ 这把18世纪的膀胱石刀有装了弹簧的桃花心木手柄

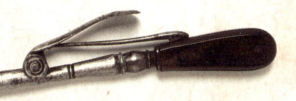

牙键

1800—1840年，法国

如果你害怕牙医，应该感谢自己是个幸运儿，没有出生在19世纪。在19世纪，治疗牙疼不是使用抗生素，而是使用像这样的牙键把感染的牙齿拔出来。"爪子"会在牙齿周围抓牢，然后操作者会像用钥匙开锁一样进行旋转。如果不使用麻药，这个过程将会非常痛苦，患者常常需要被固定住。

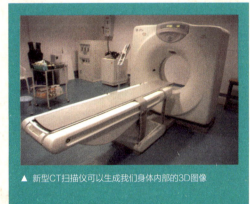

▲ 新型CT扫描仪可以生成我们身体内部的3D图像

CT 扫描仪

现在，英国

CT扫描仪是现代医学的巅峰之作，能够让医生看到我们体内的详细图像。最初它被设计用来拍摄大脑的图像，首次在1971年投入使用时就揭示了一名41岁患者的脑瘤。现在，医生可以使用它们来检查身体各个部位的异常情况。它的工作原理是使用X射线穿透人体，由机器接收并将信息发送到电脑。之后，这些信息将会被处理并生成图像。

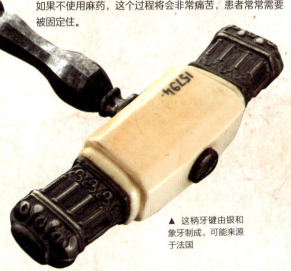

▲ 这柄牙键由银和象牙制成，可能来源于法国

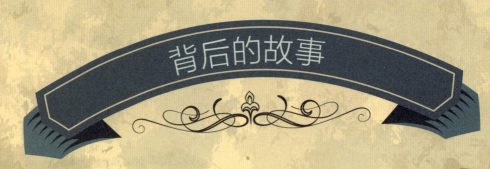

背后的故事

历史上最伟大的医学发明

关于这些挽救生命的医学设备的发明,
我们该感谢很多人。

预防疾病传播、提高诊断水平和挽救生命只是医学发明改变我们的世界的许多种方式中的三种。从干细胞到基因组编辑,那么多的前沿技术占据着头条,我们很容易忘记如轮椅和温度计等简单的发明对我们生活的影响。我们也不是总能把功绩和人对应上——那些成果通常都是许多人站在前辈的肩膀上共同努力的结果。专利记录和其他重要文件,连同我们对昔日伟大发明家的记忆一同被遗失在时间的深渊中了。但只要带着疑问并一点点进行挖掘工作,就可以试着把他们的历史整理到一起。

防毒面具

约翰·斯科特·霍尔丹，苏格兰，1915年

随着第一次世界大战战场上化学战争的出现，必须发明一种防护面罩——而且要快。

1915年4月，在德军释放秘密武器时，没有任何人做好了准备。浓厚的黄色毒气团在十分钟内就穿过了无人区，上千人窒息而死或永久性失明。在随后的几周内，士兵们配发了浸透尿液的棉质口罩，因为人们发现氨可以中和氯。这些很快被约翰·斯科特·霍尔丹（John Scott Haldane）发明的"黑面纱呼吸器"所取代，用的是不让人反胃得多的钠基溶液。一直到了7月，部队才收到了他们的第一个全罩式防毒面具。英式烟罩安装在整个头部，由吸收化学物质的织物制成，而热塑性视窗则提供了视野。它是由一名纽芬兰医师克鲁尼·麦克弗森博士发明的，他曾被盟军征召入伍。但那只使用了较短的一段时间，到了第二年夏天，又引入了"小盒子"呼吸器，这种呼吸器由带有玻璃目镜的面罩和一个用橡胶软管连接着的装有化学吸收剂的金属"小盒子"过滤器。直到战争结束，这一直是最有效、最实用的防毒面具。

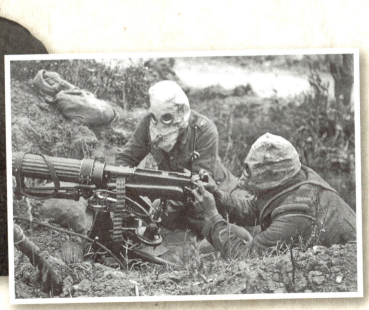

▲ 英国第一个用于战争的防毒面具称为"黑面纱呼吸器"，由浸入吸收剂溶液中的口垫组成

▲ 早期的防毒面具实质上是经过防氯气化学处理的头罩

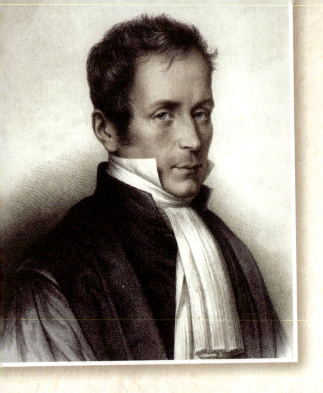

听诊器

雷内·兰内克，法国
1816年

这种如今不可或缺的医疗器械最初是为了避免尴尬而发明出来的。

◀ 法国医师雷内·兰内克发明了听诊器，让他在给女性患者看诊时能更加体面

想象一下您看医生时被问到能否把耳朵放到你的胸口上听听你的心脏。很尴尬，对吧？在听诊器问世之前，医生只能这么听。内科医生雷内·兰内克（René Laennec）觉得这太不体面了，尤其是在有女士参与的情况下，他为此辞去工作，研究解决方案。在看到孩子们使用空心长棍发送信号后，他想到了一种能让他在一个礼貌的距离听病人心跳的装置。他的第一个设计只有一张卷得很紧的纸，将它置于耳朵和胸部之间时，便可以放大心跳声。他后来将他的设计转换成空心的木筒，在一端加了一个增强声音的漏斗。他用希腊语的stethos（意为胸部）和skopos（意为检查）将自己的新仪器命名为"听诊器"。听诊器迅速流行并传遍欧洲。第一个可以弯曲的听诊器是在10年或20年后被发明出来的，在1851年，爱尔兰医生亚瑟·里尔（Arthur Leared）发明了双耳听诊器，可以戴在两只耳朵上。最终在1852年，这一设计由乔治·菲利普·卡曼（George Philip Cammann）进行了标准化改良。

> **听诊器迅速流行并传遍欧洲。**

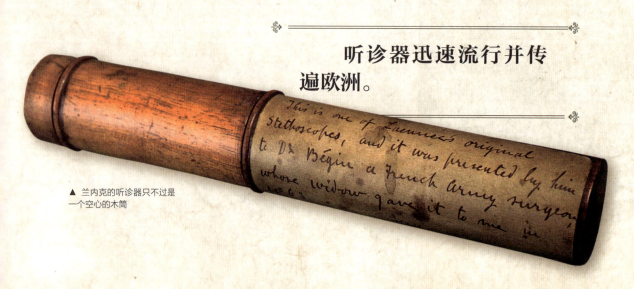

▲ 兰内克的听诊器只不过是一个空心的木筒

温度计

丹尼尔·加布里埃尔·法伦海特，荷兰，1714年

人类知晓温度计的基本原理已经有数千年了，但到了18世纪才有人创造出标准化的设计。

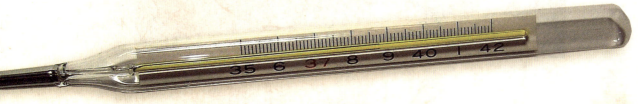

▲ 法伦海特的水银温度计比以往发明出的任何温度计都要精确

"温度计的发明者"这个称号有不少候选人，这是因为温度计不是单独发明出来的，而是在将近两千年的时间里经历不同阶段的发展而来的。公元前3世纪，居住在拜占庭的菲洛（Philo of Byzantium）进行了第一个被记录下的实验，是关于不同温度下空气的膨胀与收缩的。他在空心球和一壶水之间连接了一根管子，当球中的空气冷却收缩时，水就会从水壶中升到管子里。

16世纪，伽利略和他的一位同事发明了温度计。这与菲洛的装置非常相似，不同的是管子从水中垂直升起，空心球位于顶部。还添加了秤，但是这些秤尚未标准化，而且设备也会受到气压影响。

托斯卡纳大公费迪南德二世（Ferdinand II）在设计上进行了改进，发明了第一个密封玻璃温度计。这个版本使用的是填充了一定高度的有色酒精的密封圆柱。填充了空气的小玻璃泡在不同的压力下在液体中漂浮，随着温度的升高或降低而改变位置。

不过在1714年发明第一个可靠的"现代"温度计的却是丹尼尔·加布里埃尔·法伦海特（Daniel Gabriel Fahrenheit）——正是以他名字命名的华氏温标。这种温度计使用汞代替水或酒精。这提供了更精准的衡量标准，并且在接下来的几个世纪中成为标准设计。

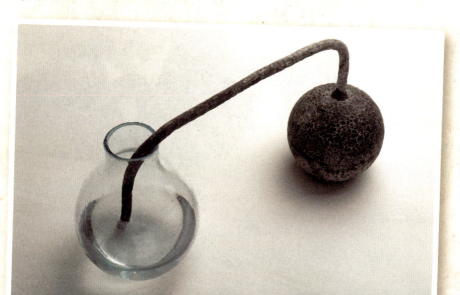

◀ 这个简单的系统由公元前3世纪的拜占庭物理学家记录下来，是最早的记录温度的测量方法

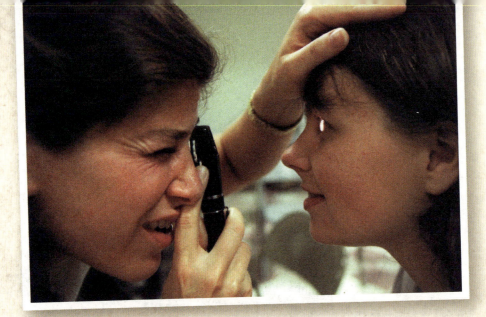

◀ 现在用来检查眼内表面的眼底镜具有电照明功能

眼底镜

赫尔曼·冯·亥姆霍兹，德国，1851年

这台小设备远不止眼前所见这么简单。

眼底镜是医学上最重要的仪器之一。它让配镜师和医生可以仔细检查眼睛的内表面，这不仅有助于配镜的准确，还能用来检查视网膜血管以及检测高血压和动脉疾病。青光眼和肿瘤也能使用眼底镜检查出来。"计算机之父"查尔斯·巴贝奇（Charles Babbage）发明了某种意义上的眼底镜，而德国科学家赫尔曼·冯·亥姆霍兹（Hermann von Helmholtz）在研究人眼之后，独立发明了一种现在仍被认为有用的眼底镜。他发现它可以通过聚焦视网膜反射的光来产生清晰的组织图像。使用反射玻璃和凹透镜，亥姆霍兹发明了一种使医生可以在照亮视网膜的同时对其进行观察的方法。

希腊的眼科医生安德里亚斯·安娜格诺斯塔基斯（Andreas Anagnostakis）提出通过增加凹面镜使这种仪器变为手持的想法。奥斯汀·巴内特（Austin Barnett）为安娜格诺斯塔基斯创作了一个模型，他在实践中使用了这个模型，并在1857年在布鲁塞尔举行的第一届眼科会议上展示了它。在这次会议之后，这种仪器流行开来。1915年，弗朗西斯·韦尔奇（Francis A Welch）和威廉·诺亚·艾伦（William Noah Allyn）发明了世界上第一台手持式直接照明眼底镜。如今，配备电照明的眼底镜仍然用于研究和诊断。

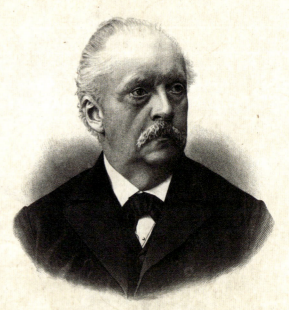

▲ 德国科学家赫尔曼·冯·亥姆霍兹发明了一种使医生可以在照亮视网膜的同时对其进行观察的方法

皮下注射器

查尔斯·普拉瓦兹
或亚历山大·伍德（争议），法国/苏格兰，1850年代

得益于皮下注射针筒的使用，药品可以被快速、安全地使用。

皮下（Hypodermic，意为"在皮肤下"）注射器用于将物质注入体内或从体内提取液体。它包含一根非常细的中空的针，还有一个注射器和它连在一起。现代针头防止污染的设计通常有两种：第一，它们光滑到匪夷所思的表面可以防止细菌黏附其上；第二，它们锋利到匪夷所思的地步，可以确保留下最小的针孔，从而减少感染的机会。不过，注射器也不是从一开始就这么高科技的。克里斯托弗·雷恩是17世纪率先使用皮下注射针头进行手术的人，他用动物膀胱当注射器，用鹅毛笔做针头。直到1844年爱尔兰医师弗朗西斯·林德（Francis Rynd）发明空心针之后，无切口注射才得以进行。法国人查尔斯·普拉瓦兹（Charles Pravaz）采用了他的设计并进行改造，做出了一种由螺丝操作控制注射物的剂量的皮下注射器。注射器通体用银制成。在差不多同一时间的苏格兰，亚历山大·伍德（Alexander Wood）正在开发自己的皮下注射针头，他可以说是将注射术作为一项医学技术普及的功臣。到了1944年，钱斯兄弟公司位于伯明翰的玻璃厂开始生产首批全玻璃注射器，十年之后，基于灭菌的考虑，新西兰的一位发明家柯林·默多克（Colin Murdoch）申请了一次性塑料注射器的专利。

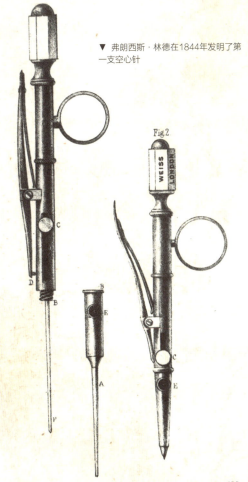

▼ 弗朗西斯·林德在1844年发明了第一支空心针

▲ 查尔斯·普拉瓦兹皮下注射器通常被认为是最先被发明出来的皮下注射器

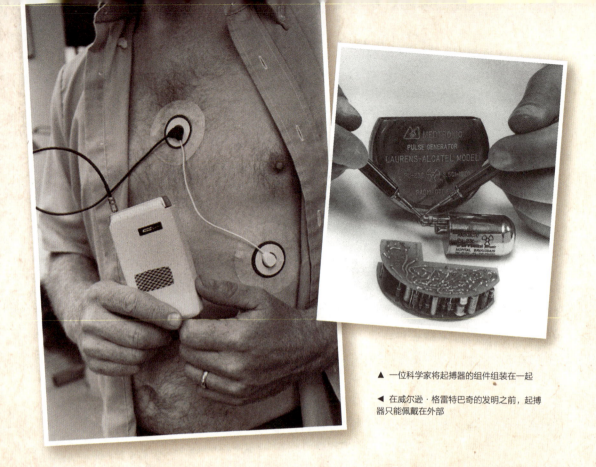

▲ 一位科学家将起搏器的组件组装在一起

◀ 在威尔逊·格雷特巴奇的发明之前，起搏器只能佩戴在外部

起搏器

威尔逊·格雷特巴奇，美国，1956年

起搏器，一个偶然的发明，由于担心医生会用其扰乱自然规律，差点儿没能成功投放市场。

起搏器的起源可追溯至19世纪，当时苏格兰生理学家约翰·亚历山大·麦克威廉（John Alexander MacWilliam）发现对人的心脏施以电脉冲可以强制肌肉收缩和泵血。在1920年代，使用这种技术的设备被用来复活死胎，在1932年，美国人阿尔伯特·海曼（Albert Hyman）发明了带有手摇马达版本的起搏器。然而由于公众认为他那是在通过"复活死者"来扰乱自然规律，他的发明从没正式发表过。在1950年代，有人创造出外部起搏设备，但这些设备非常笨重，通常需要电源。我们所知的起搏器要到1956年才被发明出来。美国工程师威尔逊·格雷特巴奇在制作用来记录心音的振荡器时，不小心装错了电阻器。结果它开始发出与跳动的心脏无异的规则电脉冲。他意识到自己的发明可以用来帮助患病的心脏保持正常心率，因此在接下来的两年中，他将自己的设计优化成由电池和电阻组成的袖珍部件。

1960年，它被植入了一名人类患者——一位77岁的男人体内，他在此后又活了18个月。该项发明获得了专利，同时威尔逊·格雷特巴奇有限公司（现在的整数控股公司）创立，该公司至今仍在生产起搏器。

显微镜

汉斯和扎卡里亚斯·扬森（争议），荷兰，1590年代

借助显微镜的发明，一个崭新的细胞和微生物世界在我们眼前蓦然展开。

几千年来，人们只能看到至少有头发粗的物体。古代文明曾经测验过水的光学特性，公元前3000年发明了玻璃，但直到13世纪发明了透镜，简单的显微镜才首次被使用。它基本上就是放大镜，由单个透镜组成，主要用来查看微小的昆虫。它又被称为"跳蚤透镜"。

不过我们谈论的显微镜，实际上是"复合显微镜"——是由通过空心管连接的多个透镜组成的。在离样品近的一端，有一个物镜，会生成首次放大的图像，在另一端是目镜，可放大首次放大的图像。围绕着荷兰的眼镜制造中心的几个人都声称自己是复合显微镜的发明者，尤其是父子二人组汉斯（Hans）和扎卡里亚斯（Jacharias Janssen），以及他们的竞争对手汉斯·利珀普西（Hans Lippershey），后者在1608年申请了第一项望远镜专利。由于荷兰外交官威廉·鲍雷尔（William Boreel）的一封信，大多数历史学家都对前者表示赞赏。1650年，他写信给法国国王的医生，告知他詹森斯（Janssens）早在1590年代的发明。詹森斯显微镜仍然存在，其历史可以追溯到1595年，它可以将图像放大到物品真实大小的9倍。

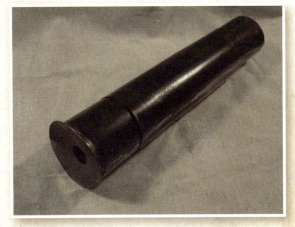

▲ 詹森斯显微镜的复制品，该显微镜主要由通过空心管连接的两个透镜组成

▼ 这张手稿展示了罗伯特·胡克使用的17世纪复合显微镜，他最先把这种设备用于科研用途

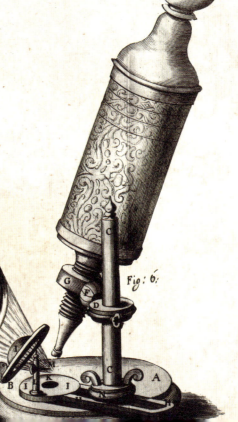

X射线

威廉·康拉德·伦琴，德国，1895年
这一意外发现改变了世界各地医生——以及鞋匠的生活。

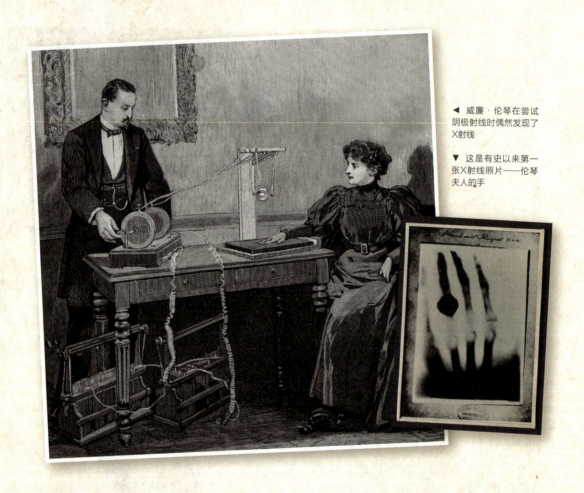

◀ 威廉·伦琴在尝试阴极射线时偶然发现了X射线

▼ 这是有史以来第一张X射线照片——伦琴夫人的手

伦琴教授以阴极射线管（装有电子枪的玻璃真空管）的实验而闻名。当电子撞击到电子管另一端的荧光屏时，它会亮起，通过控制电子撞击的位置可以制作图像。在他的一次实验中，他发现尽管已经用硬纸板覆盖了试管阻止光漏出，在距离管子几英尺以外的材料上还是会产生荧光。他意识到这里正在产生一种可以穿透重磅纸的新型射线。为了研究这种他称为"X射线"的射线的多种特性，在接下来的几周里他几乎没有离开实验室。他发现这种射线能穿过人体组织，但是不能穿过骨骼和金属。1895年末，他拍下了第一张使用X射线的人体部位照片——拍的是他妻子的手。在宣布他的发现的一个月内，就照出了几张使用这种射线生成的照片，被外科医生用来协助他们的工作。到1920年代，X射线机已在鞋店中用来试鞋。然而到了1950年代，出于对X射线危害的担忧，这种做法已不再使用，不过至今我们仍在医疗应用中使用X射线。

他发现射线可以穿过人体组织,但不能穿过骨骼和金属物体。

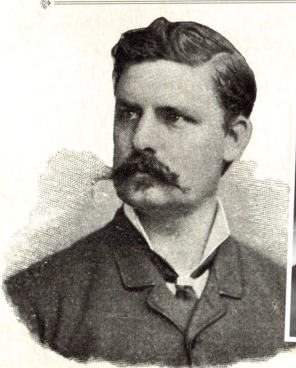

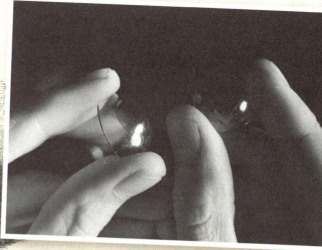

◀ 德国生理学家阿道夫·菲克在1888年发明了首副成功的隐形眼镜

▼ 早期的隐形眼镜是用玻璃制成的,覆盖了整个眼睛,限制了角膜的含氧量

隐形眼镜

凯文·图西,美国,1948年

直到20世纪,才设计出实用的视力矫正隐形眼镜。

当然,如果不提及"疯狂科学家"原型莱昂纳多·达·芬奇,这就不会是一个完整的发明史。正是他在1508年首次提出,可以通过在眼睛上戴满水的玻璃半球来改变角膜的屈光。不过他只想到这么远。1801年,另一位数学家托马斯·杨(Thomas Young)用蜡将充满水的镜片固定在他的眼睛上,使达·芬奇的素描栩栩如生。几十年后,约翰·赫歇尔爵士(John Herschel)提出可以通过制造角膜模具来生产合格的玻璃镜片,但一直到了1880年,才真正有人实现了这个想法……关于最先做出来的人是谁,有一些争议。德国眼科医生阿道夫·菲克(Adolf Fick)和他的同胞奥古斯特·穆勒(August Muller)都声称是自己。路易斯·杰拉德(Louis Gerard)是另一个与第一副隐形眼镜的发明相关的名字。不管怎么说,他们三人的设计都覆盖了整个眼睛,所以只能连续佩戴几个小时。推出第一个角膜镜片的是加利福尼亚的配镜师凯文·图西(Kevin Tuohy),这种镜片是塑料的,可以透气,和我们如今所知的隐形眼镜最为相似。

轮椅

史蒂芬·法夫勒，德国，约1650年

尽管历史悠久，但一位残疾钟表匠彻底地改变了轮椅的设计。

没人知道残疾人是什么时候开始使用轮椅的。有可能是在公元前6世纪引入轮式家具前后发生的，但它的身影直到3世纪才在中国现存的记录中出现。与此同时，残疾人首次使用自动驾驶轮椅的记录可以追溯到17世纪的欧洲。这是由德国一位残疾钟表匠史蒂芬·法夫勒（Stephan Farffler）发明的一种前轮带摇把的三轮单人马车。不过和最初的用途相反，这些"病人的椅子"主要被富人们用作交通工具。1750年，詹姆士·希思（James Heath）发明了"浴椅"，配有折叠式的顶棚，可用手（有些情况下用驴或者马）推拉，后面是木质框架的座椅，座椅旁边是钢丝辐轮和橡胶轮胎，但独立使用常常仅限于房屋范围内。对于轮椅的使用人群来说，最具革新意义的时刻可能是20世纪初期，那时，有人发明了能在户外使用的可折叠式轮椅。之后的改进集中在减重和功能的改善方面，最终，在"二战"之后，电动轮椅才被首次推出。

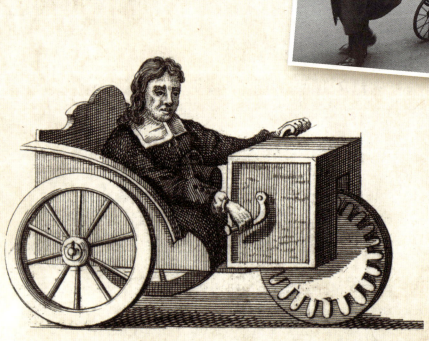

▲ 为残疾人使用而设计的浴椅成为受富人欢迎的一种轻松的交通工具

◀ 最初的自行式轮椅通过前轮上的摇把驱动

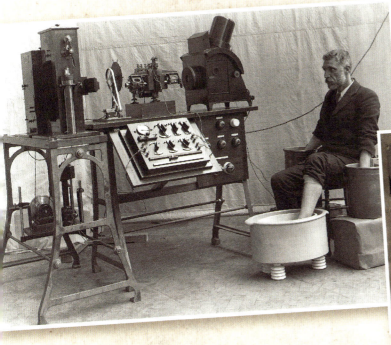
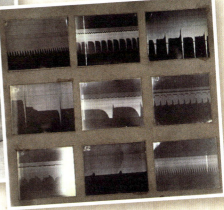

◀ 第一台ECG机器要求患者将四肢浸入生理盐水中

▼ 奥古斯都·沃勒于1887—1903年拍摄的电描记图

心电图

威廉·埃因托芬,荷兰,1903年

现在我们知道这是一台可以把心脏电活动显示为波峰与波谷的医疗设备,但心电图不是从一开始就能如此准确地记录心脏的活动的。

动物电(galvanism)是1786年由意大利科学家路易吉·加尔瓦尼(Luigi Galvani)在对死青蛙进行实验时发现的。他观察到同时用铜探针和金属接触青蛙腿时,它们会抽搐,仿佛产生了一股电流。19世纪,卡洛·马特奇(Carlo Matteucci)以路易吉的工作为基础,成为第一个检测心脏电活动的人。然而,这种微小的电流很难记录和测量。英国生理学家奥古斯都·德西·沃勒(Augustus Desiré Waller)解决了这个问题,他用利普曼静电计创造出世界上第一台ECG机器。这台设备上有一根汞柱——一种导电液体。当来自心脏的电流传来时,会让汞在管子里跃升。这样的变化在当时可以使用显微镜观察并拍下照片。这台机器在当时非常不准确且笨重,但一位名叫威廉·埃因托芬(Willem Einthoven)的荷兰人亲眼看到了它的实际运作后辞职并投入到实用ECG机的研发与生产中。他使用的是他在1901年发明的弦型电流计,再加上一辆旋转自行车。他的第一台原型机重达270公斤,要5个人来操作,且需要将患者浸入一桶导电的生理盐水中。但结果是惊人的。多年来,随着电极的发展,他对自己的设计不断进行改进,最终摆脱了生理盐水的操作。威廉·埃因托芬的实用ECG机成了诊断心脏病的无价之宝,在1942年,他被授予诺贝尔奖。

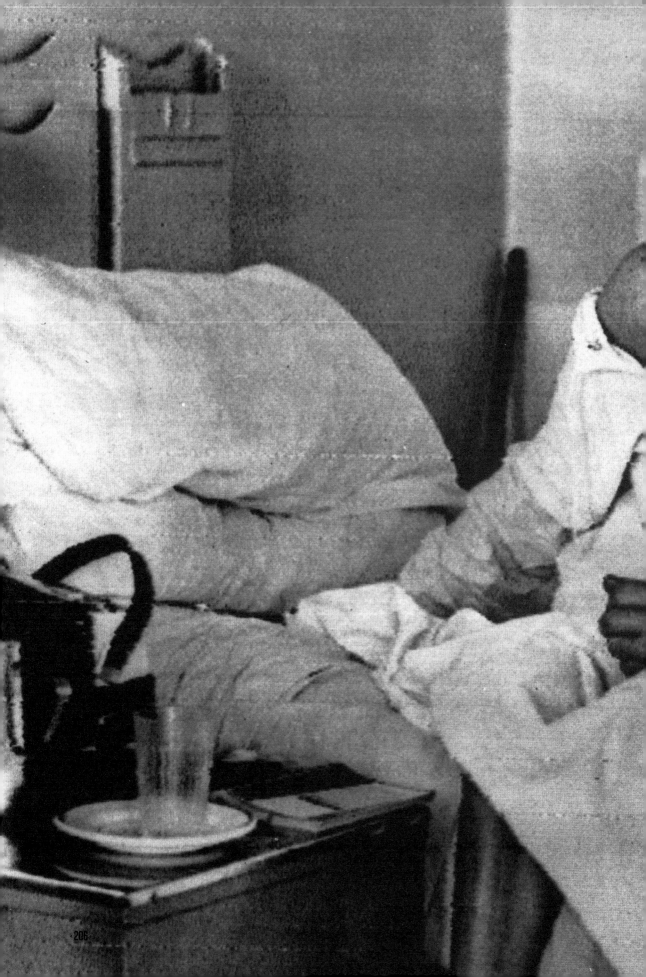

首例人类心脏移植

1967年12月3日

路易斯·沃什坎斯基（Louis Washkansky）在心脏移植手术成功后坐在床上，这是人类历史上第一例成功的心脏移植手术。外科医生克里斯蒂安·巴纳德（Christiaan Barnard）在南非开普敦的格鲁特·舒尔（Groote Schuur）医院进行了长达9小时的手术。沃什坎斯基在术后为了避免心脏排异反应接受了免疫抑制治疗，这种治疗使得他很容易染上肺炎，这让他在接受治疗后18天就不幸去世了。

有史以来最伟大的药物

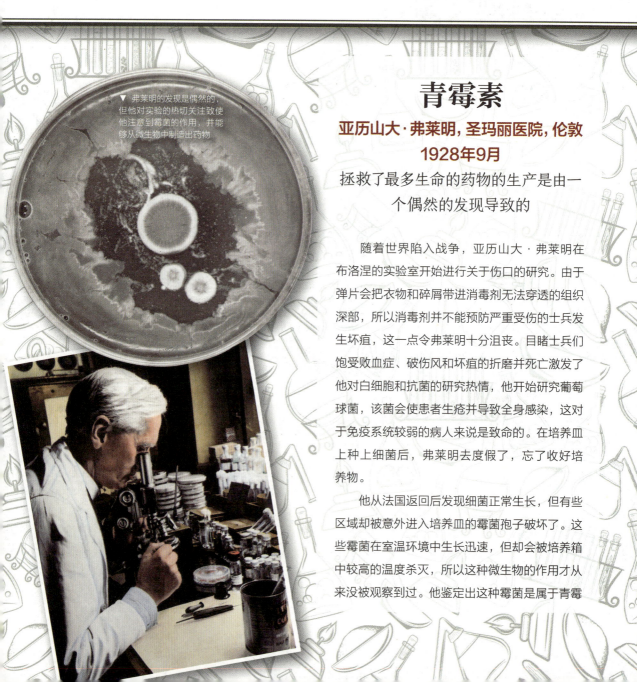

▼ 弗莱明的发现是偶然的，但他对实验的热切关注致使他注意到霉菌的作用，并能够从微生物中制造出药物

青霉素

亚历山大·弗莱明，圣玛丽医院，伦敦 1928年9月

拯救了最多生命的药物的生产是由一个偶然的发现导致的

随着世界陷入战争，亚历山大·弗莱明在布洛涅的实验室开始进行关于伤口的研究。由于弹片会把衣物和碎屑带进消毒剂无法穿透的组织深部，所以消毒剂并不能预防严重受伤的士兵发生坏疽，这一点令弗莱明十分沮丧。目睹士兵们饱受败血症、破伤风和坏疽的折磨并死亡激发了他对白细胞和抗菌的研究热情，他开始研究葡萄球菌，该菌会使患者生疮并导致全身感染，这对于免疫系统较弱的病人来说是致命的。在培养皿上种上细菌后，弗莱明去度假了，忘了收好培养物。

他从法国返回后发现细菌正常生长，但有些区域却被意外进入培养皿的霉菌孢子破坏了。这些霉菌在室温环境中生长迅速，但却会被培养箱中较高的温度杀灭，所以这种微生物的作用才从来没被观察到过。他鉴定出这种霉菌是属于青霉

从化疗药物到避孕药，这些药物的研发及这些研发背后的先驱者们改变了历史的进程。

我们用石膏包裹断骨，用抗生素打败侵略性胸部感染，就能缓和搏动性头痛。我们不用再担心分娩或者是骨折，但是在历史的多数时期，仅仅手上的一处割伤就可以判你死刑。过去的200年见证着自文明建立以来困扰着我们物种的病痛被肃清，癌症药物的开发和预防医学的发展意味着我们不再需要担心致命的微生物。这些药物改变了整个医学实践，改变了我们对疾病的认知方式，挽救了数百万计的生命。

菌家族的。直到第二次世界大战，霍华德·弗洛里和恩斯特·钱恩才找到了分离霉菌并大量生产这种抗生素的方法，他们三人均因对青霉菌发现和开发而在1945年获得了诺贝尔奖。

据估计，如果没有这种不可思议的药物，世界上活着的人口会比现在少75%，因为人们的父母、祖父母或曾祖父母可能会死于感染。

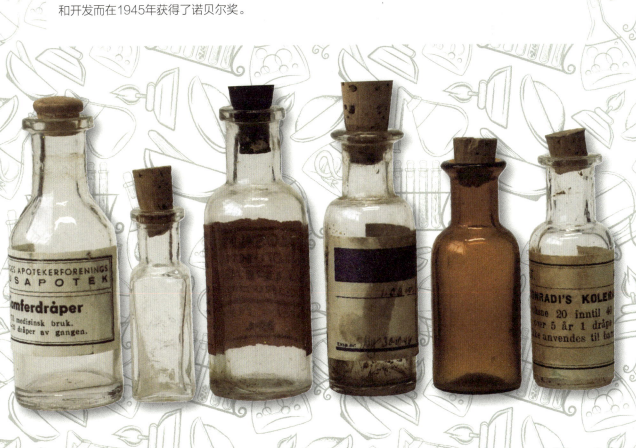

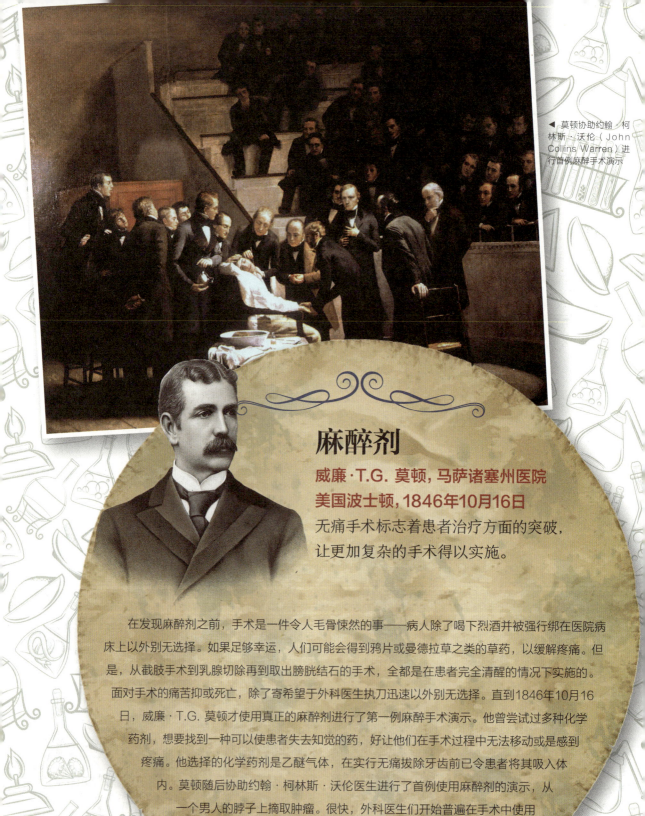

◀ 莫顿协助约翰·柯林斯·沃伦（John Collins Warren）进行首例麻醉手术演示

麻醉剂

威廉·T.G. 莫顿，马萨诸塞州医院
美国波士顿，1846年10月16日
无痛手术标志着患者治疗方面的突破，让更加复杂的手术得以实施。

在发现麻醉剂之前，手术是一件令人毛骨悚然的事——病人除了喝下烈酒并被强行绑在医院病床上以外别无选择。如果足够幸运，人们可能会得到鸦片或曼德拉草之类的草药，以缓解疼痛。但是，从截肢手术到乳腺切除再到取出膀胱结石的手术，全都是在患者完全清醒的情况下实施的。面对手术的痛苦抑或死亡，除了寄希望于外科医生执刀迅速以外别无选择。直到1846年10月16日，威廉·T.G. 莫顿才使用真正的麻醉剂进行了第一例麻醉手术演示。他曾尝试过多种化学药剂，想要找到一种可以使患者失去知觉的药，好让他们在手术过程中无法移动或是感到疼痛。他选择的化学药剂是乙醚气体，在实行无痛拔除牙齿前已令患者将其吸入体内。莫顿随后协助约翰·柯林斯·沃伦医生进行了首例使用麻醉剂的演示，从一个男人的脖子上摘取肿瘤。很快，外科医生们开始普遍在手术中使用乙醚，至今医生们还在使用让病人吸入气体的麻醉方法。

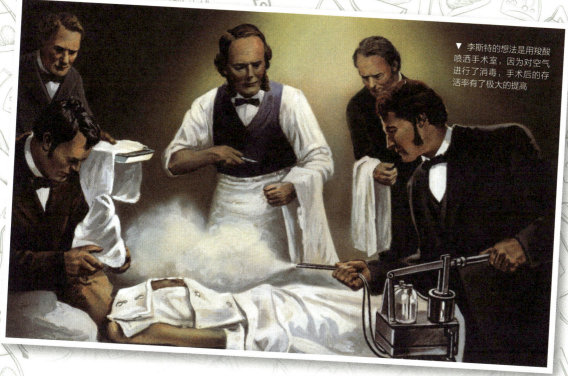

▼ 李斯特的想法是用羧酸喷洒手术室,因为对空气进行了消毒,手术后的存活率有了极大的提高

杀菌剂

约瑟夫·李斯特,格拉斯哥皇家医院
苏格兰,1865年8月12日

医院消毒的革命标志着医院基础设施的变化,这大大提高了患者的生存率并改变了临床手术的实践方式。

现如今,我们的医院总有一股熟悉的洗涤剂味道。这种气味并不令人愉快,但它带给人们一种环境清洁的舒适感。我们对它感到理所当然,但医院不是从一开始就这样卫生的。曾经一度,手术是在充满细菌的空气和接触面中进行的。患者会在轻微受伤或接受过小手术后几天内感染。约瑟夫·李斯特(Joseph Lister)曾参加过莫顿进行的第一次外科手术,并且知道路易斯·巴斯德对微生物的研究。他组建了自己的理论,并开始用化学物质进行实验,这种化学物质可以在细菌感染伤口前将其杀灭。他开始用石碳酸浸泡敷料,并注意到病房的死亡率迅速降低。后来李斯特把他的想法向前推进了一步——他开始用酸性溶液洗手、浸泡手术仪器,最终在操作时将溶液喷洒到空气中。这些在现在看来已经是常识,但在当时,细菌感染是患者术后高死亡率的原因并且不为人知。李斯特现在被公认为"抗菌手术之父"。

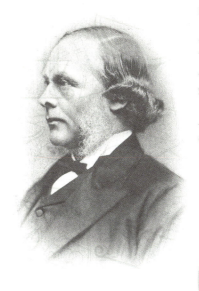

天花疫苗

爱德华·詹纳，1796年5月14日

天花从史前就困扰着人类，而击败天花是人类首次成功根除一种疾病。独特的天花皮疹是这种致命病毒的首发症状，与此同时它会破坏组织并摧毁免疫系统，导致接下来的几天内皮肤内充满浓稠液体的隆起病变。最幸运的患者能活下来，但多数幸存者都会留下深深凹陷的疤痕。直到英国医生爱德华·詹纳开始研究开发疫苗之前，天花没有治愈方法，患者通常在两周之内便会因此毙命。爱德华·詹纳的研究让数百万计的人预防了天花，如今我们用来挽救生命的疫苗也是以他的研究为基础的。英国乡间有挤奶女工不会得天花的传说。但詹纳注意到，她们会从牛身上感染一种类似的病毒，叫作牛痘。1796年，他从牛痘水泡中抽出脓液，割开了一个小男孩的手臂并将脓液推入伤口。后来当这个孩子暴露于天花病毒时，詹纳发现他免疫了。

詹纳意识到免疫反应是有可能通过相似但致命性较小的疾病激发的。那时科学家尚未发现病毒，但詹纳的前瞻性解决方案意味着尽管人们不完全了解这一神秘的微生物，但依然可以解决问题。

在1823年，他去世30年后，天花疫苗成为强制注射的疫苗，最终天花于1980年在全球范围内被根除。

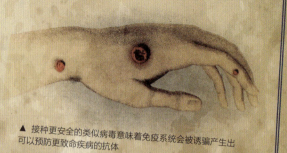

▲ 接种更安全的类似病毒意味着免疫系统会被诱骗产生出可以预防更致命疾病的抗体

吗啡

弗里德里希·威廉·塞尔图纳，德国，1803—1804年

一位年轻的药剂师学徒在罂粟种子中发现了世界上最伟大的止痛药。

▶ 对吗啡的开发源自对一种古老草药制剂的认识，这种草药在应用于制药前曾被用作消遣性药物

人类自存在以来就一直沉迷于将植物作为致幻剂用于娱乐。其中一种药物便是鸦片。传统的采集方法是收集割开未成熟的罂粟籽荚渗出的乳状胶，并将其风干成粉末。能够缓解疼痛并带来欣快感的有效成分来自这种植物中的一种化学物质。塞尔图纳在老鼠和流浪狗身上进行了一系列实验，发现这种化学物质能诱导睡眠。但他的研究没有得到重视。除非他公开在自己身上实验证明从罂粟种子中提取出的这种物质是鸦片药效的来源，否则塞尔图纳分离出的化学物质不会作为一种特效药被接受。以希腊神话中的梦神莫非斯为名，他将这种化学物质命名为"吗啡"。这一发现启发了其他化学家分离出具有重要医学价值的物质，包括用于治疗疟疾的奎宁。这种药物从1815年起被广泛用于缓解疼痛。

阿司匹林

费利克斯·霍夫曼,德国拜耳制药公司,1897年

应用最广泛的止痛药和血液稀释剂来自对古代自然疗法的研究。

从古希腊开始,柳树皮就已经作为一种自然疗法用于疼痛的治疗了,但直到几千年之后,医生们才具备了将有治疗作用的有效成分提取出来的技术。法国药剂师亨利·勒鲁(Henri Leroux)在1829年成功分离出了水杨酸这种化学物质,而这距离用它合成止痛药还有将近50年。今天我们用来治疗从头痛到普通感冒等各种疾病的阿司匹林是1890年代后期由德国拜耳的费利克斯·霍夫曼(Felix Hoffman)开发的。他一直在研究这种化学物质,并研制出了乙酰水杨酸。这种化合物保留了柳树皮中原有的有效成分,但减轻了其提纯物导致的常见副作用如恶心与呕吐。霍夫曼使用它来治疗他父亲的风湿病。直到1899年拜耳开始销售这种粉剂,并迅速获得成功,到了1915年,它已作为一种非处方药进行销售。

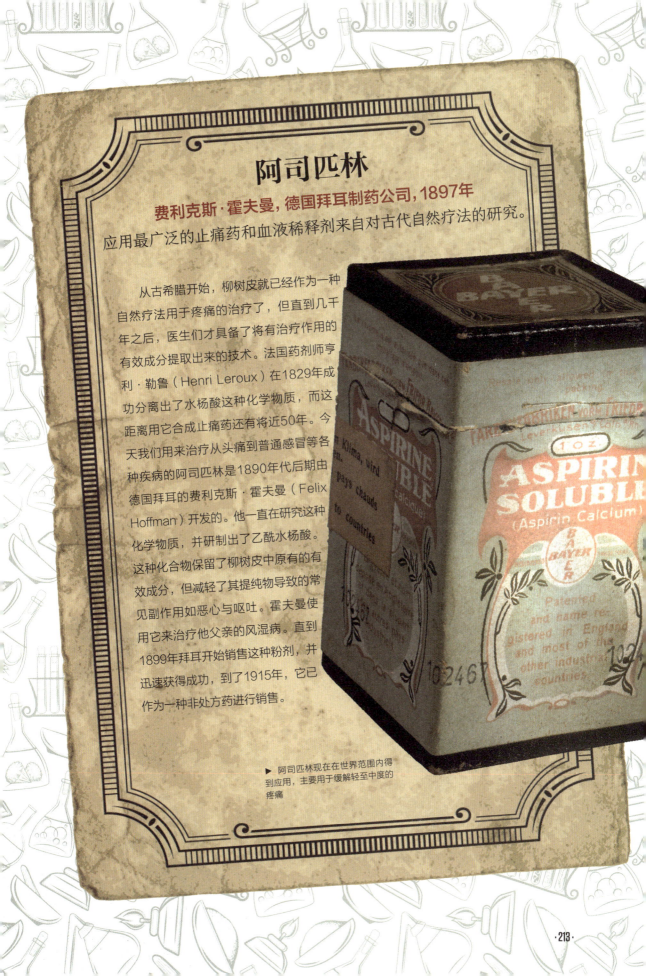

▶ 阿司匹林现在在世界范围内得到应用,主要用于缓解轻至中度的疼痛

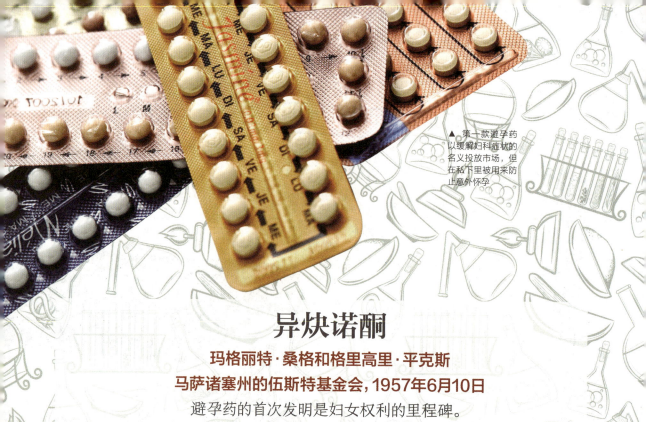

▲ 第一款避孕药以缓解妇科症状的名义投放市场，但在私下里被用来防止意外怀孕

异炔诺酮

玛格丽特·桑格和格里高里·平克斯
马萨诸塞州的伍斯特基金会，1957年6月10日

避孕药的首次发明是妇女权利的里程碑。

这种简单的避孕药通过赋予妇女选择是否生育的权利成为社会转折点的标志。这意味着妇女有机会决定继续接受教育或是专注于自己的职业生涯，而不再被期望当男子外出工作时留守养育家庭。如今，这种药已经避免了数百万计的意外怀孕。市面上的第一种激素避孕药是异炔诺酮，这种药物的研发是许多伟大的科学家共同合作的成果，其中包括凯瑟琳，麦考密克，约翰·洛克，辛特克斯，张民觉和SA实验室的科学家们，不过这个想法和创意来自马萨诸塞州伍斯特基金会的玛格丽特·桑格（Margaret Sanger）和格雷戈里·平卡斯（Gregory Pincus）。这项创新是由希望能更好地解决计划生育的维权人士推动的，尤其是在大萧条之后，很多人的生活陷入贫困，养育自己的子女变得非常困难。桑格和麦考密克战斗在为妇女改善生活和获得更多决策权的最前线。在1950年代开始人体试验前，这个团队在兔子身上使用异炔诺酮和炔诺酮两种化合物进行临床试验。该药取得了巨大的成功，并在几年内以治疗妇科疾病为用途进行销售。最终在1960年被接受并明确作为避孕药品进行销售。争取妇女解放的斗争尚未结束，因为最初规定只有已婚妇女可以使用它，但这标志着社会动荡的开始，开发合成激素的研究像滚雪球一样开始了。

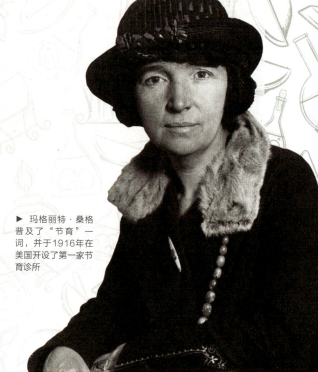

▶ 玛格丽特·桑格普及了"节育"一词，并于1916年在美国开设了第一家节育诊所

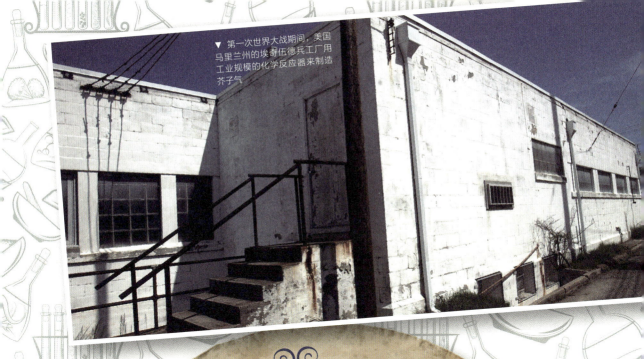

▼ 第一次世界大战期间,美国马里兰州的埃奇伍德兵工厂用工业规模的化学反应器来制造芥子气

氮芥

阿尔弗雷德·吉尔曼和路易斯·古德曼医生,耶鲁大学医学院,1942年8月27日

用于战争前线之后,这种化学物质被引入对抗癌症的战役。

1917年7月,德军率先使用化学气体进行了恶性攻击。位于比利时伊普尔(Ypres)的部队突然被一团散发着胡椒味的瓦斯笼罩起来。它渗进他们的衣服,渗透了他们的肺,不仅让接触过的皮肤起水泡,还会引起内出血。这种浓稠的油性芥子气会污染整个战场,但在第二次世界大战时,科学家们开始秘密调查这种化学物质。他们观察到,暴露于有害气体的海军人员的骨髓发生了变化,使得他们的白细胞水平异常低下。路易斯·古德曼(Louis Goodman)和阿尔弗雷德·吉尔曼(Alfred Gilman)提出了一个假设——如果这种气体能够杀死健康的白细胞,那么它一定也能杀死癌性白细胞。在此之前,癌症患者都面临着外科手术和放射治疗给他们带来的严峻考验,而古德曼医生想看看氮芥能否为其肿瘤已产生抗药性或对任何治疗都无反应的肿瘤患者打开新的大门。他在一位名叫"JD"的患者身上测试了这种气体,该患者后来死于晚期淋巴癌——他的肿瘤长得太大,大到无法将双臂交叠在一起。JD同意进行试验治疗,并在1942年8月27日上午10点接受注射这种气体。他接受了多种治疗后开始康复,第一次能够正常进食和睡眠。氮芥为进一步研究和开发新的抗癌药物铺平了道路,化学疗法已成为一种标准的治疗方法。

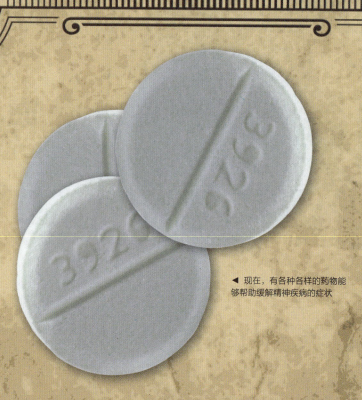

◀ 现在，有各种各样的药物能够帮助缓解精神疾病的症状

氯丙嗪

保罗·夏彭蒂尔，法国罗纳-普朗克实验室，1951年12月11日

第一种精神科药物见证了精神病治疗新时代的开启。

1950年代是精神科药物问世的年代。在那个时期，人们开始认真看待心理健康问题，并积极研发各种治疗方法来帮助那些受精神疾病困扰的人。在这场革命中诞生的药物之一便是抗精神病药，第一种就是氯丙嗪。保罗·夏彭蒂尔首次合成药物氯丙嗪时，法国制药公司罗纳-普朗克正在研究用于治疗过敏的抗组胺药。然而身为外科医生和研究员的亨利·劳里特（Henri Laborit）观察到这种药物在以一种预料之外的方式起作用。他注意到，这种药可以在术前使他的患者平静，这导致他决定对该药物作为精神病学治疗方法进行进一步的探究。巴黎圣安妮医院的让·狄德（Jean Delay）和皮埃尔·丹尼克尔（Pierre Deniker）将其用于精神病和精神分裂症患者。他们于1952年首次发表有关这种化合物的论文，报告指出其可以在不引起镇静的同时控制情感激动。它成了首个获得广泛使用的抗精神病药物，且至今仍是最为有效的药物之一。

胰岛素

弗雷德里克·万廷和查尔斯·H. 贝斯特，加拿大多伦多，1921年

胰岛素的发现将患者从死亡的边缘拉回来，
并且在接下来的几十年中使他们恢复正常生活。

糖尿病曾经是一种令人恐惧的致命性疾病。在发现胰岛素之前，唯一有效的治疗方法是使患者挨饿以减少糖的摄入。艰难的治疗能让患者多活几年，但他们会变得营养不良，疲倦而痛苦。胰腺损伤会导致糖尿病是从1869年为人所知的，不久之后人们便发现胰腺会产生控制体内血糖水平的物质。但直到1920年10月，弗雷德里克·万廷医生才开始尝试从胰岛中找到抗糖尿病的分泌物。他开始与查尔斯·贝斯特一起工作，一开始在多伦多大学进行实验，使用基础的设备与实验犬。他们观察到其中一只狗被切除胰腺后引发血糖的升高和糖尿病的典型症状口渴，排尿增多，身体虚弱。万廷和贝斯特通过手术切除了另一条狗的胰腺，将其研磨后与水和盐制成混合物注射到没有胰腺的狗体内。狗的症状很快得到缓解，他们意识到如果继续服用注射剂，它便可以恢复正常的生活。他们开发了一种提纯胰岛素的方法，并在贝特拉姆·科利普的帮助下在人身上进行自主实验。1922年1月，一名14岁的男孩在注射了胰岛素之后被从死亡边缘拉了回来。到了1923年，多伦多的制药公司已经能生产足够供应整个北美大陆的胰岛素。糖尿病尚没有治愈方法，但这一令人惊叹的发现使得糖尿病患者获得了可以正常生活的机会。

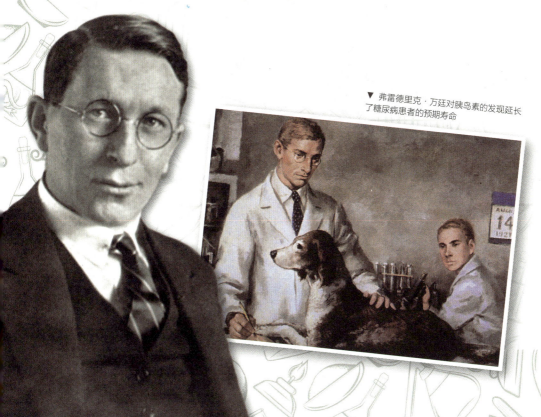

▼ 弗雷德里克·万廷对胰岛素的发现延长了糖尿病患者的预期寿命

胚胎干细胞

盖尔·马丁，1981年

美国旧金山科学家可以提取干细胞并将其转化为任何类型的组织，这一发现是一项进步，可以用来修复或替换受损的器官。

人类胚胎干细胞的发现是启发世界各地科学家的重大医学发现之一。干细胞在医学上的应用几乎没有限制，因为永生细胞可以分化成任何类型的组织——从心肌到肝脏或血液。永生细胞一旦获得并生长，科学家们就可以把它们培育成器官，用来测试新药，或将其注射到患者体内用来重建组织。盖尔·马丁（Gail Martin）是设计出从肿瘤中分离并培养（maintaining）干细胞方案的第一人。她研究出将它们维持在未分化状态和在体外分化的方法。这一开创性的发现引导实现了从小鼠体内分离出胚胎干细胞。这一可称为"惊人发现"的治疗方法已获批准，包括骨髓移植和血液干细胞移植（transport）在内的几项应用，可以帮助患者在癌症治疗后恢复并重造血液细胞。FDA（美国食品药品监督管理局）已经批准了多项人体实验用于测试胚胎干细胞疗法，未来有望看到干细胞疗法被应用于从阿尔兹海默症到白血病的多种疾病。目前正在进行发掘干细胞在治愈脊髓损伤和心脏病发后更换受损组织方面的疗效的临床试验。

▼ 胚胎干细胞疗法是用于移植和肿瘤患者的一种开创性疗法

脊髓灰质炎疫苗

乔纳斯·爱德华·索尔克，美国匹兹堡大学，1952年4月

一场致残的儿童期疾病的暴发促使研究人员寻找预防性疫苗。

脊髓灰质炎曾经是世界上最令人恐惧的疾病之一。虽然无法治愈，但仍可通过制造预防性疫苗使人们免于疾病来解决这个问题。这种痛苦且具有传染性的病毒会造成神经损伤，丧失反射和肌肉萎缩，但得益于一位医学先驱，这种疾病在西方几乎被根除。在1952年，美国疫情暴发，有两万人因脊髓灰质炎而瘫痪之后，一种新型疫苗被创造了出来，使得数百万人免于死亡和苦难。科学家们开始致力于研究如何终结这种病毒的破坏路径，截至1955年，美国已提供了6700万美元的研究资金，但研究一种活病毒疫苗却是不易成功且十分危险的。乔纳斯·索尔克（Jonas Salk）一直致力于建立病毒学实验室，并开始尝试使用一种更安全的灭活病毒，而不是温和的病毒株。他开始进行医学史上最大的临床试验之一，涉及1亿多名捐助者和700万名志愿者。1955年4月12日，该灭活疫苗被宣布是安全的。

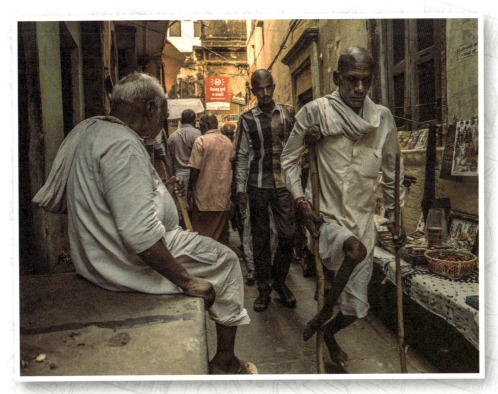

▲ 脊髓灰质炎主要感染儿童，并会导致严重的瘫痪和畸形

医学史上的先河

从医学杂志到世界上第一例人类心脏移植，
发现历史上一些最伟大的医学创新的起源。

人类心脏移植

克里斯蒂安·巴纳德·格罗特，舒尔医院
南非开普敦，1967年

尽管最初心脏移植涉及伦理争议，
但它已彻底改变了患有严重心脏问题的患者的治疗方法。

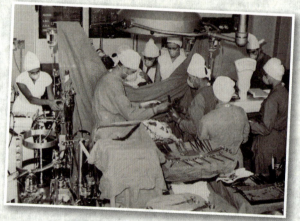

▲ 巴纳德医生及其团队进行和沃什坎斯基一样的公开心脏外科手术

在20世纪上半叶，器官移植已取得长足的进步。到60年代后期，肾脏、胰腺和肝脏移植均已有成功案例，但心脏移植仍未成功——直到1967年。

50多年前的世界首例人类心脏移植手术，是由外科医生克里斯蒂安·巴纳德（Christiaan Barnard）及其团队完成的。患有心力衰竭的绝症患者，53岁的路易斯·沃什坎斯基获得了新的心脏。捐赠者是25岁的丹妮丝·达瓦尔，她在一场车祸中丧生。

沃什坎斯基成了第一个接受了心脏移植后恢复意识的人，然而不幸的是，他在18天后死于肺炎。在接下来的几年中，虽然进行了更多的心脏移植手术，但存活率低下使得这一手术在世界范围内实施数量下降。

1979年，心脏外科医生泰伦斯·英格里士（Terence English）进行了英国的第一例心脏移植手术，并获得了长期的成功。在1980年代，移植手术的人数再次上升。尽管具有严重的副作用，免疫抑制剂环孢素的发现还是改变了游戏规则，因为它能阻止人体排异新心脏。

如今，心脏移植手术在世界各地都有使用，并且还取得了新的突破。例如，2014年悉尼进行了世界上第一例使用停跳心脏的成人心脏移植手术——使用已经停跳的心脏进行手术的成功增加了可供移植使用的心脏数量。

机动救护车

美国芝加哥，1899年

在19、20世纪之交，发动机的发明彻底改变了患者的运输方式，不论是在家里的还是在战场上的。

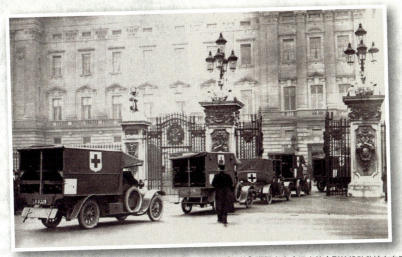

▲ "一战"期间在白金汉宫外合影的机动救护车车队

马力驱动的"现代"救护车从18世纪就已经开始使用了，但直到1899年，使用发动机的救护车才首次到来并投入使用。第一辆救护车属于芝加哥的迈克尔·里斯医院，到了第二年，纽约市也开始使用机动救护车运送病人。

机动救护车之所以受欢迎，是因为它在显著提高运送患者的速度的同时，还更好地保证了患者的安全。很快，各类新型救护车纷纷投入使用，例如加拿大采用的以汽油驱动的三轮救护车，还有1905年为皇家陆军医疗队制造的救护车。

机动救护车在1909年投入批量生产。第一次世界大战期间它们首次被引入战场，取代了旧的马力驱动救护车。随着战事进展，救护车开始装载越来越多的设备，后来还安装了双向无线电，以改善无线电调度。

第二次世界大战开始时，机动救护车上配备了一名医生和先进的医疗设备。然而由于军队对医生的迫切需要，使用救护车作为运送手段的人数锐减。诸如轿车和货车等其他非专用车辆也被用作救护车以满足对运送病人的车辆需求。

1950年后，救护车不断发展，变得可以携带诸如除颤器的更多现代化设备，在1970年还重新设计了救护车的结构。如今，救护车上满载了可以支持护理人员的专业医疗设备，以满足人们对他们提供更高级的医疗服务的期望。

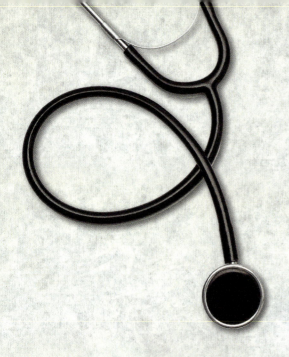

除颤器

威廉·考文霍芬，美国，1930年
事实证明，除颤器的发明对拯救无数心脏骤停患者的生命至关重要。

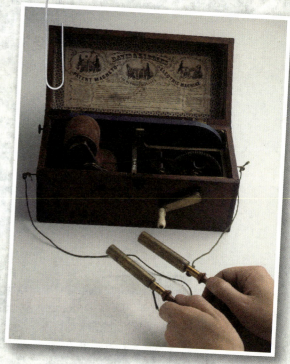

▲ 一种在20世纪用于向心脏传递电击的早期电子医疗器械

生理学家让·路易斯·普雷沃斯特（Jean-Louis Prévost）和弗雷德里克·巴特里（Frédéric Batelli）于1899年在瑞士首次阐释了除颤器的概念。他们通过演示对狗施用小的电击会干扰心率的测试证明了他们的理论。由此，他们还发现了使用更大负荷的电击能够逆转心律不齐。

到了20世纪，除颤技术已发展为一种侵入性疗法。阿尔伯特·海曼（Albert Hyman）医生和亨利·海曼（Henry Hyman）医生发明了早期的除颤器，通过绝缘线与中空的针来对心脏施以电击。

然而，如今的我们所认识的除颤器，是在1930年由威廉·考文霍芬（William Kouwenhoven）发明的。

考文霍芬，是约翰·霍普金斯大学（John Hopkins University）的一名工程学教授，他研究的重心集中在电对人体的影响上。通过他的研究，他对开发一种无需侵入性手术即可使心脏恢复工作的医疗器械产生了兴趣。

他最初的动物试验被证明是失败的，但他继续对狗进行试验。几年过后，他发现对于患有心律不齐的狗施以二次电击实际上可以恢复心脏的正常节奏。他的试验成功了，考文霍芬发现的除颤器改变了心脏病学。

1974年，通过开胸的方法，除颤器被首次成功应用于人类的心脏。1950年出现的闭胸方法，使得电击可以透过胸廓传递至心脏。

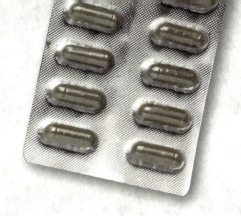

医学期刊

托马斯·巴塞特（Thomas Basset），英国，1684年

在17世纪，随着受过大学训练的医师人数的增加，以及医学著作从拉丁语到英语的发展，医学出版这一新领域出现了。

最早的英文普通医学期刊《医学奇闻》（Medicina Curiosa）自1684年出版。尽管此前有一些讨论医学的出版物，《医学奇闻》却是第一个专门的医学杂志。该杂志最初由专门从事法律书籍的书商出版，但它只出版了两期就停刊了。

在18世纪，第一批经过同行评审的医学期刊出版了。1731年，《医学论文与观察》杂志在爱丁堡出版，而在美国，第一本出版的杂志是1797年的《医学资料库》。

托马斯·瓦克利（Thomas Wakley）于1823年创办了世界上最著名的普通医学期刊之一的《柳叶刀》。作为一名外科医师，他毫无意外地以手术器械的名字"柳叶刀"（Lancet）作为期刊的名字。《柳叶刀》主要报道医院的演讲和重要的医疗案例。到1830年，《柳叶刀》发行了约4000册，在英国的医疗和医院改革中发挥了重要作用。《柳叶刀》至今仍每周出版一次，甚至扩展与创建了一系列专业期刊，专注于诸如神经病学和儿童医学等专业领域。

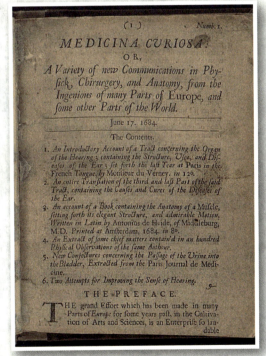

▲ 1684年6月的《医学奇闻》的头版

如今，全世界已有数百种医学期刊，从17世纪末至18世纪出现的广泛的普通医学出版物，到20世纪初创立的医学专业期刊。

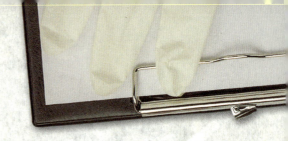

静脉注射针/皮下注射针

克里斯托弗·雷恩爵士，英国，1656年

如今皮下注射针已经得到了广泛应用，这是把关键的药物注入人体的最快捷的方式。

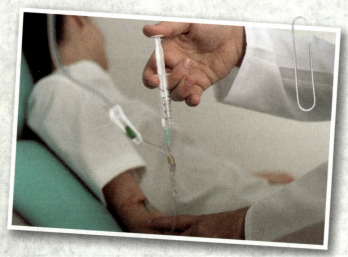

▲ 皮下注射针有许多用途，其中包括把药物和溶液直接注射进静脉

关于皮下注射针的最早记录源自克里斯托弗·雷恩爵士，他使用注射针为狗做静脉注射。在1660年代，皮下注射针也被用于人体，但并没有获得成功，随后就被禁止了。

直到19世纪，皮下注射针才再次得到应用，通过与注射器联合使用能够更好地把药物注射进人体。在1831年英国霍乱流行期间，托马斯·拉塔（Thomas Latta）医生开创性地使用皮下注射针将盐水注入患者体内。亚历山大·伍德成功地使用了注射针和注射器，使得这一方法作为被接受的医疗技术并得到普及。

到了1920年，注射针用于将胰岛素注射给糖尿病患者并获得了成功。在1950年代，人们普遍意识到了交叉感染的问题（这也是1980年艾滋病流行期间人们所关注的问题），这促成了一次性注射针的发明。

在现代医学中，我们每天都在使用皮下注射针，无论是用于把液体药物或溶液注入静脉，还是抽取液体标本（比如血液）进行医学检验。除了医务工作者，患者也会使用注射针，特别是那些需要每天自行注射胰岛素的1型糖尿病患者。

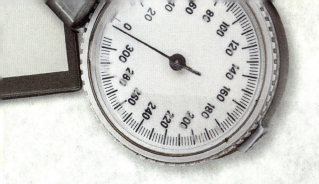

麻醉下的外科手术

克劳福德·朗,美国,1842年

麻醉术的发明使得患者可以安全地接受外科手术而不必忍受痛苦。

许多世纪以来,酒精和鸦片一直作为镇静剂抑制疼痛,但到了19世纪前后,人们发现了新的镇痛物质。比如1799年汉弗里·戴维(Humphry Davy)用一氧化二氮进行实验,探索其在外科手术中的镇痛作用。

并不是所有人都因为研发麻醉剂而成名。在1820年代,亨利·希尔·希克曼(Henry Hill Hickman)使用二氧化碳在动物身上进行麻醉实验,但当时他的工作遭到了嘲笑。与此同时,克劳福德·W. 朗则对乙醚的应用产生了兴趣,他于1842年在切除患者颈部肿瘤时使用了吸入乙醚。他进一步使用乙醚对患者进行全身麻醉,但直到1849年他的研究成果才得以发表——这使得他在麻醉历史上几乎被遗忘。

因为在全身麻醉方面的工作而获得盛名的人是威廉·T.G. 莫顿。他于1846年在麻省总院进行了第一场使用吸入乙醚进行外科麻醉的公众演示。手术获得了成功,这使得他超越朗成为麻醉术的先驱。

到了1847年,氯仿作为一种安全的麻醉剂出现了,甚至被用于维多利亚女王分娩最小的两个孩子的过程。在整个20世纪,随着气管插管术的发明,麻醉剂有了新的给药途径,一系列静脉麻醉剂和吸入麻醉剂被研发出来。

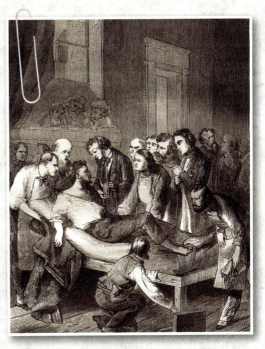

▲ 威廉·T.G. 莫顿进行了第一场使用吸入乙醚进行外科麻醉的公众演示

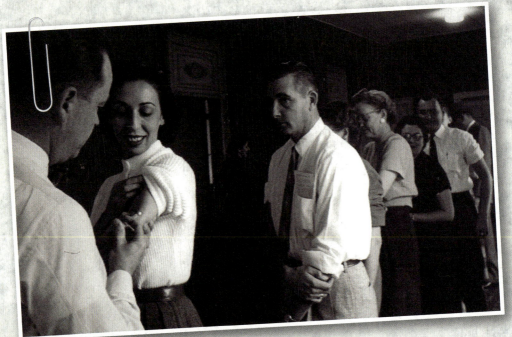

▲ 在工作场所排队等候接种流感疫苗的员工们，《丹佛邮报》，1957年

疫苗接种

爱德华·詹纳，英格兰，1796年

疫苗接种已经根除了一些世界上最令人恐惧的疾病，但围绕疫苗的争议仍然存在。

爱德华·詹纳创造了第一种天花疫苗——没有他，免疫接种就不会存在。由于疫苗接种被证明是有效的，在20世纪，英国和世界上的其他地区推行了多种疫苗接种计划，主要侧重于儿童的疫苗接种。

在20世纪20年代，肺结核、白喉、破伤风和百日咳的疫苗首次获得广泛使用，导致这些疾病的死亡人数急剧下降。在20世纪50年代，得益于脊髓灰质炎疫苗的引入，这种疾病几乎被彻底清除。

1974年，世界卫生组织推出了扩大预防免疫计划（EPI），旨在向全世界所有儿童提供疫苗。10年后，世界卫生组织还制定了几种疫苗的标准化接种时间表。到了1980年，天花——世界上最致命的疾病之一——被宣告已被彻底根除。

直到今天，仍然有新的疫苗接种计划被推出，例如能够保护青少年女性免受宫颈癌侵害的HPV（人乳头瘤病毒）疫苗。

然而，尽管这些项目获得了成功，疫苗接种还是会引起争议。当詹纳首次展示他的疫苗时，有人因涉及动物原料而抵制它。在20世纪，人们关注的问题包括过敏反应，以及疫苗可能导致严重疾病甚至自闭症，尽管后者和疫苗之间并未发现关联。

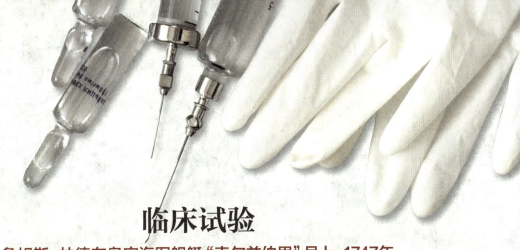

临床试验

詹姆斯·林德在皇家海军舰艇"索尔兹伯里"号上，1747年

借助临床试验，我们可以确定新的、安全的和有效的治疗方案、疗法和设备来治疗疾病。

越来越多的英国海员在海上死于败血症，詹姆斯·林德进行了一项对照试验，以了解增加饮食中的酸度是否能改善他们的健康。在海上航行了两个月后，他开始在船上对已经患有坏血病的人们进行试验。林德挑选了12名水手，将他们分成6个测试组。

每一组都保持相同的饮食习惯，唯一的差异是林德为他们添加了各不相同的酸性补充剂：第一组每天喝1夸脱①的苹果酒，第二组每天喝25滴硫酸丹剂（vitriol elixir），第三组喝6勺醋，第四组喝半品脱的海水，第五组每人分配2个橙子和1个柠檬，第六组每天都必须用1杯大麦水冲服辣酱。

第五组患者由于水果用尽而不得不提前停止实验。尽管如此，他们几乎都已经康复了，除此之外，仅有第一组的患者病情有了改善的迹象。林德尽可能地控制潜在的混杂因素，直至选择了12名尽可能相似的男人——由于对细节的关注，这被认为是有史以来最早的临床试验之一。

18到19世纪的其他医师进行了进一步的临床试验。到了20世纪，罗纳德·A. 费舍尔（Ronald A Fisher）和奥斯汀·布拉德福德·希尔（Austin Bradford Hill）等人开创了适当的实验设计方法。

① 1夸脱（英）=2品脱（英）=1.1365升

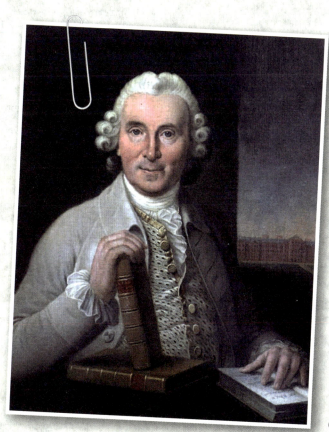

▲ 据说林德开展了现代第一个随机对照临床试验

·227·

图片所属

21	© Sol 90 Images
29	© Getty Images, Creative Commons; Gts-tg, Heiko Gorski, Michael F. Mehnert, Wellcome Images
33	© Getty Images, Creative Commons; Diego Dels, Joris
37	© Ed Crooks, Getty Images
41	© Dreamstime, Getty Images, SPL
47	© Alamy, British Library, Getty Images
51	© Getty Images, Rex Features, Creative Commons; Wellcome Images
67	© Getty Images
93	© Alamy, Getty Images
100	© Getty Images
103	© Adrian Mann, Getty Images
105	© Alamy, Getty Images
117	© Getty Images, Creative Commons; Jasper Greek Golangco, Jörgen Moorlag, Nevit Dilmen, Nimur, Nissim Benvenisty, Russ London
123	© Mary Evan, SPL, Look and Learn, Creative Commons; Natural philo, NARA, Raafat
129	© Alamy, Getty Images, Creative Commons; Wellcome Images
135	© Alamy, Getty Images
141	© Getty Images
147	© Alamy
149	© Getty Images
155	© Creative Commons; Andrew Rabbott, Kokoo, Wellcome Images
161	© Getty Images, Creative Commons; Edal Anton Lefterov, Fastily
171	© Alamy, Creative Commons; Former BBC, Wellcome Images
177	© Getty Images, Creative Commons; Harcoourt, Rémih
187	© Alamy, Creative Commons; Nobel Foundation, The Dunn School of Pathology
193	© Alamy, Corbis, Getty Images, Creative Commons; Nithin Rao, Wellcome Images
205	© Alamy, Getty Images, Creative Commons; National Archives and Records Administration, Science Museum London / Science and Society Picture Library
207	© Getty Images
219	© Alamy, Getty Images
227	© Getty Images, Creative Commons; Wellcome Images